Mortel anesthésique

Thriller

Patrick Ledrappier

Mortel anesthésique

Thriller

FAVRE

Éditions Favre
Siège social
29, rue de Bourg – CH-1002 Lausanne
Tél. : 021/312 17 17 – Fax : 021/320 50 59

Bureau de Paris
12 rue Duguay-Trouin – F-75006 Paris
Tél. et télécopie : 33 (0) 1 45 48 42 30

Dépôt légal en Suisse en mars 1999.

ISBN : 2-8289-0553-5

Photo de couverture : © Image Bank

Couverture : MGraphic, JP Piantanida

À Alexandre, dont les sourires et la joie
ont bercé l'écriture de ces pages.
Ton papa.

À celle qui, sans qu'il soit nécessaire
de la nommer, se reconnaîtra.
Tendresse.

À celles qui ne voudront pas
se reconnaître.
Souvenirs.

Quand il y a maladie ou douleur,
c'est qu'il y a quelque chose à changer dans sa vie.

Hippocrate

Prologue

Elle stoppa sa 2 CV à quelques mètres du véhicule. Les feux de détresse du 4x4 en travers de la route se reflétaient sur la chaussée mouillée. Il avait dû déraper. Deux hommes changeaient la roue arrière droite. Elle discernait la silhouette d'un troisième à l'avant, côté passager. L'un d'eux lui fit un geste amical. Aucun autre véhicule ne circulait sur cette petite route du bois de Boulogne, que les travestis avaient déserté pour celui de Vincennes.

Une voiture s'arrêta derrière la sienne.

Elle prit son téléphone et appela la clinique. Elle voulait des nouvelles de l'enfant. Elle demanda la salle de réveil. La sonnerie restait sans réponse. L'infirmière de garde devait être en train de boire un whisky avec Kondarowski, le chirurgien qui dormait sur place. À la quinzième sonnerie elle éteignit son Ericsson et émit un bâillement de fatigue.

Le passager sortit du véhicule et s'approcha de la 2 CV avec un sourire. Il avait une cigarette aux lèvres et mima l'allumage d'un briquet. Elle fit non de la tête alors qu'il penchait son visage afin de la regarder à travers la petite vitre de la portière. Elle ne vit pas l'autre arriver par l'arrière. Elle n'eut même pas le temps d'appuyer sur le klaxon qu'elle était déjà dehors, traînée dans le sous-bois.

Elle se trouvait à cinq mètres de la chaussée. Un lampadaire diffusait suffisamment de lumière pour qu'elle discerne les visages de ses agresseurs. Ils étaient blancs, d'origine européenne.

Elle fut violemment jetée à terre. Le premier coup de pied lui fit le plus mal. Il lui avait sans doute cassé une côte. Elle remarqua la chaussure qui revenait vers son visage, c'était une santiag, une vraie, à la pointe en ferraille argentée. Elle ferma les yeux et se raidit en attendant le choc. Elle était encore sous le coup de la surprise, la douleur lui arracha un cri.

Elle rouvrit les yeux et vit la pointe de la botte immobilisée à deux centimètres de son nez. Elle ne comprit pas les paroles de celui qui était adossé contre un arbre, il semblait être le chef.

Le troisième homme la releva par les cheveux et lui malaxa les seins en lui faisant mal. Il était derrière elle, il la tenait par la taille avec son bras gauche. Sa main droite quitta ses seins pour descendre vers son ventre. Il commença à baisser la culotte qu'elle portait sous sa jupe.

Elle voulait penser, agir, mais elle était tétanisée. L'angoisse succédait à la peur. Le vide se fit dans son corps et dans son esprit.

L'homme aux santiags lui tira les cheveux, celui qui était derrière ne lâcha pas sa taille. Elle dut se plier en deux. Le froid lui envahit l'entrecuisse.

~

Seul le rire de celui qui la prenait par derrière lui arrivait au cerveau. La douleur à la poitrine s'estompa pour laisser place à la boule de feu qui arrivait dans son bas-ventre.

L'homme aux santiags lui tenait la tête par la main gauche et baissait son pantalon avec la droite.

Elle vit son sexe déjà gonflé. Il lui passa sur les joues et sur les lèvres. Celui qui était derrière lâcha un cri et lui enfonça ses ongles dans les hanches, il avait éjaculé. Ça n'avait pas duré plus de dix secondes. Le choc qu'elle subit la paralysa. Elle n'était plus qu'un pantin. Elle n'était plus qu'un corps. Un corps que trois types maltraitaient.

L'homme adossé à l'arbre lâcha :

— C'est pour moi !

L'homme aux santiags retira sa queue des lèvres et lui redressa la tête.

Il la gifla, comme ça, pour le principe et pour bien lui montrer qui était le maître.

Les trois éclatèrent de rire, ce qui la rassura. L'homme aux santiags passa derrière, il la courba en lui donnant un coup de poing dans le dos. Il lui mouilla l'anus avec sa salive et la pénétra lentement.

Celui qui était adossé à l'arbre s'approcha d'elle, descendit son zip et sortit son sexe. Il ne bandait pas.

— Regarde, j'aimerais qu'il grandisse dans ta bouche…

La douceur de sa voix atteignit son cerveau. L'angoisse s'était dissipée. Elle sentait qu'elle était sodomisée, ça lui faisait moins mal que tout à l'heure. Elle prit conscience de ce qui se passait, elle était tout simplement violée. Son cerveau se remit à fonctionner. Une petite voix lui suggéra qu'il n'y en avait plus pour longtemps. Qu'une fois leurs désirs satisfaits, ils la laisseraient là, dans le sous-bois, et partiraient. Elle irait porter plainte pour le principe. Ça ne servirait à rien. Elle n'irait pas porter plainte.

Elle sentit l'odeur de son gland. Une odeur châtaigne. Elle s'imagina prostituée. Il fallait qu'il jouisse vite et qu'ils s'en aillent. Son angoisse avait totalement disparu. Il lui caressait les cheveux. Elle ouvrit les lèvres et le prit dans sa bouche. Elle prit garde de ne pas le frôler avec ses dents. Il ne fallait pas qu'il ait mal, il fallait qu'il jouisse. Celui qui la sodomisait prenait son temps.

Il sentit la douceur de la salive envelopper sa verge. Les hochements de sa tête mimaient à perfection une fellation volontaire. Il sentait son pénis prendre forme.

C'est en reprenant sa respiration qu'elle rouvrit les yeux et vit le troisième homme sortir un revolver de sa poche. Elle ne sentait plus la douleur, à peine entendait-elle les râles de celui qui était derrière. Elle leva légèrement la tête, capta le sourire satisfait de celui qu'elle suçait malgré elle.

Une nouvelle bouffée d'angoisse l'envahit. Son cerveau eut encore la force d'interpréter tout cela: elle ne verrait pas le jour se lever. Elle pensa à l'enfant qui était en réanimation. Elle espérait qu'il vivrait longtemps. L'idée de mourir lui devint insupportable. Elle ne se laisserait pas faire. Elle ne mourrait pas toute seule.

Elle ferma les yeux, inspira fortement par le nez, avala le sexe jusqu'à la garde, se retira un peu, arrêta son mouvement au niveau du gland. Le peu de force qui lui restait se décupla dans un dernier souffle de vie. Une dent se cassa en même temps que le gland se détachait du pénis. Elle eut le temps de l'avaler.

La suite ne fut que hurlements.

Le coup de feu fut le dernier bruit qu'elle entendit.

1

L'ALARME SONORE DU MONITORING se déclencha pour la deuxième fois. Isabelle Leroy, anesthésiste, avait déjà quitté le bloc et Kondarowski, chirurgien, ne put s'empêcher de soupirer en retirant son scalpel du thorax de l'enfant. Il n'avait même pas commencé son incision. Son assistante lui épongea le front avec délicatesse. Elle savait qu'il était inutile qu'elle pose la moindre question. C'était la troisième fois en une semaine que le même scénario se reproduisait. Elle n'avait rien remarqué d'anormal, aucune faute dans les gestes de Kondarowski. Aucune erreur, rien. C'était inexplicable.

La première fois, Kondarowski aussi semblait étonné. À part une fluidité sanguine un peu élevée, que l'injection de coagulants avait immédiatement normalisée, rien ne laissait présager l'issue fatale. L'arrêt cardiaque de l'enfant était incompréhensible. La jeune et jolie Isabelle Leroy jouissait d'une solide réputation. Sa tentative de réanimation avait échoué sans que l'on comprenne très bien pourquoi. Obstinément, le cœur refusait de battre. Pourtant, il ne l'avait pas encore atteint. L'incident était survenu alors qu'il commençait à peine à sectionner une côte afin de se frayer un passage vers le muscle cardiaque.

Une fois tout espoir perdu, Leroy avait extrait des tissus du cœur et demandé à son infirmier anesthésiste, le seul Noir du bloc opératoire, de prélever quelques millilitres de sang pour analyses. C'est l'assistante qui se chargea de la suture du thorax.

La première fois donc, Kondarowski ne put que partager son incompréhension et fut incapable de lui donner le moindre début de réponse.

Bien sûr, on expliquerait aux parents la complication cardiaque, le cœur, déjà fatigué, n'avait pas tenu. Ils y étaient préparés. Tout était fait pour qu'ils comprennent que ce type d'opération était très risqué. Or ce n'était pas vraiment le cas. N'importe quel chirurgien, pourvu qu'il soit habile, était à même d'opérer ainsi. Kondarowski, bien qu'ayant commencé sa carrière en chirurgie cardiaque, était un des spécialistes de la microchirurgie de la main.

Cela avait d'ailleurs étonné son assistante, futur chirurgien, qu'il accepte, à la demande de Leroy, de pratiquer ces opérations. Mais Leroy passait pour une intime de Langlet, le redoutable directeur financier de la clinique du Parc Orange et du groupe Worldpharma. Il était difficile de lui refuser quoi que ce soit si l'on voulait avoir la paix. Il se pouvait que ceci expliquât cela, se disait-elle.

~

C'est Lucien de Breuil, le président du groupe Worldpharma et de la clinique du Parc Orange, qui avait lancé ce programme chirurgical. Il finançait et présidait personnellement l'association caritative Les Papillons blancs, qui prenait en charge des enfants psychotiques.

Les enfants opérés souffraient d'un double handicap. Autistes, ils étaient également atteints d'insuffisance valvulaire, suite à des endocardites infectieuses. Leur valve aortique ne se refermait pas normalement à chaque battement du cœur et pouvait, en se bloquant, provoquer un engorgement sanguin dans le muscle cardiaque. Le seul traitement efficace jusqu'à présent, en attendant l'âge adulte où l'on pouvait implanter une valve en métal ou en porc, était une bonne hygiène dentaire et une prise immédiate d'antibiotiques dès qu'une infection apparaissait dans la sphère ORL.

Si cela valait pour les enfants capables de prendre en charge leur hygiène, il n'en était pas de même pour les enfants autistes qui, pour la plupart, avaient de nombreuses caries dentaires. Pour eux, la seule solution consistait à leur implanter une valve métallique et à renouveler l'opération autant de fois que nécessaire, en fonction de leur croissance et de l'augmentation du diamètre de l'aorte. En fait, pour ces enfants-là, ces opérations n'étaient jamais réalisées. De par la surveillance médicale constante qu'elles nécessitaient et les nombreuses interventions chirurgicales qu'elles engendraient, leurs coûts étaient trop élevés. Les autistes avec caries dentaires et atteints d'endocardite infectieuse mouraient simplement d'arrêt cardiaque dans leur lit…

~

Deux jours plus tard, lors de la deuxième intervention de ce genre, un arrêt cardiaque se reproduisit et Leroy échoua à nouveau dans sa tentative de réanimation. Kondarowski avait eu le temps de scier toutes les côtes nécessaires pour le passage des mains et des instruments. L'arrêt cardiaque était intervenu un peu plus tard que sur le premier enfant. Contrairement à la première fois, le sang se coagulait trop vite et l'on dut injecter des anticoagulants. Pour le reste, elle n'avait rien remarqué d'anormal.

Une fois l'enfant décédé, Leroy effectua à nouveau un prélèvement cardiaque et demanda à l'infirmier anesthésiste de faire de même pour le sang.

L'assistante avait bien noté, cette fois encore, l'absence de panseuse et d'infirmière de bloc, mais cela arrivait parfois, lorsqu'il s'agissait d'interventions sans surprise et que le personnel infirmier, du fait des congés, récupérations, grossesses et arrêts maladies, se faisait rare. Si elle fut surprise de retrouver l'infirmier noir (en principe, le planning faisait qu'on retrouvait le même personnel de bloc tous les douze jours), elle ne releva pas l'absence du chef de bloc. Il s'agissait d'un programme spécial basé sur un concept humanitaire. Il y avait forcément des limites.

C'est à la sortie de Leroy, alors qu'elle s'apprêtait à recoudre le thorax, que l'assistante se permit une réflexion à l'adresse de Kondarowski. Il y avait de l'ironie dans le ton qu'elle employa.

— Tu sais que c'est la microchirurgie de la main qui m'intéresse, et non la médecine légale… Je ne postule pas à un poste à l'institut médico-légal et je ne voudrais pas me spécialiser dans les points de suture *post mortem*… Sincèrement, ça commence à faire beaucoup. Des enfants…

Le plateau à instruments frôla la tête de l'infirmier anesthésiste. Il cassa la vitre de l'armoire à pansements et tomba à terre. L'infirmier aperçut sur le sol le scalpel qui avait ricoché sur le carrelage du mur lui faisant face. Par chance, il ne l'avait pas pris dans l'œil. Son front se perla de gouttes de sueur, son teint devint pâle, et ses genoux tremblèrent. L'effet de surprise fut total. Il saisit les étiquettes et les pochettes de prélèvement et quitta le bloc sans même un regard pour les deux autres occupants. Il ne voulait être témoin de rien. Encore moins d'un meurtre. Sur le chemin qui le menait en salle de stockage, il ne regarda même pas la salle de prélèvements où une de ses maîtresses effectuait une prise de sang.

Kondarowski arracha rageusement son masque. Se posta en face de son assistante, de sorte que le corps de l'enfant mort, posé sur la table d'opération, les séparait. Il inspira bruyamment, bloqua sa respiration, leva sa main droite à mi-hauteur, expira, se retourna, se dirigea vers la sortie et lâcha sèchement : « Tu m'emmerdes ». Elle resta pétrifiée. C'était la première fois qu'elle le voyait dans cet état. Elle le connaissait depuis deux ans, mais cela faisait seulement un mois qu'elle était son assistante. Elle avait, à sa demande, accepté de quitter son poste dans une autre clinique du groupe de Lucien de Breuil pour remplacer son ancienne assistante, morte après avoir été sauvagement violée dans le bois de Boulogne.

Il craquait. C'était bien une attitude de mec. Les femmes étaient plus solides.

Elle termina de recoudre le thorax et téléphona à la morgue de la clinique pour qu'ils viennent chercher le corps. Il ne lui restait plus qu'à prévenir les parents, et là, des larmes coulèrent sur ses joues…

Un peu moins de cinq millions de dollars. Quinze millions sept cent quatre-vingt-quatorze mille deux cent trois francs, très exactement. Pas de centimes. Cela faisait la troisième fois qu'il recommençait la même addition et la troisième fois qu'il obtenait le même résultat. Langlet put enfin se lever et sourire en éteignant son portable qu'il gardait toujours avec lui et qui n'était relié à aucun réseau informatique. Son disque dur était protégé et piégé. Quiconque tenterait d'y accéder, sans ses codes inviolables, se retrouverait avec un disque vierge.

Près de cinq millions de dollars, c'est ce qu'il venait de réussir à soustraire, en toute légalité, au fisc. Un million cinq cent mille francs lui revenaient. Ils seraient directement transférés sur un de ses comptes bancaires secrets, celui d'une île des Caraïbes.

Il était directeur financier du groupe Worldpharma et de toutes ses filiales à travers le monde. Outre la gestion de la trésorerie et le suivi financier des grands investissements et des amortissements, son travail consistait à rendre Worldpharma pratiquement non imposable en France. Il y réussissait par le jeu de filiales déficitaires et par le transfert des bénéfices dans des paradis fiscaux qui lui permettait, en toute légalité, de récupérer les impôts que Worldpharma payait à l'étranger.

~

C'était la première année qu'il engrangeait les bénéfices d'un système vieux de quatre ans et qui reposait sur les mesures fiscales prises par le ministre du Budget de l'époque, avec qui il avait fait une partie de ses études et dont Worldpharma finançait régulièrement campagnes électorales et voyages d'agrément.

Il avait passé quatre ans à créer des filiales un peu partout à travers le monde. Certaines n'étaient que de simples boîtes à lettres, d'autres avaient une réelle activité. Les filiales « boîtes à lettres » étaient toutes situées dans des zones géographiques où les techniques comptables des pays développés n'avaient pas encore fait leur apparition. Il s'agissait principalement d'îles du Pacifique et de deux pays africains. Elles étaient toutes déficitaires… Les filiales « actives » avaient été implantées aux États-Unis, au Japon, en Allemagne et en Suisse. C'était le seul moyen pour Worldpharma de pénétrer les marchés de ces pays. Il pouvait également, en recrutant des scientifiques sur place, profiter de leurs avancées technologiques. Ces filiales étrangères payaient beaucoup d'impôts. Ce n'était pas le cas de toutes les filiales françaises, essentiellement implantées dans des régions contrôlées par les proches de divers ministres des gouvernements qui se succédaient à la tête de l'État, une majorité d'entre elles étaient judicieusement déficitaires.

Ce subtil montage juridique et comptable permettait au groupe de profiter au mieux des dispositions fiscales françaises. La première, l'« Intégration fiscale », permet de déduire des bénéfices les déficits des filiales en France. La deuxième, moins connue, est la règle de la « Consolidation mondiale des bénéfices », qui ne concerne que quinze groupes, le club des quinze – celui qui finance les hommes politiques avec l'argent du contribuable. On y trouve les grands groupes de communication, d'armement, de traitement des eaux, de télécommunication et de travaux publics. Eux seuls sont autorisés par le fisc, donc par le ministre du Budget, à déduire les pertes de leurs filiales à l'étranger. Lorsqu'un de ces groupes arrive à ne pas être imposable en France, le fisc lui rembourse les impôts qu'il a réglés à l'étranger… C'est ainsi que le contribuable français paye une partie des budgets américains, japonais, allemands et suisses !

~

À ce million cinq, s'ajoutaient cinq cent mille dollars que lui avait rapportés la vente du terrain sur lequel venaient d'être construits le nouveau centre de recherche des laboratoires et la clinique du Parc Orange. Le centre de recherche aurait naturellement pu être à l'opposé de la ville, voire distant de plusieurs centaines de kilomètres de la clinique, cela n'aurait rien changé au bon fonctionnement de la clinique et du laboratoire. La décision de les regrouper en un même lieu avait été motivée par une raison purement spéculative. Le montage juridique des transactions avait permis plusieurs fois la culbute dans la vente et le rachat du terrain qu'il avait acquis avec son président, Lucien de Breuil. La Mairie, qui avait vendu le terrain pour une bouchée de pain à une société d'aménagement dont il était gérant, l'avait, deux ans plus tard et après plusieurs transactions entre différentes sociétés, racheté pour une somme faramineuse. Elle avait ensuite octroyé, pour une bouchée de pain, un bail à construction à une SCI[1], dont il possédait 20 % des parts, le reste du capital se partageant entre son beau-père et de Breuil. La clinique et le centre de recherche étaient, au prix très élevé du marché, locataires de la SCI.

Lucien de Breuil n'était pas à plaindre. Il avait touché autant que lui et n'avait pas eu à être impliqué dans le versement de pots-de-vin auprès du maire, de deux de ses adjoints, du responsable de l'urbanisme à la préfecture, d'un ministre et des responsables des trois principaux partis politiques, deux de droite et un, le plus important, de gauche… Lucien de Breuil avait des hommes de paille et, bien qu'il possédât 40 % du capital de la SCI, son nom n'apparaissait nulle part.

Langlet était raisonnable. Il considérait qu'il valait mieux toucher 20 % d'une bonne affaire que 100 % d'une mauvaise. Il était raisonnable

---

[1] Société civile immobilière.

et heureux. Tout cela n'était rien face à ce qui se préparait et à ce qu'il allait encaisser. Il se voyait déjà arpenter son golf privé au nord de Marbella, à flanc de montagne, face à la mer. Il aurait comme voisin Sean Connery avec qui il avait déjà tapé du club. Il ne lui manquait plus que les quelques millions de dollars qu'allait lui procurer le lancement du nouvel anesthésique. La dernière découverte de Worldpharma, mise au point par le docteur Deweare, anesthésiste.

L'Anoxydril serait un anesthésique révolutionnaire qui permettrait de supprimer les anesthésies générales et tous les risques et complications qui vont de pair. Quelle que soit la nature de l'intervention. Le marché était mondial. Chaque hôpital, chaque clinique de cette planète était un client potentiel. Des milliards de dollars étaient en jeu. Une guerre secrète, dont très peu de gens soupçonnaient l'existence, était déclarée…

Le principal ennemi était naturellement représenté par les grands groupes pharmaceutiques américains, allemands, anglais et suisses. Il y avait aussi, comme dans toute guerre, les ennemis de l'intérieur. Le problème avec ces derniers, c'est que bien souvent ils l'étaient malgré eux. À leur insu. Ils participaient à une bataille dont ils n'avaient pas connaissance. Une vraie bataille, avec de vrais morts, comme à chaque fois que les enjeux sont importants.

Sa secrétaire étant déjà partie, son assistante le prévint que Leroy désirait le voir. « Faites entrer ! », avait-il simplement répondu.

Elle portait pour robe une blouse blanche qui lui arrivait à mi-cuisses. Son stéthoscope pendait, telle une légion d'honneur, de sa poche supérieure. Toute la suffisance du milieu médical était là… Cela l'avait toujours amusé de voir à quel point même les plus intelligents avaient besoin de signes distinctifs pour se particulariser et marquer leur place dans la hiérarchie sociale. Décorations, titres, voitures de fonction, portables derniers modèles… La panoplie des gadgets ne manquait pas d'articles. Seul le prix changeait. C'est ainsi que les États pouvaient faire les pires saloperies et que les possédants pouvaient continuer à posséder… Et que lui pouvait monnayer ses compétences. Il avait suggéré à son président, dix ans plus tôt, la création de décorations propres à Worldpharma. Tout un rituel de remise de médailles avait été institué. Des grades avaient été établis. Des prérogatives protocolaires étaient attachées à chaque grade, etc. Tout cela fonctionnait à merveille. En dix ans, aucune grève n'affecta le groupe. Peu à peu les syndicats indépendants disparurent pour laisser la place à des syndicats maison chargés de veiller à ce que l'ordre règne. Leurs dirigeants étaient tous médaillés…

Si elle avait été infirmière, elle aurait eu dans sa poche une dizaine de stylos, se disait-il en regardant la pointe de ses seins que l'on devinait sous sa blouse. L'absence de marque au niveau du bassin lui laissait penser qu'elle portait un string… Son assistante venait de quitter la pièce et de refermer la porte, elle allait pouvoir enfin rentrer chez elle.

— Je sais à quoi tu penses, lui dit-elle en s'approchant de lui et en lui offrant sa bouche. Il l'embrassa furtivement avant de se dégager et d'aller s'asseoir derrière son bureau.

— Tu sais que je n'aime pas que tu viennes ici. Où étais-tu ce weekend ? Avec qui ?

— Je te fais honte ? Et toi, où étais-tu ? Avec ta femme sans doute ?

— Ne recommence pas…

— Ne me provoque pas. Si je suis là, c'est qu'il y a un problème avec l'Anoxydril. La deuxième opération est un échec. Kondarowski a juste eu le temps de scier les côtes et le cœur s'est arrêté, je n'ai pas pu le réanimer. C'est absolument incompréhensible. Cette deuxième séquence ressemble à la première…

— En ce qui concerne la fluidité sanguine ?

— C'est réglé.

— Il faut trouver, et vite… Deweare ?

— Oh, il ne soupçonne rien. Pour lui, on a encore six mois avant d'entamer la phase d'expérimentation humaine. Il fait une confiance absolue aux résultats de labo, il est persuadé que tout ira bien et que l'autorisation de mise sur le marché tombera dans un an…

— Le conseil vient de décider : il sera nommé directeur du département Recherches dans six mois, le jour où l'on doit obtenir l'autorisation d'expérimentation humaine. Je n'ai rien pu faire contre. Cela aurait été suspect… Il te faudra attendre encore un peu.

— Si on l'obtient...

— Tu viens de me dire que les résultats de labo ne posent aucun problème.

— Oui, c'est vrai.

— C'est son copain qui est ministre de la Santé. Non, de ce côté-là il n'y a pas de problème. Mais si le premier test humain est un échec et le deuxième également, on s'en remettra pas. On devra abandonner le projet. Les Américains vont être contents, sans parler des Suisses...

— Fallait anticiper, t'avais raison...

— Il faut trouver ! Et vite, bordel. Je pensais que cinq opérations suffiraient. Les parents des victimes ?

— Rien à craindre pour l'instant...

— Le personnel du bloc ?

— La nouvelle assistante de Kondarowski n'y comprend rien, je ne pense pas qu'elle soupçonne quoi que ce soit...

— Quand vas-tu trouver ?

— Je fais tourner tous les ordinateurs vingt-quatre heures sur vingt-quatre. On n'a jamais vu autant de souris dans les labos. L'équipe de recherche au complet recommence sans arrêt les mêmes tests. Je fais contrôler l'ensemble des formules par un mathématicien, on ne sait jamais. Rien n'y fait. Tout est OK. Deweare doit commencer à penser que j'en fais un peu trop, il se demande si c'est pas un moyen pour moi de recommencer avec lui. Mais comme il est certain d'avoir trois mois d'avance, il se dit qu'après tout... Il va sans doute proposer à de Breuil d'avancer la phase d'expérimentation humaine et de soumettre à la commission ministérielle nos résultats afin d'avoir son feu vert...

— Ce n'est pas possible, il faut que tu trouves avant. Fais tout ce que tu peux pour retarder les derniers contrôles. Je te le répète, il faut que la phase d'expérimentation humaine soit sans faille, qu'on n'ait pas le moindre problème pour l'autorisation de mise sur le marché...

— Écoute, j'attends les derniers résultats des prélèvements du deuxième enfant. Ils vont peut-être m'apporter quelque chose... De toute façon, je peux réagir sur la molécule en deux heures. Si on trouve d'où vient l'erreur...

— La troisième est prévue pour quand ?

— Elle a lieu en ce moment, je quitte le bloc...

~

« Docteur Leroy, vous êtes demandée d'urgence au bloc A, docteur Leroy, vous êtes demandée d'urgence au bloc A. » L'Interphone de son bureau grésillait un peu, la même annonce devait passer dans tous les couloirs de la clinique. Elle avait reconnu la voix de l'infirmier antillais. Sa secrétaire, à qui il arrivait de rester tard le soir, était déjà dans son bureau pour vérifier qu'elle avait bien entendu le message. Elle se dirigea vers l'ascenseur à pas rapides. Elle venait à peine de quitter Langlet.

L'alarme sonore du monitoring retentit pour la troisième fois.

« Éteignez ça, bordel ! », se surprit à crier l'assistante de Kondarowski à l'adresse du Noir, qui ne se fit pas prier deux fois pour exécuter l'ordre. Il alla ensuite se réfugier dans le dos du chirurgien. Mieux valait être prudent et anticiper un éventuel geste de mauvaise humeur de ce dernier.

— Merde, j'ai même pas atteint les côtes… Mais que fout Leroy, nom de Dieu !

L'infirmier-anesthésiste se fit de plus en plus petit. Il pensait que l'assistante craquerait la première et qu'elle foutrait Kondarowski hors de lui avec ses remarques ironiques. Mais c'était le chirurgien qui craquait. Il regarda l'emplacement du plateau à instruments et évalua toutes les directions qu'il pourrait prendre si Kondarowski réitérait son geste de la dernière fois. En principe il ne risquait rien car il se trouvait dans un angle mort. Une chose l'inquiétait cependant : il ne voyait pas le bistouri sur le plateau à instruments. Cela voulait dire que Kondarowski l'avait toujours en main… Et qu'il était susceptible de se retourner violemment en le jetant. Et sans se rendre compte de la présence du pauvre petit infirmier. Il se baissa et fit semblant de remettre son sabot droit. C'est dans cette position que Leroy le vit en entrant au bloc au pas de course.

Elle jeta un rapide coup d'œil au monitoring, le tensiomètre indiquait un arrêt cardiaque. Elle remarqua que le thorax n'était pas incisé, elle s'adressa à l'infirmier qui venait juste de se redresser.

— Plaque !

Kondarowski et son assistante avaient compris qu'elle tenterait une réanimation par massage cardiaque. L'assistante mit sa main droite sous le cou de l'enfant en penchant légèrement sa tête en arrière. Elle prépara le tube de ventilation pulmonaire. Kondarowski était déjà prêt à intuber pour insuffler de l'air dans les poumons de l'enfant lorsque Leroy commença manuellement le massage. L'infirmier avait rapproché le défibrillateur[2], chargé à 320, près de la table d'opération. Il glissa rapidement la plaque de masse sous le dos de l'enfant. Leroy saisit les deux ventouses contacteurs de courant et les frotta pour répartir le gel sur chacune d'elles. Elle n'eut pas besoin de dire quoi que ce soit. Kondarowski et son assistante ne touchaient déjà plus l'enfant.

Son torse se bomba, une fois, puis deux... Leroy regardait le monitoring, à la troisième décharge électrique, le tensiomètre eut une pulsation...

— Tonicardiaque !

L'infirmier tendait déjà la seringue d'adrénaline[3]. Leroy enfonça avec exactitude et énergie l'aiguille dans le thorax. Il fallait qu'elle atteigne le cœur sans rencontrer d'obstacle. Son calme et sa précision avaient apaisé tout le monde. L'air se déchargea de l'électricité qu'il contenait avant son arrivée... Elle joignit le tube à l'aiguille et appuya régulièrement sur le piston. Le liquide pénétrait directement le cœur.

Le tensiomètre eut une nouvelle pulsation. Personne ne remarqua l'étincelle qui traversa les pupilles de Leroy.

La réanimation fut un succès et se termina sur un enthousiaste : « Vous pouvez continuer... » de Leroy.

L'assistante interrogea Kondarowski du regard. Normalement, l'intervention chirurgicale aurait dû être reportée et l'enfant placé en réanimation. Ce qui se passait là était incompréhensible. Elle croisa le regard de Leroy qui lut dans ses pensées... Leroy lui sourit gentiment et s'en retourna vers la sortie.

Quatre heures suffirent à Kondarowski et à son assistante pour placer la valve aortique métallique dans le corps de l'enfant.

Ils se séparèrent sans un mot. Elle était exténuée et laissa le soin à Kondarowski d'aller annoncer la bonne nouvelle aux parents. Elle se dirigea vers les vestiaires. Il était 2 heures du matin et elle était pressée de rentrer chez elle.

Elle avait besoin de téléphoner à sa mère.

---

[2] L'enfant est en fibrillation ventriculaire, c'est-à-dire que ses contractions cardiaques sont anarchiques et inefficaces. Il est nécessaire de stimuler le cœur à l'aide d'une décharge électrique pour que les contractions reprennent de manière régulière et efficace.

[3] L'adrénaline est un tonicardiaque que l'on injecte pour faire repartir le muscle cardiaque.

2

ÇA NE COLLAIT PAS ! Que l'on retrouve l'empreinte de l'index droit de la morte sur l'interrupteur du radiateur était logique s'il s'agissait d'un accident. Mais que toute une partie de la baignoire n'en comporte aucune était étrange. Sauf si la salle de bains avait été nettoyée... Or, manifestement, vu les traces de tartre et de crasse mêlées sur la faïence, ce n'était pas le cas. La moitié du lavabo était aussi sans empreinte, ça n'allait pas. La morte avait pu nettoyer une partie des rebords du lavabo et de la baignoire, mais pourquoi aurait-elle fait cela avec une telle application et seulement à certains endroits ?

Le sans-fil était posé au pied de la baignoire. En appuyant sur la touche bis, il parla à une certaine Simone Marin, à la voix très désagréable. Il apprit que c'était la mère de la victime.

Le fil de phase devait être dénudé et toucher la plaque de protection de l'appareil de chauffage électrique. S'il s'agissait d'un accident, les choses avaient dû se passer simplement. Elle était étendue dans son bain, le radiateur électrique en position maximum. Elle n'avait eu qu'à tendre le bras pour atteindre l'interrupteur et appuyer dessus. La température de la salle de bains devait être suffisamment élevée. L'électrocution avait dû être instantanée. Et si l'interrupteur général de l'immeuble ne s'était pas déclenché, s'il n'avait pas été impossible de le remettre sans qu'il saute à nouveau, le concierge n'aurait jamais pensé à ce radiateur, qui, déjà par le passé, avait fait disjoncter l'interrupteur général.

Le concierge était formel. La porte était fermée de l'intérieur, la clé encore dans la serrure, côté appartement, et tournée à double tour lorsqu'il l'avait ouverte avec son double.

— Elle s'appelle Véronique Marin, vingt-huit ans, interne à la clinique du Parc Orange.

Le commissaire Leblanc demanda à son inspecteur de répéter.

— Elle s'appelle…

— Non, la suite, où travaille-t-elle ?

— Elle est… Elle était interne à la clinique du Parc Orange, si on en croit ses feuilles de paie…

Le commissaire Leblanc éprouva le besoin de s'asseoir sur le lit de la victime.

La clinique du Parc… Une interne…

Le dernier cadavre qu'il avait vu était déjà celui d'une jeune femme qui était interne à la clinique du Parc Orange… Un viol atroce, la victime achevée d'une balle dans la tête, un bout de bois de cinquante centimètres enfoncé dans l'anus avait déchiré tous ses intestins. À l'autopsie, on avait retrouvé un morceau de pénis, le gland, dans l'estomac…

Le procureur leva la tête et fixa le commissaire Leblanc.

— Soyons précis, vous n'avez rien dans ce dossier… Rien, sinon une coïncidence. Ce n'est quand même pas la première fois qu'une femme se fait violer et assassiner en plein bois de Boulogne ! Que sa remplaçante meure deux mois après d'un accident électrique ne signifie pas qu'on ait affaire à un *serial killer* car, jusqu'à preuve du contraire, il s'agit d'un accident. Rien n'indique qu'il puisse s'agir d'un assassinat ou d'un meurtre, nous sommes d'accord ! Alors que voulez-vous que nous fassions ? J'ai accepté d'ouvrir une enquête préliminaire pour recherche sur les causes de sa mort. Je lis le rapport du légiste : « Le décès est consécutif à une électrocution dont rien n'indique qu'elle ne soit accidentelle. Aucun hématome n'apparaît sur la totalité du corps de la victime qui n'a eu aucune relation sexuelle dans les trois jours précédant la mort. » D'autre part, aucune trace d'effraction, rien n'a disparu dans les effets personnels de la victime. Il y avait cinq mille francs en espèces dans le tiroir d'une commode, ce qui exclut un cambriolage qui aurait mal tourné.

— Alors cela fait beaucoup de coïncidences, monsieur le Procureur…

— Je sais ! Elles étaient toutes deux les assistantes du même chirurgien et allaient devenir chirurgiens.

— Spécialisées en microchirurgie de la main...

— Tout comme Kondarowski. Je ne vous comprends pas ! Vous avez vérifié son emploi du temps, il ne peut pas être mis directement en cause pour aucun de ces décès, à chaque fois il était de garde à la clinique.

— D'accord, mais cela fait déjà trois coïncidences...

— Et alors ?

— On peut aussi en trouver d'autres, par exemple, les victimes sont mortes toutes deux après avoir opéré des enfants, non pas de la main, ce qui serait logique, mais du cœur...

— Les chirurgiens sont aptes et compétents pour pratiquer n'importe quelle opération.

— Bien sûr, mais à chaque fois l'équipe chirurgicale était réduite à son strict minimum... Et les interventions avaient lieu de nuit...

— Dites-moi, commissaire, vous savez à qui appartient la clinique du Parc Orange ?

— Oui, au célèbre Lucien de Breuil...

— Et vous savez combien il pèse, le célèbre Lucien de Breuil ?

— J'imagine... J'aimerais pouvoir interroger les parents des enfants qui ont été opérés ces soirs-là...

— Pourquoi ?

— Je ne sais pas encore...

— Pour que le soupçon s'installe. Qu'il y ait un scandale. Dites-moi, commissaire, vous n'auriez pas envie de vous faire un gros bonnet, non ? Je sais que c'est à la mode. Vous savez que Lucien de Breuil est également un ponte de l'industrie pharmaceutique. Qu'il est un des rares responsables économiques de ce pays à rendre la balance du commerce extérieur bénéficiaire... Qu'il se bat contre les Américains.

~

Leblanc arrêta son regard sur le portrait d'un vieux procureur général du siècle dernier. Une caricature de magistrat de la IIIe République, ne pensant qu'à sa carrière, la défense des riches, ses maîtres.

Les magistrats en poste à Paris, lorsqu'ils étaient jeunes, ce qui était le cas de Durand, trente-sept ans, étaient forcément brillants. Mais surtout, ils avaient beaucoup d'entregent. Et lorsqu'ils étaient « monsieur le procureur de la République de Paris », leur vision des dossiers, dès que l'on touchait à quelqu'un de pouvoir, qu'il soit politique, économique ou médiatique, devenait d'un juridisme pointilleux. Ils n'hésitaient pas à faire référence à la doctrine, à l'esprit de la loi, au respect des droits du citoyen. À tout ce qui était ignoré, bafoué, pour le commun des justiciables…

Son père devait être un éminent professeur de droit, ou encore un avocat général à la Cour de cassation. Sa mère ne travaillait sans doute pas, et elle avait veillé pendant toute son enfance à ce qu'il ne sorte pas du droit chemin. Qu'il fasse honneur à papa.

Ils étaient habiles et avaient de solides appuis politiques. Procureur de la République de Paris. C'est la voix du gouvernement, son maître.

Cela l'avait étonné que ce soit lui qui s'occupe de ce dossier. Ce genre d'affaire revenait en principe aux substituts… Procureur de la République de Paris est un poste politique, pas un poste technique. Il était jeune, il voulait sans doute la jouer démocratique. De toute sa carrière de commissaire, c'était la première fois qu'il voyait le procureur de la République de Paris s'occuper personnellement d'une mort accidentelle dans une baignoire.

~

— À moins que vous n'ayez des éléments nouveaux, et probants, je classe ces dossiers. Et naturellement vous laissez ces parents tranquilles.

Leblanc se leva sans rien dire, il salua du regard le procureur et se dirigea vers la sortie.

— Monsieur le commissaire, puis-je me permettre de vous rappeler que le code de procédure pénale doit guider nos actes. Ce doit être votre bible. Vous n'êtes pas journaliste d'investigation à la recherche d'un scoop pour un journal défendant les intérêts d'un parti politique. Vous êtes commissaire de police…

~

Leblanc n'entendit pas la suite, il était déjà dans le couloir et pensait à Kondarowski…

3

L'INFIRMIER ANESTHÉSISTE, le Noir avec qui Leroy voulait travailler sur ce coup, préparait l'anesthésie. Il s'agissait à nouveau de la pose d'une valve aortique sur un enfant. Une fille cette fois. Au nom imagé de Jeanne Labiche.

La dernière opération de ce type remontait à six mois. La veille du jour où on avait retrouvé Marin électrocutée dans son bain... Il ne put s'empêcher de se passer la main autour du cou, de regarder son visage dans une vitre et de se dire qu'il faisait bon vivre. Libre...

~

La nouvelle assistante de Kondarowski était blonde. Elle vint en avance pour préparer le plateau technique.

Il n'essayerait même pas de la draguer. Contrairement aux hommes, les médecins femmes ne copulaient pas avec le petit personnel. Ainsi la vie était beaucoup plus dure pour les infirmiers que pour les infirmières. Les infirmiers n'avaient droit qu'à celles qui ne convenaient pas, en priorité aux anesthésistes, en deuxième lieu aux chirurgiens et en troisième position aux internes ou simples externes. À cette place, ils rivalisaient avec les cadres administratifs de moyen rang. À la quatrième position arrivaient les chefs de blocs.

Jamais cet ordre protocolaire non-écrit n'avait été transgressé.

Aux infirmiers il restait donc, en ordre décroissant, les infirmières qu'aucun anesthésiste, chirurgien, interne, externe, cadre administratif moyen, chef de bloc, n'avaient voulues. Il avait donc pris l'habitude de ne jamais s'arrêter aux visages et à la corpulence des infirmières. Il savait que celles qui lui revenaient étaient plutôt moches, petites et grosses et n'avaient pas de belles dents. L'important pour lui était qu'elles soient blondes et qu'elles acceptent toute forme de pénétration.

Les infirmiers étaient ensuite prioritaires pour les aides-soignantes et passaient devant les aides-soignants qui eux-mêmes étaient prioritaires pour les femmes de salle et passaient avant les hommes de service. Auxquels il ne restait que leurs mains et leurs légitimes épouses.

Il avait remarqué que les aides-soignantes jolies devenaient rapidement infirmières.

~

Kondarowski arriva avec Leroy. Ils fonctionnaient en équipe restreinte, mais, fait exceptionnel, ils opéraient le matin. Il n'était que 6 heures.

Leroy pratiqua son injection, contrôla le monitoring, attendit que l'enfant dorme et fit immédiatement une deuxième injection que personne, excepté l'infirmier, ne remarqua. Elle quitta le bloc dans la foulée.

~

L'idée de passer la journée aux prélèvements sanguins ne lui déplaisait pas. Ça allait changer des soins dans les salles. Sans compter que peut-être... Le personnel infirmier de la clinique du Parc Orange avait cet avantage, excepté pour ceux qui étaient attachés au bloc opératoire, il n'était pas affecté en permanence aux mêmes tâches et au même service.

La salle des prélèvements se trouvait juste à la sortie du bloc opératoire, à côté du local de stockage des prélèvements, où ils étaient mis en instance dans une chambre froide avant de se retrouver aux laboratoires pour analyses. Cela s'appelait la rationalisation de l'utilisation des surfaces, et permettait de gagner du temps. C'était le poste qu'elle préférait. Les patients changeaient toutes les dix minutes, ils n'avaient pas le temps de l'agacer. Régulièrement elle buvait un verre avec un chirurgien ou un anesthésiste, juste à leur sortie du bloc.

Elle sut qu'il était là à son accent. La difficulté qu'il avait de prononcer les *r* l'amusait. Il l'avait tout de suite remarqué et en avait joué. Le reste s'était fait naturellement, comme cela se fait dans ce genre d'endroit où vous n'avez, en permanence, qu'une petite culotte et un soutien-gorge sous votre blouse.

Sa première patiente était déjà dans le petit salon d'attente, de l'autre côté de la salle de prélèvements. Elle consulta sa fiche de renseignements. Il s'agissait d'une jeune femme, Alice Clerk. Elle devait prélever deux doses de sang en vue d'analyses préopératoires à la demande de son anesthésiste, le docteur Deweare.

Elle prépara tout ce dont elle avait besoin, seringue, pochettes, tubes, garrot, coton, alcool à 90°. Elle vérifia le jeu d'étiquettes qui était joint à l'ordonnance, elles comportaient bien le nom d'Alice Clerk pour ce qui concerne la patiente et celui du docteur Deweare pour le prescripteur.

L'horloge murale indiquait 9 heures 25, sa patiente était là depuis 8 heures 45 pour un rendez-vous à 9 heures... Il lui faudrait ne pas ménager ses sourires. Les patients de 9 heures 15 à 9 heures 45 étaient déjà là et la salle d'attente était bondée.

— Madame Clerk, dit-elle en ouvrant la porte du petit salon.

~

Il prépara les pochettes de prélèvements sanguins ainsi qu'un tube, utilisé en cas de décès pour les prélèvements directs sur le cœur. Il n'y avait eu jusqu'à présent que des morts dans ces opérations. Et il ne croyait pas aux miracles, même s'il avait remarqué une lueur particulière dans le regard de Leroy. La lueur des vainqueurs.

Le monitoring resta silencieux. Kondarowski et son assistante étaient tout occupés à leur intervention. Un calme inhabituel régnait dans le bloc. Il ne savait que faire. Il regarda à travers le hublot et vit passer dans le couloir extérieur à la zone du bloc, la chevelure blonde de celle qui était, à la clinique, sa maîtresse.

~

Il y avait plus de dix ans qu'elle avait lu *La Valse aux adieux* de Kundera.

Elle en avait retenu qu'une brune qui se teignait en blond était doublement femme. Une fois en tant que femme et une fois en tant que blonde.

Elle n'avait pas retenu qu'il était dit dans le même ouvrage que toutes les révolutions sociales échoueraient tant qu'il y aurait des blondes, vraies ou fausses.

Cela faisait dix ans que ses cheveux étaient teints en blond.

Lui, cela l'excitait. À chaque fois qu'il la pénétrait, il avait l'impression de gravir les échelons de la hiérarchie sociale. Elle lui avait d'ailleurs dit un jour qu'elle savait très bien que, pour un Antillais, se faire une blonde, c'était comme réussir brillamment au baccalauréat. Il avait ri.

Elle se dirigeait vers les toilettes. C'était un rituel chez elle. Avant chaque première prise de sang, elle quittait sa première patiente qui était déjà allongée et s'en allait aux toilettes. Dans une minute elle effectuerait son prélèvement et dans dix minutes elle l'apporterait en salle de stockage.

Il faisait chaud, anormalement chaud. La nouvelle assistante de Kondarowski était très jolie. Mince, élancée, il devinait une poitrine ferme et une absence totale de cellulite. Les poils de son pubis devaient être blonds. D'un vrai blond. Elle devait sentir la cannelle. Il se posta derrière elle. Sa tenue de chirurgien ne permettait pas d'apprécier ses formes. Il imagina des mollets galbés, des chevilles fines, le creux de ses reins là où il fallait, ses fesses devaient ressembler à des pommettes saillantes. Le désir montait en lui. Il dut se retourner afin de caler son sexe en érection contre l'élastique de son caleçon.

Kondarowski avait fini d'implanter la valve aortique. Il se dirigea sans un mot vers le lavabo et se déganta.

L'infirmier fit un prélèvement sanguin. Il n'osait regarder de face l'assistante qui commençait ses points de suture sur l'aorte de la petite fille.

Elle se pencha sur le bras gauche de Clerk, frotta l'artère avec un coton imbibé d'alcool et commença à placer son garrot.

— C'est pour votre anesthésiste, le docteur Deweare ?

Alice Clerk tentait de contrôler sa respiration. Elle n'aimait pas qu'on lui prenne son sang. À vingt-deux ans, c'était la première fois qu'elle devait subir une intervention chirurgicale. En fait, sa carrière de mannequin l'exigeait. Elle avait ressenti quelques douleurs au ventre et son médecin avait suspecté une appendicite, diagnostic que confirma son chirurgien. Il ne fallait pas prendre de risque pour les défilés d'été. Son agent lui avait recommandé de se faire opérer à cette période de l'année. Rapide, efficace et inoffensif, avait-il précisé.

Ce qu'il avait oublié d'ajouter, c'est qu'une fois sur deux le diagnostic n'est pas certain. Le syndrome appendiculaire peut très bien correspondre à une toute autre pathologie. Et c'est ainsi que dans près de 50 % des cas[4], les opérations, et les risques qu'elles comportent[5], sont inutiles. En août 1995, un nouveau médecin, venu de Bretagne, s'est installé sur l'île de la Désirade. Entre septembre 1995 et juillet 1996, il a réussi à faire opérer deux cent six habitants sur mille six cent cinq, soit 13 % [6] en dix mois. Dès qu'un patient se plaignait d'un mal de ventre, il l'envoyait en urgence à la clinique de Pointe-à-Pitre, où le même chirurgien opérait et encaissait ses honoraires. Saisi par la DDASS, le conseil régional de l'ordre des médecins[7] a lavé le

[4] Étude américaine publiée par le *New England Journal of Medicine.* Une équipe de Boston a soumis cent patients hospitalisés pour suspicion d'appendicite, parmi eux, seuls 53 en souffraient réellement.

[5] Entre huit cent mille et un million cent mille personnes contractent chaque année en France une maladie à l'hôpital, principalement à cause d'un manque d'hygiène. Dix mille personnes y décèdent d'une maladie qu'ils n'avaient pas en y entrant.

[6] La moyenne en France métropolitaine est environ de 0,7 % de la population (entre trois cent mille et quatre cent mille) opérés de l'appendicite par an. Soit trois à cinq fois plus que dans les autres pays européens et qu'aux États-Unis.

[7] Institution créée sous le régime collaborationniste de Vichy par Pétain. Avec l'ordre des avocats. Ces ordres professionnels ont appliqué avec zèle les lois antijuives en interdisant d'exercice professionnel les avocats ou médecins juifs. L'ordre des médecins envoyait aux médecins français, dont le nom pouvait être juif, cette lettre : « *Le conseil de l'ordre a le regret de vous faire connaître que votre nom cessera d'être porté au tableau de l'ordre des médecins… en raison de la limitation à 2 % du nombre des médecins israélites.* » Bernard Kouchner fait état dans une interview au journal *Libération* daté du 15 octobre 1997 d'un de ses souvenirs : « *[…] Mais je me souviens du récit que m'a fait Paul Milliez de son arrivée au ministère de la Santé, en 1944, en compagnie de Pasteur Vallery-Radot – ces deux grands résistants étaient devenus ministre et directeur général de la Santé. L'huissier leur dit : Que fait-on des sacs de courrier qu'on a descendus à la cave ? Ils trouvent dans la cave des sacs remplis de courrier de la délation médicale. "En ouvrant les premières enveloppes, nous avions le cœur au bord des lèvres. […] Il y en avait tellement qu'on a demandé au général de Gaulle ce qu'il fallait faire. Nous ne pouvions concevoir de remettre en route le système français des soins tout en publiant le nom des médecins qui avaient dénoncé leurs confrères, juifs ou non juifs." Alors, ils ont brûlé les lettres.* »

médecin et le chirurgien de tout soupçon. Il semblerait que les appendicites soient aux chirurgiens ce que sont les divorces pour les avocats, une partie non négligeable de leurs revenus...

~

— Oui, il doit m'endormir demain.

— Vous avez de la chance, c'est un excellent anesthésiste.

— Ah bon ! répondit ironiquement Clerk qui se foutait totalement des propos de l'infirmière qui en avait profité pour planter son aiguille dans la veine. Le sang s'écoulait déjà dans le petit tube. Sa question n'avait servi qu'à faire diversion.

La porte, côté salon, s'ouvrit sur la surveillante-chef qui lui adressa un simple signe de la tête. Elle avait remarqué le retard accumulé et elle repasserait dès la sortie de Clerk pour lui faire un sermon. Sa journée allait mal commencer. La surveillante-chef avait le don de la mettre en transe. Elle retira l'aiguille du creux du coude, mit un coton sur la trace laissée par la perforation et demanda à Clerk de presser dessus. Tant que le fauteuil serait occupé, elle aurait la paix. Elle boucha le tube rempli de sang.

Clerk, qui en avait assez et qui avait autre chose à faire, se releva et lui tendit le morceau de coton. Décemment, elle ne pouvait pas lui demander de se rasseoir et d'attendre que sa surveillante-chef ait quitté le service. Elle prit la pochette et y glissa le tube de prélèvement avec le jeu d'étiquettes à coller. De son autre main, elle prit le morceau de coton et le laissa négligemment tomber dans une corbeille. Clerk était presque sortie.

Elle se dirigea vers la porte menant à la salle de stockage, côté bloc opératoire. Cette porte se fermait de l'extérieur et empêchait toute poursuite de la surveillante-chef. L'autre allait être folle de rage et se vengerait, mais c'était plus fort qu'elle. Et puis elle était syndiquée. Elle ne risquait pas grand-chose.

L'assistante se redressa et souffla. Il lui faisait toujours face, de l'autre côté de la table d'opération. L'infirmier remarqua ses seins qui pointaient sous sa tenue verte. Elle s'épongea le front, baissa son masque et lui fit un grand sourire qui découvrit une rangée de dents à l'émail impeccablement blanc. Il n'avait jamais vu ça. En France, seuls les Noirs donnent l'illusion d'avoir des dents parfaitement blanches.

Il n'en revenait pas et son érection reprenait de plus belle... Il se retourna sans lui rendre son sourire pour replacer son sexe.

Il vit passer une nouvelle fois la chevelure blonde à travers le hublot de la porte du bloc. Il n'en pouvait plus. L'assistante, avec ses dents blanches, l'avait excité comme jamais. Il saisit sa pochette de prélèvements, sa série d'étiquettes et quitta le bloc sans la moindre explication.

Les battants de la porte grincèrent plusieurs fois. L'infirmière se dirigea vers le plan en inox qui jouxtait l'évier et y posa la pochette de prélèvements et les étiquettes de Clerk. Elle souffla un peu.

Elle sentit d'abord son odeur faite de sueur et de déodorant. Puis, l'impression de froid qu'accompagnait la main qui se posait sur le bout de son sein droit, en dessous de sa blouse. Elle sentit ensuite son sexe qu'il collait au creux de ses fesses en le frottant. Il bandait fort.

— Non... gémit-elle pour le principe.

Il posa sur le plan en inox sa pochette de prélèvements et ses étiquettes. Il avait déjà sa langue dans le creux de son oreille et sa main droite lui caressait les cheveux.

— Arrête, je t'en supplie... Non...

Elle se retourna et l'embrassa vigoureusement.

— Non, arrête... Non... Ouiiii...

Elle redressa son bassin pour appuyer l'arrière de ses fesses sur le rebord du plan de travail. Elle cala ses mains à plat sur l'inox, elle poussa à droite et à gauche les pochettes de prélèvements qui la gênaient. Elle le tira à elle en saisissant par la bouche le col de sa blouse. Il se pencha et lui mordilla le bout des seins. Sa queue était déjà sortie. Il se pencha un peu plus, dégrafa la blouse, écarta sa culotte et plongea sa tête dans l'entrecuisse. Elle se recula un peu. Il n'en pouvait plus, il se redressa et la pénétra. La chaleur envahit sa verge. Après trois allers-retours, il se retira et la retourna. Elle posa ses mains sur le rebord du plan de travail, pencha son buste, dressa ses jambes, écarta ses cuisses.

Il aimait la prendre dans cette position, avec une vue directe sur le blond de ses cheveux.

Prendre une blonde par derrière, fût-elle fausse, était pour lui l'acte suprême, un don à ses ancêtres qui avaient fini comme esclaves à la Martinique.

Son buste et sa joue gauche collaient à l'inox. Elle aimait sa brutalité. Il accélérait et la secouait violemment. De l'électricité monta en elle, elle voulait agripper quelque chose, se retenir à quelque chose. Elle ne trouva, de part et d'autre de ses mains, que les pochettes de prélèvements.

Il accéléra une dernière fois et se retira.

Elle sentit son sperme arriver sur le creux de ses reins. Il adorait éjaculer sur elle. Elle avait atteint son plaisir. Son corps fut pris de tremblements. Elle se redressa, les pochettes de prélèvements dans les mains, elle les jeta à terre et se colla à lui. Il ne resta contre elle que quelques secondes.

Il remonta son caleçon et se baissa pour ramasser les pochettes. Elle s'adossa contre un mur. Il lui ferma sa blouse. Leur étreinte n'avait pas duré deux minutes.

— Merde, c'est laquelle ma pochette ?

— Quelle pochette ? Ah oui…

Elle en ramassa une au hasard et la lui tendit.

— C'est celle-là…

Ils collèrent les étiquettes sur les tubes et sur les pochettes. Ils n'avaient plus rien à se dire.

~

Le grincement des gonds de la porte les firent se retourner. La surveillante-chef entra. Elle les regarda.

— Vous avez cinq personnes qui attendent !

Il quitta la pièce, la laissant avec sa pochette et la surveillante.

L'infirmière termina de coller ses étiquettes et prit la direction de la sortie.

— Vous ne savez pas encore que ces pochettes doivent arriver ici étiquetées, lâcha sardoniquement la surveillante-chef sur son passage.

Elle continua son chemin sans répondre.

4

C'ÉTAIENT TOUJOURS LES MAINS qui trahissaient en premier le manque. Elle se mettait à tripoter n'importe quoi avec ses doigts qu'elle portait ensuite à ses lèvres. Sa respiration s'accélérait, son cœur battait de plus en plus vite et de plus en plus fort. Un rien l'agaçait et pendant quelques secondes il était inutile de lui adresser la parole, de l'approcher ou de lui téléphoner.

Ensuite, c'étaient les jambes qui ne cessaient de bouger. Elle avait beau les croiser l'une sur l'autre, il fallait qu'elles retrouvent leur autonomie et qu'elles se mettent à avoir des mouvements désordonnés. Ses pieds s'élançaient, sans qu'elle sache pourquoi, contre les parois de son bureau. Cela faisait de petits bruits secs que généralement personne n'entendait.

Elle prenait son travail à 8 heures et ses crises vers 8 heures 45. Elle venait à peine d'arriver.

Delphine Doridan était une des nombreuses victimes des lois d'interdiction de fumer sur les lieux de travail.

Laborantine à Worldpharma, comme quinze autres de ses collègues, elle travaillait aux analyses sanguines de la clinique du Parc Orange.

Le travail de laborantine avait beaucoup changé ces dernières années. Comme dans tous les secteurs de l'économie, la révolution informatique avait fait le ménage et automatisé de nombreuses tâches. L'essentiel de son job était réalisé avant même que les prélèvements sanguins n'arrivent au laboratoire. Il consistait à éditer des étiquettes avec codes à barres, nom, prénoms, adresse, date et lieu de naissance, numéro de sécurité sociale des patients, nom du médecin prescripteur et analyses demandées. Ces étiquettes étaient transmises, en même temps qu'un ordinateur enregistrait les données, aux salles des prélèvements ou au bloc opératoire. Les infirmières n'avaient qu'à les coller sur les tubes et les pochettes de prélèvements. Les analyses se faisaient automatiquement. Grâce à la lecture laser des informations contenues sur les codes à barres, directement gérées par l'ordinateur central, les résultats crépitaient sur de vieilles imprimantes à aiguilles. Il lui appartenait de contrôler les éditions avec les prescriptions et de mettre les résultats sous enveloppes que des coursiers venaient régulièrement ramasser afin de les porter à leurs destinataires.

~

Depuis que son mec l'avait larguée, sa consommation de tabac était passée de quinze à soixante cigarettes par jour. C'est son sixième sens qui lui avait fait prendre un soir le train pour Rouen et regagner la ville de ses parents.

Cela faisait six mois qu'elle sortait avec Bruno. Elle était amoureuse.

Cela faisait trois mois qu'elle le trouvait bizarre. Il n'était plus empressé comme aux premiers jours, il ne lui faisait plus de scène si elle restait à Paris le week-end et surtout, il lui faisait de moins en moins l'amour et de plus en plus brièvement.

Elle voulait lui faire une surprise et lui montrer qu'elle tenait à lui. Elle n'eut même pas à sortir de la gare. Il était là et attendait le train pour Paris. Il était là, accompagné d'une brune qu'elle ne connaissait pas. Il était là et il embrassait cette brune qui devait passer pour sa femme. Elle prit le même train qu'eux et rentra seule chez elle dans le XVIIIe, rue Labat. Elle passa la nuit à pleurer et à fumer. Elle termina le whisky qui restait dans un fond de bouteille.

La quantité de nicotine qu'elle faisait transiter par ses poumons était effrayante. Elle n'avait pas besoin de réveil le matin. Son corps, après quelques heures de repos, voulait sa dose et la réveillait. Machinalement, elle saisissait le paquet de blondes légères qui était posé à côté de son matelas à même le sol, en sortait une cigarette et la portait à ses lèvres. C'est la flamme du briquet qui lui faisait ouvrir les yeux. Sa première bouffée était une libération. Dès que la fumée arrivait dans ses poumons, la totalité de ses muscles se détendaient. C'était une jouissance discrète, plus proche de l'apaisement que de l'excitation. Une fois la première cigarette terminée, elle refermait les yeux et faisait un rêve, quelquefois érotique, toujours agréable. Son cerveau la remerciait.

Le bruit du choc de son pied contre la paroi de son bureau fut couvert par celui de l'imprimante qui crépitait. Elle cassa le crayon qu'elle tenait dans sa main sans s'en rendre compte.

Avant, il lui suffisait de se lever et d'aller dans le couloir, sans avoir rien à demander à personne. Depuis que l'ancienne chef de service, fumeuse elle-même, était partie à la retraite et qu'elle avait été remplacée par un homme de cinquante ans, l'intransigeant Müller, ses séances fumettes étaient devenues compliquées.

Müller était non fumeur. Elle avait refusé plusieurs invitations douteuses et elle avait reçu par lettre recommandée un blâme pour absence injustifiée à son poste de travail.

En général, à partir de 9 heures, Müller, sans doute prostatique, allait aux toilettes toutes les heures. Elle en profitait alors, sous le regard complice de ses collègues, pour aller fumer sa cigarette dans le couloir.

Elle regarda l'horloge murale, il n'était que 8 heures 15.

Tous les vendredis c'était la même chose. L'angoisse du week-end la tenaillait et elle fumait plus que les autres jours. Elle détestait les week-ends et les jours fériés.

Le bruit de l'imprimante lui arriva au cerveau. Elle jeta un regard vers le chef de service, il lisait un magazine. Rien n'indiquait qu'il ait envie d'aller soulager sa vessie plus tôt que d'habitude. Elle n'en pouvait plus.

En trépignant, elle lut le haut de la feuille d'analyses qu'éditait bruyamment l'imprimante. La patiente s'appelait Alice Clerk et le prescripteur était celui dont tout le monde parlait, le docteur Deweare. Elle laissa la feuille s'imprimer totalement. À l'arrêt du rouleau d'entraînement, elle commença à la détacher de la suivante ; le rouleau se remit en marche et l'imprimante reprit son bruit infernal. Une nouvelle feuille de résultats était en train d'être éditée. Elle tira brusquement sur le haut de la feuille qui se détacha de la suivante en se déchirant un peu. Elle la plia et la rangea dans une enveloppe. Elle prit soin de faire apparaître le nom du docteur Deweare dans le petit rectangle transparent.

Elle prit son paquet de cigarettes dans son sac et le mit dans la poche gauche de sa blouse où se trouvait déjà son briquet.

L'enveloppe à la main, elle se dirigea d'un pas décidé vers la sortie. Müller avait le nez dans sa revue, il leva à peine les yeux. Elle agita l'enveloppe.

— Résultats immédiats pour le docteur Deweare, en urgence…

Il prit l'air qu'il affectionnait particulièrement, celui qui déroutait ses subordonnées, l'incrédule.

— Vous permettez, répondit-il en tendant la main.

Elle soupira et laissa tomber l'enveloppe sur son bureau. Il la prit, lut le nom du docteur Deweare à travers le rectangle transparent. Il retourna l'enveloppe, leva son regard vers elle.

Il allait l'ouvrir et voulait lire dans ses yeux sa crainte qu'il découvre n'importe quoi. C'était fichu.

Elle releva le défi et mit une bonne dose d'arrogance dans le regard qu'elle lui renvoya.

Il soupira en lui tendant l'enveloppe.

Il leva sa revue à hauteur de visage afin qu'elle puisse lire la première page. Il s'agissait de *Science.* Elle reconnut la photo de Deweare et lut en surimpression : « *The inventor of tomorrow's anaesthetic: Anoxydril…* [8] »

— Tout est urgent pour lui, maintenant. Il devrait se passer la tête à l'eau froide.

Elle quitta son arrogance pour teinter son regard de complicité. Elle sourit et ouvrit la porte qui la menait vers la première cigarette de cette journée de travail.

~

Elle aspira avec délectation la fumée. Les traits de son visage se détendaient. Elle souffla voluptueusement la première bouffée. Elle ferma les yeux et ses narines se pincèrent.

Elle ne se préoccupait jamais des employés qui passaient. Adossée au mur des toilettes pour femmes, elle ne remarqua pas le vieux balayeur noir qui avait cessé son travail pour l'admirer. Il n'y avait ni cendrier, ni poubelle dans ce couloir, il voulait savoir où elle allait mettre ses cendres afin de les ramasser. Il était consciencieux.

Elle rangea machinalement l'enveloppe dans sa poche. La moitié supérieure en dépassait. Elle aspira la dernière bouffée. Les cendres tombant par terre. Elle pinça le mégot entre son pouce et son index, à la manière des jeunes adolescents qui jouent aux cow-boys, et visa le sol.

---

[8] « Il est l'inventeur de l'anesthésique de demain : l'Anoxydril. »

Son regard était réprobateur. Elle le perçut dans la fraction de seconde où elle allait lancer le mégot et se reprit. Elle l'écrasa contre le paquet de cigarettes, sortit un mouchoir en papier de sa poche et le mit au milieu. Elle lui montra le mouchoir. Il lui sourit. Détendue, elle entra sous le regard ahuri de Müller dans le laboratoire d'analyses.

Il prit un air des plus angéliques.

— Mademoiselle Doridan...

Quoi encore ! Elle lui sortit son sourire le plus ingénu.

— Elle était bonne ?

Son visage commença à rosir.

— Quoi donc ? C'était l'innocence même.

Il désigna sa poche d'où dépassait le haut de l'enveloppe destinée à Deweare. Il remontra la première page de la revue *Science.*

— Je suppose que vous ne les avez pas fumés, ces résultats d'analyses. Vous savez, ces « immédiats en urgence »...

Elle tâta sa poche et c'est le plus naturellement du monde qu'elle rétorqua : « Oh, mon Dieu ! Heureusement que vous êtes là. Je suis allée aux toilettes et voilà... Je ne sais pas ce que j'ai en ce moment. Merci. »

D'un doigt, il lui indiqua l'horloge murale.

— Vous avez dix minutes, pas une de plus. Profitez-en pour en fumer une autre, ce sera la dernière de la matinée...

Elle reprit le chemin inverse et c'est une fois passé la porte qu'elle lâcha sèchement : « Pauvre con ! »

Le vieux balayeur noir qui terminait de ramasser les cendres de sa cigarette comprit que ça ne lui était pas destiné.

La secrétaire la regarda comme si elle était une extraterrestre. Une admiratrice qui veut toucher la star, se dit-elle.

Elle se fit une raison, ça allait être comme ça toute la journée. Ça risquait d'être comme ça jusqu'à son départ pour le département Recherches et innovations de Worldpharma.

Delphine Doridan se tenait face à elle, tendant l'enveloppe et regardant Deweare à travers la baie vitrée qui le séparait du bureau de sa secrétaire. Il était assis à son fauteuil face à son ordinateur. Il se leva et se dirigea vers la baie vitrée, la fixa sans la regarder. Elle comprit qu'il ne la voyait pas. Elle n'aimait pas le mépris. Elle n'aimait pas l'indifférence. Il baissa son store vénitien. Il remarqua son visage. Elle avait un rictus aux lèvres et tournait lentement la tête avec arrogance. Elle lui rendait la monnaie de sa pièce.

C'est son allure. Elle avait une allure très particulière. Une allure déplacée. Sa beauté ne correspondait pas à son allure. Une allure à la Cendrillon… Cette jeune femme était belle. Cette jeune femme n'avait pas eu la chance de naître là où la vie était facile. Elle devait souffrir. Elle n'était pas là où elle aurait dû être. Cette jeune femme était trop belle pour être là où elle était. Il sourit et remonta le store.

Elle était toujours là à le regarder. Elle ne le méprisait plus. Il haussa les épaules et lui sourit. Il lui sourit aimablement et retourna à son ordinateur.

Elle se sentit rougir. Il avait relevé son store pour lui sourire et lui faire comprendre qu'il l'avait remarquée. Pour s'excuser.

Sans un regard et sans un mot, la secrétaire lui prit l'enveloppe des mains et en sortit la feuille de résultats.

Delphine Doridan s'en retourna, une cigarette aux lèvres. Elle avait oublié qu'il était également interdit de fumer dans les couloirs.

~

— Les résultats de Clerk, lui dit-elle avec douceur.

Clerk était sa dernière patiente.

Nous étions vendredi, le week-end allait passer. Le lundi serait une journée de rangement et d'adieux. Mardi, le conseil d'administration le nommerait directeur du département Recherches de Worldpharma. Il deviendrait le numéro 2 de l'empire.

C'était le résultat de quatre années de recherches. Quatre années qui avaient abouti à l'Anoxydril.

Il tendit simplement la main. Sa secrétaire fit demi-tour et sa ligne directe se mit à sonner.

~

— Non, ce n'est pas encore fait…

C'était un de ses futurs subordonnés qui officiait à Montréal.

Il était mentalement préparé à ce genre d'appels. *Science* avait officialisé sa future fonction. Avec *The Lancet*[9] ce serait pire.

— Le conseil doit entériner ma nomination mardi...

Il n'écouta pas la réponse de son interlocuteur. Il posa la feuille d'analyses sur son bureau. Il y avait le dossier médical de Clerk, juste à côté de celui de ses frais généraux.

— Eh oui, je serai le numéro 2. Il va falloir t'y faire...

— Non, je pars ce soir à la Trinité... Oui, j'ai une régate demain et je compte aller à Houat juste après...

— Non, les enfants sont déjà à Killarney, mais Nathalie sera là. Bon, on se rappelle... Et bonjour au Québec.

~

La Trinité. La Mecque de la voile. Il n'avait toujours pas réservé sa chambre au Rouzic. Il hésitait. Il fallait armer Dionysos, son X-412 qui sortait d'un chantier. Il avait fait changer toute l'installation électrique. Ils ne pourraient pas dormir à l'intérieur la première nuit.

Il hésitait inutilement. Il savait parfaitement que c'était le seul hôtel où il pourrait trouver une chambre de libre mi-septembre.

Ça le contrariait.

Il s'était fait jeter l'hiver précédent. C'était fin janvier, le week-end le plus froid de l'année. Les compteurs électriques du ponton avaient sauté. La température à l'intérieur du bateau était glaciale. Tout était humide. Il n'avait ni sa carte de crédit, ni son chéquier. Le peu d'espèces qu'il possédait lui permettrait de payer les repas. Il alla normalement à l'hôtel et demanda une chambre qu'il réglerait le prochain week-end. C'est là qu'il descendait lors des entraînements. La patronne interrogea son mari qui répondit que la maison ne faisait pas crédit.

Il n'avait pu que s'excuser et sourire poliment...

~

Sa secrétaire se tenait sur le seuil de la porte.

— On vous attend au bloc...

Il lui sourit.

---

[9] Revue scientifique anglaise faisant autorité dans le monde entier.

— Quel effet ça vous fait ?

— Je ne me rends pas compte. À tout à l'heure…

Il se dirigea avec nonchalance vers l'ascenseur qui le mènerait pour la dernière fois au bloc opératoire de la clinique du Parc Orange.

Il ne remarqua pas la larme qui coulait de l'œil gauche de sa secrétaire, pas plus qu'elle ne remarqua la feuille de résultats d'analyses de Clerk, que Deweare n'avait pas consultée, et qui s'était glissée dans le dossier Frais généraux qu'elle prit sous son bras pour le ranger à sa place, dans son propre bureau.

Une atmosphère particulière régnait au bloc. C'était pour tout le monde un moment important. La dernière scène d'une star dans un film. L'équipe technique devait applaudir[10] à la fin.

Isabelle Leroy était détendue. Certes, elle ne récolterait que les miettes d'un succès qui, selon elle, aurait dû lui revenir de plein droit. Mais tout n'était qu'une question de temps. Une question de lancement.

Une fois l'Anoxydril sur le marché, Deweare ne ferait pas long feu à son poste et elle en était le tout naturel successeur.

Une question de temps.

Et elle n'était pas à plaindre. Financièrement, sa place de l'ombre lui avait rapporté plus que les *sunlights* à Deweare. Pour l'heure, elle attendait les derniers résultats d'analyses sanguines de son dernier cobaye humain, Jeanne Labiche.

L'autorisation officielle de la phase d'expérimentation humaine devait être accordée dans quatre jours, dont un week-end. Le jour même de l'intronisation de Deweare.

En principe tout devait coller. Elle avait quand même gardé son week-end de libre afin de pouvoir intervenir au labo en cas de besoin.

[10] Lorsqu'un acteur ou une actrice joue sa dernière scène d'un film devant les caméras, l'équipe technique fait la claque au « couper » du réalisateur.

Elle prenait en compte le risque d'erreur et l'absolue nécessité de ne jamais considérer les choses comme définitivement acquises.

Deweare ne serait pas là du week-end et c'était tant mieux.

Dès mardi les choses iraient très vite. L'expérimentation humaine, selon un protocole draconien, durerait six mois. La commercialisation serait concomitante et la fabrication aussi.

Outre-Atlantique et outre-Pacifique, l'article de *Science* avait produit l'effet d'une bombe. Les nouveaux accords du GATT avaient des effets pervers pour les États-Unis qui ne pouvaient plus, sous des prétextes quelconques, ouvrir leur parapluie protectionniste. D'autant que les filiales de Worldpharma seraient très actives et, qui plus est, avec des scientifiques du cru, notoirement connus dans leurs pays. Ils étaient sans doute déjà tous montés au créneau.

Les plus grandes universités américaines et japonaises cautionneraient l'Anoxydril si elles ne voulaient pas perdre les confortables aides à la recherche qui leur étaient octroyées par Worldpharma. Dans huit mois, les principaux hôpitaux de la planète seraient fournis en Anoxydril.

~

C'est avec le troisième cobaye de la deuxième série, la première n'en ayant compté que deux, qu'elle avait trouvé ce qui n'allait pas.

Pour simuler une anesthésie générale, elle était obligée, avant l'injection d'Anoxydril, d'endormir l'enfant avec un puissant somnifère. Jusque-là, elle avait utilisé des somnifères prescrits en psychiatrie pour les cures de sommeil. Elle venait d'en injecter un autre. En réanimant l'enfant avec succès, elle comprit qu'elle tenait peut-être la clé de l'énigme…

C'était avec le solvant qu'il y avait un problème.

L'Anoxydril utilisé avec ce solvant provoquait un arrêt cardiaque définitif. Pourquoi ? Elle ne le savait toujours pas. Ses recherches personnelles, et secrètes, n'étaient pas terminées.

Statistiquement, la probabilité qu'un jour l'Anoxydril soit utilisé en concomitance avec ce somnifère était de un sur un million deux cent mille. C'est pour cela qu'aucun test de compatibilité n'avait été réalisé avec ce solvant. Scientifiquement et juridiquement, l'Anoxydril était un produit sain. Aucun protocole d'essais ne faisait référence à ce solvant.

~

Un risque sur un million deux cent mille. À l'échelle d'un seul pays, même du plus grand d'entre eux, cela ne représentait rien. À l'échelle planétaire, c'était autre chose. Quotidiennement, il devait se pratiquer plus de un million deux cent mille anesthésies dans le monde. À terme, si des problèmes apparaissaient, que des accidents survenaient, il en serait un jour ou l'autre découvert la vraie cause. Et ce jour-là...

Il lui restait six mois, pas un jour de plus, pour remédier à ce petit problème.

~

Ce n'était pas la première fois qu'on lançait sur le marché, rien que pour occuper un créneau et contrecarrer la concurrence, des produits qui n'étaient pas totalement fiables.

On allait parfois jusqu'à la catastrophe.

En France, le lancement de l'Airbus A320 en était le dernier exemple criant.

Langlet lui avait raconté comment la guerre entre Boeing et Airbus Industries ne faisait pas de cadeaux et peu de cas des innocentes victimes. Selon lui, techniquement l'A320 n'était pas encore au point. Les logiciels de vol étaient bogués. Il aurait fallu quelques mois de plus pour les tester. Statistiquement, le risque d'accident était nul, pas plus important que sur un avion parfaitement au point. Malheureusement, à sa première sortie officielle, ce fut le crash. Après qu'une main bienveillante, sans que cela ne dérange en rien les experts judiciaires, eut remplacé la boîte noire de l'A320 qui s'était écrasé par une autre préalablement trafiquée[11], le pilote fut rendu responsable et condamné. On en resta là.

---

[11] Un photographe d'une agence de presse avait pris par inadvertance une photo de la boîte noire sur le lieu du crash. Cette dernière ne correspondait pas à celle présentée à la justice, y compris à la cour d'appel de Colmar. Des témoins oculaires ont également confirmé ce fait. Malgré les protestations du pilote et de son avocat, la cour d'appel décida que la fausse boîte noire serait la vraie... et aggrava la condamnation du pilote de quatre mois de prison ferme. Les responsables de l'aviation civile et d'Air France virent leurs peines de prison avec sursis allégées !

Si un accident comparable arrivait avec l'Anoxydril, la version de l'erreur humaine qui mettrait en cause l'anesthésiste utilisateur ne tiendrait pas longtemps. Les laboratoires Worldpharma n'étaient pas Airbus Industries. Les plus hauts sommets de l'État n'étaient pas aussi impliqués, c'est-à-dire rémunérés...

Aux États-Unis, on avait testé un antivirus B sur des cellules humaines, des hépatocytes porteurs de virus B. Dans des boîtes de Petri[12], les hépatocytes survivaient et les virus mouraient. Tous les tests avaient également été concluants chez les souris, les rats, les chiens et les singes. Ces tests sur animaux avaient montré une grande tolérance à la molécule[13] et une grande efficacité quant aux résultats.

L'expérimentation humaine fut décidée en phase 1 pour un essai simple consistant à déceler une éventuelle toxicité de la molécule sur l'homme. On choisit des malades atteints de cirrhose. Tous moururent dans les mois qui suivirent. On pensa qu'ils étaient morts de leurs cirrhoses.

Un chercheur inconnu fit des études sans rien dire à personne. Ce qu'il découvrit était stupéfiant. La demi-vie[14] du médicament était très courte chez les animaux, mais très longue chez l'homme...

Les malades avaient reçu un médicament surdosé ! Pire encore, il mit en évidence une toxicité spécifique à l'homme : la ddU tuait les mitochondries[15] humaines...

Ce médicament était un poison mortel pour l'homme ! Et tous les malades ayant participé à l'expérimentation humaine en sont morts.

Jamais la ddU, dont la mise au point avait coûté un paquet de dollars, ne fut ressortie des cerveaux de ses géniaux inventeurs.

~

Deux coups brefs retentirent à la porte de son bureau. Elle eut le temps de lever la tête et vit apparaître le coursier noir, suivi de sa secrétaire qui allait, comme d'habitude, lui demander de sortir. Et comme d'habitude, il lui parlerait de sa cellulite.

---

[12] Petri, Italien qui mit au point les petites boîtes en verre utilisées pour la culture de cellules humaines.

[13] Il s'agissait du Dideoxy uridine, code ddU.[14] Temps nécessaire à l'élimination du produit par l'organisme.

[15] Les mitochondries sont les « centrales énergétiques » des cellules.

C'était un type décontract', il se la jouait à la new-yorkaise du Bronx et elle lui avait déjà, par mansuétude, sauvé la mise à plusieurs reprises. Machinalement elle regarda sa montre, il était 10 heures tapantes.

— Tiens, ma gazelle, c'est tout frais...

Il lui tendait l'enveloppe de résultats d'analyses tout en entreprenant une danse du ventre ponctuée de va-et-vient des hanches et d'appels de sa bouche.

La secrétaire avait choisi la fuite.

— Je t'ai déjà dit, vingt-cinq centimètres au minimum... Alors montre...

Il accentua ses mouvements du bassin et s'approcha d'elle.

— Pas poblème, m'ame, moi y en avoi c'qui faut tende gazelle. Toi trrès contente de bambou à moi. Mais toi y en à donner arrgent d'abod...

Elle ne put retenir son rire, d'autant que sa secrétaire assistait à la scène à travers la baie vitrée qui séparait leurs deux bureaux.

— Ah non ! Non, non. Moi pas gatuit ! Sinon socier du village jeter sort sur moi et moi pu bambou mais brin d'hebe.

Il fit demi-tour en riant. Il continua quelques secondes son show devant la secrétaire...

Leroy n'en croyait pas ses yeux... Ce qu'elle lisait ne pouvait pas concerner son dernier cobaye humain. Rien ne pouvait concerner la jeune Jeanne Labiche dont elle ressortit le dossier. C'était incroyable. Il y avait eu une erreur. Le sang analysé n'était pas celui de Labiche. C'était le sang de quelqu'un d'autre. De qui ? Qu'était devenu le sang de Jeanne Labiche ? Qu'étaient devenues ses analyses ?

Elle remarqua en haut de la feuille le reste déchiré d'un bas de feuille d'analyses qui ne la concernait pas.

Elle lut avec stupéfaction les noms d'Alice Clerk et du docteur Deweare...

Pour la première fois de sa vie elle sentit son cerveau s'arrêter. Elle n'arrivait plus à maîtriser ses pensées. Elle voulait réfléchir, analyser froidement la situation, mais elle n'y arrivait pas. Elle ressentit une sorte de vertige. Elle devait boire.

À trente-cinq ans, Isabelle Leroy découvrit l'angoisse...

Très vite son cerveau se réorganisa, ses synapses redevinrent opérationnelles et recommencèrent à alimenter ses neurones en influx nerveux. Tous ses neurones. Elle s'enferma à clé dans son bureau et baissa le store vénitien qui l'isolait du bureau de sa secrétaire.

Ce qui venait de se produire était terrible.

— Les Américains l'ont dans le baba ! Le conseil annonce mardi la nomination de Deweare. Je ne pouvais rien te dire... Oui, il ne sera pas bien gênant, n'oublie pas qu'il est toubib, sorti de son domaine il n'y connaît rien... Il nous faut bien une caution scientifique. Au moins pour le lancement. C'est lui qui en est officiellement le père. Oui, incontournable... Enfin, la première année, c'est quinze millions de dollars de bénéfices...

Son bureau était spacieux, isolé phoniquement de celui de sa secrétaire. Il surplombait l'ensemble des bâtiments que constituaient la clinique et le laboratoire de recherches appliquées du groupe Worldpharma.

Il continua la conversation avec un de ses anciens condisciples de l'ENA tout en regardant la maquette qui trônait au milieu de la pièce.

Elle représentait le domaine sur lequel était implanté les deux bâtiments. Ils étaient séparés par une pelouse et des plans d'eau. Une coupe permettait de voir qu'ils étaient reliés en sous-sol par de longs et larges couloirs. L'architecture des deux bâtiments, sans être avant-gardiste, avait su s'intégrer à l'environnement d'un parc d'un côté et des immeubles du XIXe siècle de l'autre. Pour Worldpharma, côté nature, les arêtes, courbes pour la plupart, semblaient sortir du sol comme une naturelle continuité de la forêt. Les façades aveugles étaient recouvertes de bois exotiques. Le côté sud donnait sur les pelouses et les fontaines, la façade en pente douce renvoyait son image dans les panneaux de verre du côté nord de la clinique qui reprenait le style Ricardo Bofil.

Sur maquette c'était une belle réalisation. Il regrettait de n'avoir rien touché sur les travaux. C'était la femme de Lucien de Breuil qui en avait été le maître d'œuvre. À ce titre, elle avait empoché les commissions occultes, 5 % du montant total des travaux, TTC.

Sa secrétaire lui fit lever les yeux et interrompre sa conversation.

— Monsieur Lucien de Breuil arrive...

~

La soixantaine, cheveux gris, svelte, Lucien de Breuil est un homme tranquille au charme irrésistible. Il se dégage de lui la sérénité des gens qui n'ont jamais eu à connaître de difficultés matérielles. Qui jamais n'ont eu à hausser le ton.

— Salut Martin, tout va... Remercie Séverine pour son invitation mais ce n'est pas possible ce week-end...

Langlet se leva et vint à sa rencontre, tout sourire.

— Comment vas-tu, Lucien ?

~

Sa secrétaire décrocha à la deuxième sonnerie.

— Non, je ne peux pas vous le passer ! Il est avec monsieur Lucien de Breuil. Je ne sais pas... Bon, attendez...

Elle s'arrêta sur le seuil de la porte, à côté de Lucien de Breuil qui la laissa passer et en profita pour lancer à Langlet : « Bon, je te laisse et on en reparle lundi. »

— Oui, répondit Langlet sans savoir de quoi ils reparleraient lundi.

Elle attendit que de Breuil soit dans le couloir et se pencha à son oreille. Elle lui chuchota quelque chose que personne ne devait entendre. Il pâlit et se précipita sur son téléphone.

Pendant une durée indéterminée, celle de son coup de téléphone, Martin Langlet ne serait disponible pour personne.

~

Cela faisait trois fois que Deweare esquivait la bouche de Leroy. Elle était passée vers 15 heures 30 sous prétexte d'être la première à le féliciter solennellement.

Il connaissait ses pouvoirs de séduction et sa capacité à faire bander le dernier des impuissants. Ils avaient eu une aventure torride une quinzaine d'années plus tôt, juste avant qu'il ne rencontre Nathalie à la Sorbonne. À dix-huit ans, en quatrième année de médecine, Leroy se payait le luxe d'être major.

Lorsqu'il lui annonça qu'il souhaitait arrêter là leur relation, ce fut la guerre. À coups de griffes et de gifles. Elle lui envoya des gros bras lui faire la leçon. Il s'en était tiré avec le nez cassé et un œil au beurre noir.

Le temps accomplit son œuvre d'oubli. Sa mémoire ne cristallisa que les bons souvenirs et c'est avec plaisir qu'il apprit, juste avant d'être engagé par Lucien de Breuil, qu'elle ferait partie de son équipe de recherche.

Leurs relations étaient restées strictement professionnelles. C'était tant mieux. Leroy consommait les hommes comme les boîtes de sardines. Elle les ouvrait, mangeait l'intérieur, et jetait la boîte sans aucune précaution.

Le bruit circulait que sa dernière grande histoire d'amour s'était terminée par un suicide et que c'est à l'enterrement de son amoureux qu'elle fit la connaissance du suivant. Un riche promoteur qui, trois jours après que le corps fut refroidi, l'emmena à l'île Maurice. Leur histoire dura ce que dura sa fortune et, de malversations en malversations, le riche promoteur perdit femme et enfants avant de se retrouver en prison.

~

— Tu n'as pas toujours été aussi regardant… Ta promotion m'excite. Tu sais que j'aurais pu être nommée à ta place…

Deweare choisit de s'asseoir et de ranger le dessus de son bureau.

Elle la joua autrement, façon théâtrale. Elle fit le tour de la pièce, énuméra les objets qu'elle rencontrait, les souvenirs qui y étaient sans doute attachés. Elle ouvrit l'armoire des dossiers médicaux, en sortit un au hasard, celui d'Alice Clerk, le feuilleta et le lui tendit.

— Ça va te manquer tu sais…

Il lui sourit.

— Peut-être, sans doute…

La sonnerie de son téléphone fit diversion.

— Oui, j'arrive…

Elle se mit derrière lui, passa une main sur son entrecuisse et l'embrassa dans le cou.

— Je te laisse, n'oublie pas lundi. Et encore toutes mes félicitations. Tu me manqueras…

Elle quitta la pièce en lui envoyant un baiser de la main.

— Non, j'en termine, je t'embrasse, répondit-il à Nathalie, sa femme, avant de raccrocher.

L'écran de son ordinateur se mit à scintiller comme à chaque fois qu'il recevait un *e-mail*. L'économiseur d'écran laissait place à son voilier, le Dionysos, d'abord de profil, puis de face. Pleine vue sur un spi gonflé disparaissant pour laisser place à une boîte à lettres. Il cliqua dessus.

« MEFIEZ-VOUS ! RIEN N'EST JOUE… VAMP »

Il relut trois fois le message sans comprendre. Cela devait arriver. Il fallait que la jalousie se manifeste d'une manière ou d'une autre… Il éteignit l'écran. L'ordinateur restait en permanence sous tension avec son modem. Sa secrétaire vint lui souhaiter un bon week-end.

~

En entrant dans le vestiaire, il remarqua tout de suite que la porte de son armoire était ouverte. Elle avait été fracturée.

Rien ne manquait.

5

EN TEMPS NORMAL, quinze jours suffisent. Les analyses sont complexes. L'extraction de l'ADN des échantillons de sperme est faite immédiatement, mais leur analyse est soumise à la disponibilité du personnel, des fonctionnaires. L'ADN est alors stocké à quatre degrés en attendant que les techniciens interviennent.

Les analyses d'ADN ne sont pas en vogue dans la police française. Les policiers en charge d'enquêtes font rarement appel à ces techniques révolutionnaires. Les syndicats ne sont pas favorables à leur généralisation. Elles remettent trop en cause le pouvoir des policiers, leur liberté de mener l'enquête comme ils le désirent, d'orienter, en fonction de critères qui n'ont pas toujours quelque chose à voir avec la vérité, les investigations dans telle ou telle direction.

À différentes reprises, des suspects avaient été malheureusement innocentés par ce type d'analyses alors que des gendarmes avaient réussi à leur faire avouer des crimes. Personne n'avait l'air de se demander comment. Les méthodes de la Gendarmerie nationale n'étaient jamais remises en cause par le pouvoir politique qui se fiche que des innocents soient amenés à avouer des meurtres qu'ils n'ont pas commis. Et les avocats et journalistes ont bien d'autres choses à faire que de s'intéresser à ces cas. Il y a dans ce pays des traditions qui remontent à la dernière guerre où tous les corps de l'État, police, justice, gendarmerie, éducation nationale, université, collaboraient avec les nazis…

Ils en ont tiré l'art et la manière de travailler. Les bonnes habitudes ne se perdent pas comme cela…

~

Les substituts et les procureurs, surchargés de travail, se mêlent rarement des procédés techniques des enquêtes de police. Ils se contentent de consignes vagues : interpeller, auditionner, enquêter, confronter, classer. Seuls les jeunes juges d'instruction ont parfois recours aux analyses génétiques.

~

Neuf mois, cela faisait neuf mois qu'il attendait ces résultats.

Le premier mois avait été perturbé par des mouvements sociaux au sein du laboratoire de la police dite scientifique. Les employés de la société de nettoyage, société privée, faisaient grève. Leurs agents étaient d'origine martiniquaise ou guadeloupéenne. Ils demandaient à bénéficier, comme leurs confrères de la fonction publique, d'un aller-retour Paris-les Antilles tous les deux ans, et, ces années-là, d'un mois de congé payé supplémentaire. Ils voulaient également bénéficier en métropole des mêmes avantages que les fonctionnaires métropolitains en poste dans les DOM-TOM[16]. Ils s'organisèrent en coordination indépendante. Les syndicats de gauche, débordés par leur base, appelaient à la reprise du travail.

Le mouvement cessa aussi brutalement qu'il avait commencé. Les leaders avaient été nommés fonctionnaires et mutés dans leurs départements d'origine, avec, paraît-il, de grosses primes…

~

C'est à la fin de la première quinzaine du deuxième mois qu'il avait contacté le responsable du service. Ce dernier l'avait envoyé paître.

Après son entrevue avec le substitut Durand, il avait renoncé à les avoir un jour entre les mains.

---

[16] Pour beaucoup, 50 % de salaire en plus non imposable, six mois de salaire supplémentaire versés tous les deux ans avec un billet aller-retour sur Paris et 30 % d'abattement fiscal.

~

Il relisait l'article de la revue hollandaise. Il parlait d'une greffe de la verge qui avait réussi. Il relisait l'article de *La Voix du Nord.* On avait retrouvé entre Lille et la frontière belge, un cadavre le pénis sectionné. Le cadavre d'un jeune homme. Tout cela s'était passé le lendemain matin de la découverte du corps de la première assistante de Kondarowski. Il avait envoyé une fiche à Interpol. Il avait contacté le chef de la police criminelle d'Amsterdam. Il avait demandé à celui de Lille de servir de correspondant, il parlait flamand et il fut flatté.

Le greffé était un Français qui avait donné une fausse identité. L'opération s'était bien passée. Pas de rejet. Le chirurgien qui avait opéré était surveillé par la police, on le soupçonnait de faire du trafic d'organes. Il attendait d'autres renseignements.

~

Le coup de fil le surprit. Les échantillons de sperme n'avaient rien révélé. Le directeur du labo d'analyses raccrocha sans le saluer.

~

Leblanc n'avait plus qu'à attendre les résultats de l'enquête discrète qu'il avait demandée à un jeune inspecteur stagiaire, Trang. Il l'avait chargé de récupérer auprès des tribunaux de commerce tous les derniers bilans de l'ensemble des sociétés dans lesquelles Lucien de Breuil était administrateur.

Il avait choisi Trang parce qu'il avait, comme lui, fait des études de lettres. Ils étaient les seuls titulaires d'une thèse et d'un doctorat de lettres dans la police française.

Trang n'était pas seulement d'origine asiatique, il était Martien. Un Martien qui avait fait une thèse sur Shakespeare… Et qui rêvait, il ne savait trop pourquoi, d'être un bon flic.

~

Il avait longuement réfléchi. Il ne renoncerait pas, il savait que le temps travaillait pour lui. Il savait que ces deux jeunes femmes avaient été assassinées. Il était convaincu que leur mort avait à voir avec leur travail, avec Kondarowski, le chirurgien. Avec Langlet, sans doute. Il savait que le procureur agissait sur ordre.

Il ne renoncerait pas, il ferait tout pour faire son travail, jusqu'au bout cette fois.

6

LA VOILE TENAIT SON NOM DU BRAS DE MER qui sépare l'Angleterre de l'île de Cowe. Le Solent.

Plus petite que le génois, la plus importante des voiles d'avant, et plus grande que le tourmentin, qui ne sert qu'en cas de tempête, le solent se hissait sur ce voilier à partir de dix-huit ou vingt nœuds de vent, soit à peu près trente-six kilomètres à l'heure.

— Il faut passer sous solent...

Deweare entendait à peine ce que marmonnait le skipper. Mais il savait que cela allait signifier de nouveaux efforts... Il regarda les indicateurs de vitesse. Le vent était passé de dix-huit à trente nœuds. Sous génois et avec ce vent, le voilier était surtoilé. Le skipper devait avoir de plus en plus de mal à tenir la barre, l'équipier de grand-voile avait dû choquer[17] celle-ci et la vitesse du bateau était passée de 6,7 nœuds, vitesse maximum au près serré[18], à 4,2 nœuds.

Le vent sifflait dans les haubans, ce qui n'est jamais bon signe.

~

Il savait que le skipper avait peur. Qu'il n'était pas sûr de lui. Cette peur lui arrivait dès que le vent forcissait. Il s'était fait un nom en barrant des dériveurs et en gagnant quelques courses prestigieuses. De cette période, il avait gardé une manière de tenir la barre. Il était sec, saccadé, comme sur un 470[19]. Mais le bateau qu'il avait maintenant n'était pas un dériveur et il faisait plus d'onze mètres.

---

[17] Choquer, contraire de border qui signifie tirer sur l'écoute. L'écoute est une manœuvre (cordage ou câble) par laquelle on tend les voiles (pour diminuer l'angle d'incidence du guindant par rapport au vent apparent).

[18] Allure d'un voilier lorsqu'on le fait aller contre le vent.

[19] Petit dériveur.

Deweare attendait. Il était bon plaisancier et connaissait les moindres vaguelettes de la façade atlantique française. Il avait programmé un tour du monde – dans quatre années – avec Nathalie et les enfants.

Il participait aux entraînements d'hiver pour acquérir les gestes et les réflexes qui, en pleine tempête au milieu de l'Atlantique Sud, lui permettraient de garder tout le monde en vie.

Il n'aimait pas particulièrement le milieu des régatiers. Un milieu où les caractériels sont légions. Où les femmes sont rares. Où les propriétaires ont facilement tendance à se comporter en maîtres. Ça le laissait toujours pantois. Il regardait le ciel, imaginait les galaxies, l'immensité du néant... Il s'était familiarisé avec ce genre d'ambiance en préparant l'internat. Il savait se tenir à l'écart et cela finissait toujours par l'amuser. L'essentiel pour lui était d'arriver à faire avancer un bateau contre les vents. Gagner. Être sur l'eau. Vaincre ses angoisses. Se vaincre. Former une équipe.

~

Le vent forcissait. Le skipper hésitait toujours. Il le comprenait. Si le vent tombait brusquement entre vingt et vingt-cinq nœuds, c'était gagné. Il n'avait qu'à tenir son cap et il virerait la bouée au vent en septième position, ce qui le classerait par le jeu du temps compensé, à la deuxième ou troisième place. Si le vent se maintenait à trente nœuds, les choses n'étaient pas tenables. Au-delà il y avait un réel risque de casser. Avec ce skipper, ce voilier n'était pas fait pour ce vent.

Il fallait changer de voile avant. Cela signifiait un virement de bord. Le voilier était équipé d'un étai à double gorge et le génois était hissé dans celle de gauche. Sous bâbord amures, [20] cela empêchait l'utilisation de la droite, il fallait passer tribord amures. Il ne restait qu'un demi-mille jusqu'à la bouée.

Il reprenait son souffle et se posait des questions sur sa forme. Les virements de bords avaient tous été trop lents, beaucoup trop lents. Il était à l'embraque bâbord[21]. Son rôle consistait avec l'embraqueur

---

[20] Le vent arrive à bâbord, c.-à-d. par la gauche du voilier. À tribord amures, le vent arrive par la droite.

[21] L'embraqueur s'occupe des winchs (gros moulinets autour desquels s'enroulent les écoutes) des voiles d'avant.

tribord à régler la voile avant et, lors des virements, à la faire très rapidement passer d'un bord à l'autre. La rapidité était importante, il fallait que le vent se prenne dans le génois le plus vite possible pour que le bateau reprenne de la vitesse.

Il avait produit un tel effort qu'il avait les yeux révulsés et le visage pâle. Tout son sang était dans la cage thoracique, proche des poumons, pour se régénérer. Péniblement il parvint en rappel sur l'autre bord. Là, calé entre les deux filières bâbord, au vent, il tenta de reprendre son souffle en espérant que le prochain virement attendrait quelques minutes.

Il approchait de la quarantaine à grands pas. Cela faisait deux ou trois ans qu'il se rendait compte du temps qui passait. Il remarquait que ses sourcils grandissaient et régulièrement il était obligé d'en arracher. Il faisait cela dans les ascenseurs, lorsqu'il était seul.

Il jeta un nouveau regard aux indicateurs de vitesse. Le speedo indiquait vingt-six nœuds... Est-ce que le skipper tiendrait jusqu'à la bouée ? Quatre nœuds... Est-ce qu'il continuerait à prendre le risque ?

Le tacticien avait suggéré deux virements intempestifs au skipper qui l'avait écouté. Cela avait dû faire perdre une place et avait inutilement fatigué les embraqueurs. Il gardait maintenant le silence.

C'est pourtant sa voix qu'il reconnut.

— Abordage tribord, abordage tribord...

Trois des six équipiers étaient au rappel. Le voilier sembla s'enfoncer brusquement dans l'eau, il se coucha pour sortir ses jambes des filières, il vit le génois se border à contre et le mât pencher dangereusement. Par réflexe il saisit la main courante du cockpit. Il tenta de se hisser hors des filières mais les deux autres équipiers qui venaient de se dégager prenaient appui sur ses jambes. Le franc-bord était sous l'eau ainsi que toute la moitié gauche de son corps. Il vit venir la mer à lui et ferma calmement la bouche en stoppant sa respiration qu'il n'avait pas encore entièrement reprise. Il passa quelques secondes sous l'eau avant que le voilier ne se redresse, le génois toujours bordé à contre. Le skipper avait dû virer précipitamment. Un bateau, un de ceux qui avaient déjà viré la bouée, avait jailli de nulle part et allait droit sur eux. L'abordage avait été évité de justesse.

Il se redressa. Le mât était toujours là et l'équipage semblait indemne. Le bateau reprenait son allure comme si de rien n'était, le vent sifflant de plus en plus dans les haubans.

— On passe sous solent !

Le ton était sec, comme un ordre. Le skipper avait enfin pris sa décision. Cette première régate d'automne ne serait pas la bonne.

~

Le retour aux pontons se fit dans le silence. La fatigue et la déception s'entremêlaient. Le vent mollissait, il était presque midi. Le ciel était bleu et l'air empli de douceur automnale. Le chenal de la Trinité-sur-Mer était couvert de voiles blanches. Sur le ponton, Nathalie attendait. Elle avait passé sa matinée à nettoyer l'intérieur du Dionysos.

~

Deweare n'avait pas encore informé l'équipage que c'était le dernier entraînement qu'il effectuerait avec eux. Il avait toujours été ainsi. Il ne parlait jamais des choses tant qu'elles ne s'étaient pas produites. Et après, il estimait qu'il n'était plus nécessaire d'en parler. Le vent faiblissait. On apercevait déjà le môle du port de plaisance.

Il allait simplement changer de voilier pour se rendre tranquillement à Houat avec Nathalie. Ils seraient bien allés dans le golfe du Morbihan, mais les marées ne le permettaient pas. La mer descendait et les forts courants interdisaient l'entrée du golfe à la voile.

~

Les saveurs épicées des moules aux calamars se mélangeaient avec délice au vin californien, cépage pinot noir. Le mari ne disait rien. Luke le patron se penchait sur son corsage et se transformait en dragon. L'Empire State Building se trouvait au bord de la mer, à Hongkong, et le dragon lui caressait dangereusement les jambes sous le regard amusé de la femme.

Dans son sommeil, Peggy Allison confondit la sonnerie du téléphone avec celle de son réveil. À peine eut-elle regardé sa montre, qui indiquait 5 heures 30, qu'elle comprit. Il s'agissait de son téléphone. Elle pensa immédiatement à un détraqué sexuel, comme il en existe quelques-uns à New York. Elle allait décrocher/raccrocher lorsque son inconscient lui rappela qu'elle était *unlisted*, sur liste rouge. Que personne, à part ses parents qui vivaient dans l'Oregon, sur la côte Ouest, et son patron, un ancien du FBI qui avait mal tourné comme les trois-quarts de ceux qui deviennent « privés », n'avait son numéro. Il avait été bref et ne s'excusa pas. Elle devait passer d'urgence au bureau avec sa trousse de toilette et son appareil photo.

Elle resta allongée quelques minutes pour terminer son rêve. Elle avait passé la soirée avec un couple de Français, parents de cinq enfants, à New Rochelle, la presque-banlieue la plus chic de New York City. Ils étaient victimes d'un complot économico-politico-familial et risquaient gros, selon eux… Son patron lui avait demandé de se rendre dans leur milieu afin de mieux les sentir. Il payent bien, avait-il dit, donc pas question de les décevoir. Elle avait choisi le Luke's Hong Kong Garden, 100 Hugenots street. La veille, elle avait lu une critique dithyrambique dans *Time*[22] qui présentait ce resto comme le meilleur de la région. Elle ne fut pas déçue, elle n'eut même pas à choisir les plats, Luke le fit pour eux. Il était, certes, sympathique et c'était bon, mais de là à le voir se transformer en dragon en train de lui caresser les jambes…

~

À 8 heures 45, le Concorde de British Airways décollait de JFK. À 17 heures 25, heure locale, elle atterrissait à Londres Heathrow. À 17 heures 45, elle décollait à bord d'un jet privé de la compagnie Corporate Aviation pour arriver quarante-cinq minutes plus tard, 18 heures 30, heure locale, sur la base militaire de Lorient, en France. Un homme l'attendait à l'aérogare civile. Il lui remit les clés d'une voiture française à l'arrière de laquelle il y avait écrit « Twingo » Quelque chose de minuscule et d'inconfortable. Une enveloppe avec deux photos, un homme qui s'appelait Deweare et était médecin, et sa femme. Il lui remit également une valise et lui conseilla d'aller se changer avant de disparaître. Elle alla aux toilettes et découvrit dans la valise des vêtements français, style bourgeoise en vacances. Il y avait également un plan de la région, son itinéraire et sa réservation d'hôtel.

Elle devait se rendre à la Trinité-sur-Mer. Elle avait été accompagnée jusqu'à Londres par deux « techniciens », James et John. Ils se rendaient eux à Paris.

---

[22] Hebdomadaire US.

~

Peggy Allison ne connaissait pas la France et encore moins la Bretagne. Tout s'était passé rapidement. À peine avait-elle été *briefée* qu'elle se trouvait déjà dans le Concorde.

Ça la changeait de ses planques à New York, du stress permanent du New Jersey où, contrairement à Manhattan qui était devenu l'endroit le plus sûr au monde, elle devait faire attention à ses poches.

Son patron lui avait expliqué que leur client voulait des professionnels pour un travail simple. Il ne voulait pas le moindre risque de fuite. Il payait bien, cash, d'avance, frais en sus. Il voulait une femme ayant des connaissances en français – elle avait fréquenté le lycée français de Los Angeles dans la même classe que Jodie Foster. Mais n'ayant jamais mis les pieds en Europe, n'ayant aucun ami sur ce continent et ne fréquentant aucun Français aux States. Il voulait que cette femme soit accompagnée de deux hommes, mêmes exigences, connaissances en français en moins. Leur mission comprenait filatures, écoutes, visites et, sa partie préférée, déstabilisation.

Elle excellait dans le genre. Tous les rôles lui allaient. Un femme voulait divorcer rapidement avec un bon paquet de dollars. En trois jours, elle avait suffisamment d'enregistrements d'appels du mari pour qu'il accepte n'importe quelles conditions. Elle le suivait une journée. Le retrouvait dans son bar favori, son resto, sur le trottoir en bas de son bureau s'il était fumeur, n'importe où. Elle arrivait toujours à boire un verre avec et à se faire désirer. Ils devenaient dingues d'elle à tous les coups… Mais ce qu'elle préférait avant tout était la déstabilisation psychologique. S'il s'agissait de faire déprimer un grand scientifique, un cadre supérieur, quelqu'un à qui on voulait enlever tout goût de continuer. Quelqu'un dont l'indisponibilité pouvait retarder l'accomplissement d'un projet, une signature. Quelqu'un qu'il fallait marginaliser. C'était à elle qu'on faisait appel. Elle était la première du circuit.

Ce qu'elle ne savait pas, c'est que les deux hommes n'avaient pas la même mission. Ou du moins, qu'à leur mission officielle s'ajoutaient d'éventuelles neutralisations. Ce qui, en langage de spécialistes, signifie éliminations physiques.

~

Peggy Allison avait quitté le Rouzic juste après la femme de Deweare. Elle était équipée de son appareil photo.

James et John étaient chargés de faire des repérages à Paris. Noter les allées et venues autour de la maison de Deweare. Installer tout le matériel nécessaire aux écoutes. Écoutes téléphoniques et informatiques. Désormais, tout ce qui serait tapé sur un clavier d'ordinateur dans la maison, tout ce qui apparaîtrait sur son écran, arriverait sur le disque dur d'un ordinateur espion. Chaque fax, émis ou reçu, chaque *e-mail.*

~

Elle marchait sur le môle qui surplombait les pontons du port de plaisance. Pour l'instant sa mission était simple. Elle devait suivre sa cible, le couple. Noter tout ce qu'ils faisaient, restaurants fréquentés, vins choisis, personnes rencontrées, attitudes... Elle devait prendre le maximum de photos. Elle devait pouvoir retranscrire à son client, tout ce qu'avait fait la cible heure par heure. Rien ne devait lui échapper. Cela pouvait paraître absurde, mais on ne savait jamais à l'avance ce qui était important ou non. Sur quelle manie, trait de caractère, un suspect allait se trahir, une cible être manipulée, un oiseau chanter...

Cette partie de sa mission était simple, mais fallait-il encore qu'elle la remplisse avec discrétion. Or la Trinité-sur-Mer n'était qu'un petit port de plaisance où tout le monde se croisait au moins trois fois dans la même heure.

La veille au soir, l'hôtelière qui, non par la taille mais par le poids, aurait pu passer pour une Américaine du Middle West, l'avait placée à une table proche de sa cible. Il était 21 heures 30 et ils venaient d'arriver. Le décalage horaire jouait en sa faveur mais elle était épuisée et c'était bien. On ne se méfie jamais des gens fatigués. Elle choisit le menu du jour sans même savoir ce qu'il comprenait.

Elle n'avait pas très bien compris ce qu'elle avait mangé. Elle faillit vomir lorsqu'elle vit la femme ingurgiter des escargots. Elle quitta rapidement la table pour rejoindre sa chambre. Mieux valait ne pas attirer l'attention que de tout faire capoter pour le nom d'une bouteille de vin.

Elle avait déjà pris en photo le voilier, au nom de Dionysos, dans lequel était entrée la femme de Deweare qui en ressortit une heure plus tard pour se diriger vers le ponton F, trois pontons plus loin. Le Dionysos était amarré à l'extrémité du ponton Visiteurs. Là où à 8 heures elle avait vu embarquer Deweare et six équipiers sur un voilier qui avait pris la mer avec une cinquantaine d'autres voiliers.

Elle s'était renseignée. Il s'agissait de la première régate des entraînements d'automne. La femme était allée faire des courses. Elle avait acheté dans le petit supermarché un pot de crème fraîche, un pot de moutarde de Dijon, du décaféiné, une bouteille de Knokendo, un whisky écossais de douze ans d'âge. Puis elle était allée à leur voiture, une petite anglaise toute cabossée, une Austin. Elle avait ouvert le petit coffre à l'arrière et en avait négligemment sorti un sachet qu'elle avait laissé tomber à terre. Allison avait cru reconnaître des oignons, et puis des herbes vertes ainsi que de la menthe. Elle avait également pris un sac transparent dans lequel se trouvaient plusieurs bouteilles de vin. Au zoom, elle avait pris des photos en essayant d'avoir les étiquettes...

Il reprenait son souffle derrière Nathalie.

Le Dionysos était au mouillage dans la baie. Il avait pagayé et traîné l'annexe jusqu'aux premières dunes de sable, là où la mer n'arrivait pas à marée haute.

— Je prendrai le plat du jour, du calamar à l'américaine...

Ils n'étaient plus qu'à trente mètres du restaurant du Vieux port de Houat, qui domine la baie face à Hœdic...

— Pari tenu, le plat du jour c'est lieu pommes vapeur...

Ils terminaient leurs huîtres et leurs plats du jour allaient arriver. Du calamar à l'américaine. Nathalie sortit de son sac le cadeau qu'elle lui avait fait, une cravate en soie. Elle ne s'attendait pas à ce qu'il sorte du sien un paquet pour elle, un ravissant collier de perles noires, et sauvages.

— Toi numéro 2 de Worldpharma. Je t'aime... Tu as eu raison de refuser les US. Je n'ai que la cravate, mais sache qu'elle va avec un costume et des chaussures Gérard Sené...

— Ah ! Comment va-t-il ?

Elle avait connu Gérard Sené à *LA*, Los Angeles, en 1982. C'était au restaurant *Ma Maison* de Claude Gourdal. Gérard Sené était né à

Montreuil et avait grandi au Golfe Drouot[23]. Il était là, aux côtés d'Orson Welles, de Fred Astaire, de Kirk Douglas, il y avait les épouses de Fred et de Kirk. Ils avaient un ami commun également présent, Jacques Lebastaire, dit Lebast. Il la jouait dur au cœur tendre et ne se laissait pas impressionner par les monstres sacrés avec qui il partageait la table. Ils avaient affaire à un égal. Il portait des Edward Green, les plus belles chaussures du monde selon lui. Ils s'étaient amusés comme des fous, ils avaient sympathisé. C'est avec Pierre qu'elle était allée à son mariage à Las Vegas en 1984. L'Amérique le fascinait. En 1986 il créa sa première collection homme et maintenant il grandissait encore parmi les grands. Il avait le plus beau magasin de chaussures de Paris, juste en face du Georges V, un autre rue Princesse. Elle était allée le saluer dans sa boutique de la rue Croix-des-Petits-Champs.

— Oui, très bien, il aimerait qu'on dîne ensemble, je lui ai dit qu'en ce moment tu étais très occupé. Il y avait Robert De Niro, il s'est pris une paire de chaussures, des Durango, et un costume JFK…

— De Niro… Moi aussi, je t'aime. Un costume…

— Le numéro 2 de Worldpharma ne peut pas aller en jeans à son job.

— Nathalie, ce poste, c'est l'aboutissement de mes recherches. C'est tout. Je ne compte pas faire carrière. J'y reste deux ans maxi, et ensuite nous entamons notre tour du monde et nous vivrons des royalties.

— 0,3 %…

— Pour la zone Europe-US. Cela devrait nous permettre de vivre plus que confortablement. Deux ans. Pas plus…

— Tu tiendras deux ans ? Plus de bloc, plus de chirurgiens, plus d'infirmières. Mais Langlet…

~

Cette dernière phrase lui avait échappé.

Langlet avait été adorable avec elle. Elle ne le connaissait pas. Il s'était approché d'elle une coupe de champagne à la main. Il lui avait demandé de la lui tenir quelques instants, elle n'avait pas refusé. C'était la première réception à laquelle elle participait. C'était pour fêter la découverte de l'Anoxydril. Langlet faisait comme s'il ne savait pas qui

[23] Célèbre salle de spectacle parisienne des années soixante.

elle était. Elle joua son jeu et se laissa courtiser. Il était brillant, convaincant. Un petit groupe s'était formé autour d'eux. Il se mit à parler des femmes. Ces mots résonnaient encore dans sa tête : « Pas hésiter à se montrer faible et fragile, tout en mettant en valeur des faits qui démontrent le contraire, cela aide à les attendrir. Il faut naturellement les faire rire, beaucoup des autres, un peu d'elles-mêmes. Il faut érotiser le rêve, subtilement, doucement. C'est là l'opération la plus délicate et la plus importante, si elle échoue, il faut renoncer. Si elle réussit, il faut être à la hauteur... »

Ce qu'il disait était étrange, mais combien vrai. Il considérait les rapports de séduction comme un combat, et affirmait que « toutes » étaient à prendre. « Il faut regarder toutes les femmes et leurs partenaires. Il faut choisir une proie, naturellement la plus belle. Attendre qu'elle ne soit pas seule, plus il y aura de monde autour, plus les choses seront faciles. Ne pas renoncer si le mari, ou l'amant, est là, bien au contraire. Ils sont souvent, volontairement pour certains, de précieux alliés... »

À ces mots, il avait souri. Elle avait remarqué qu'il regardait Deweare. « S'adresser en premier aux accompagnants, toujours pour les prier de vous excuser de votre audace. Il faut qu'ils soient avec vous, surtout s'il s'agit du mari. Qu'ils ne vous soient pas hostiles, s'ils se rendent compte que vous essayez de voler leur femme, il faut qu'ils reconnaissent que c'est avec talent. La séduction d'une femme passe obligatoirement par la séduction de son homme, ainsi, c'est le premier qu'il faut flatter, ne serait-ce que d'avoir une si jolie femme. Il faut qu'il vous dise chapeau et qu'il ait envie de vous applaudir, même si vous partez avec sa femme sous le bras. Il ne faut pas une seule seconde qu'il ait le sentiment de pouvoir vous envoyer balader sans risquer le ridicule, sans paraître grossier et déplacé... »

Il regardait Deweare en souriant. Les autres aussi. C'est là qu'elle ne sut pas prendre la bonne décision : donner le bras à Deweare et l'entraîner vers les buffets !

« S'en tenir au vouvoiement, avoir un regard décidé et hésitant. Dès le premier regard, une femme sait jusqu'où elle ira, ou jusqu'où elle n'ira pas ! Pour engager la conversation, il faut partir d'un objet quelconque, cela peut être une partie de son corps. Une oreille, un cheveu, un doigt de pied... Avec de l'expérience, on peut risquer les jambes ou les épaules. On peut tenter un animal, noble pour les débutants. Avec de l'expérience, on peut prendre un ver de terre. Il est plus simple de commencer avec un objet, cendrier, cigarette. L'astuce consiste à rattacher cet objet au monde et en faire un maillon indispensable à son bon fonctionnement... »

Un groupe s'était formé autour d'eux. Des lèche-bottes, pour la plupart. « Miró, pendant que le conservateur fait son discours savant sur le Maître, rien ne vous empêche de vous approcher de la plus jolie des femmes de l'assistance et de simplement lui sourire. Vous lui demandez, comme si cela était un service, de tenir votre coupe de champagne... »

Exactement ce qu'il venait de faire avec elle.

« [...] refuse, c'est qu'elle est conne, vous partez. Vous pouvez prétexter une raison quelconque, vraie ou non, qu'importe, il faut qu'elle tienne votre coupe de champagne. Et là, vous la regardez en prenant un air inspiré. C'est incroyable, cela. Nous sommes là à discuter, à nous émerveiller de ces tubulures incessantes, de cet art si complet et si réducteur et nous en oublions l'essentiel. Cette coupe, ce verre. Combien de milliers d'années pour arriver à un grain si fin ? Ces savants fous qui pendant des siècles, au mépris de leur confort, de leur famille, ont étudié sans relâche, tels les alchimistes, pour nous livrer un produit si pur, si transparent qui égale à la perfection le quartz ou le diamant. Tout le monde a oublié. Même moi. Je l'ai vu dans vos mains, ces siècles de recherches pour ce moment-là. Ils ne pouvaient penser qu'à vous... »

C'était à elle qu'il s'adressait et tout le monde le savait.

« [...] vous aurez droit à son premier rire, ce qui est prometteur, ou alors à un sourire discret, ce qui signifie que c'est gagné... »

Elle sourit sans s'en rendre compte. Lucien de Breuil s'était joint au groupe.

« [...] suite devra être à la hauteur, peu à peu vous l'aurez décrite, à l'aide de savantes métaphores, comme la beauté incarnée, comme la femme la plus sublime que la terre ait portée, et vous serez son modeste chevalier servant. Et c'est tout. Là, il faut arrêter. Donner son numéro de téléphone en précisant qu'à n'importe quelle heure du jour et de la nuit, son appel sera comme une libération, un espoir, un rayon de soleil. Si elle appelle le lendemain, la conclusion est pour le soir même, et sans un mot de plus, elle est déterminée. Si elle attend trois jours, elle est hésitante, n'est pas sûre de ce qu'elle veut. C'est le cas le plus délicat et le plus coûteux. Une invitation à dîner sera indispensable. Choisissez un bon restaurant, soyez élégant, prévoyez des espèces pour la soirée. Ne commettez pas l'erreur de payer avec des chèques ou une carte de crédit, ça fait pauvre, et la pauvreté les fait fuir ! L'attrait des espèces chez les femmes est surprenant. Elles sont toujours émerveillées par la monnaie sonnante et trébuchante – même si c'est du papier. D'ailleurs elles adorent comparer des billets de banque, procurez-vous des roubles et des dollars. Ne cherchez pas à finir la nuit avec elle. Vous devez impérativement rentrer seul et lui promettre de la rappeler le lendemain. Toutes vos paroles devront vous ramener à elle, elle doit être le centre du monde. Il faut qu'elle rêve qu'elle est la plus belle, la plus subtile, la plus désirable… Et puis deux, trois, quatre jours après. Deux, trois, quatre soirées identiques, dans des endroits différents, mais qui doivent nécessairement avoir quelque chose, vous lui ferez part de votre désir physique. Il faut que ce soit dans un lieu public, au restaurant de préférence, et il ne faut pas hésiter à employer des mots simples, les chuchoter à son oreille, en attendant le dessert : j'ai rêvé de vous cette nuit, c'était érotique. Et si vous avez été talentueux, si vous l'avez suffisamment fait rêver, si vous avez réussi à érotiser ce rêve, elle sera conquise et prête à vous remercier. Je dis bien : vous remercier. Et par reconnaissance elle vous offrira son corps car elle aura l'impression d'avoir une dette à votre égard, et les femmes aiment régler leurs dettes de cette façon. Bien sûr, si vous vous montrez un amant exceptionnel, elle voudra vous revoir, si cette liaison ne remet pas en cause sa vie et son pouvoir d'achat. Si elle a l'impression de s'élever à vos côtés, elle n'hésitera pas à sacrifier son mariage et sa vie pour vivre le grand amour. C'est le danger… Elles ne sont jamais avec nous pour ce que nous sommes, mais toujours pour ce qu'elles sont à nos côtés… Si elle attend huit jours, un simple apéritif devrait suffire, elle a mûrement réfléchi et a pris sa décision. Elle sait ce qu'elle veut… »

Leroy, qu'elle reconnut avant même qu'elle ne l'ait vue, malgré quinze années passées, se joignit à eux.

Il s'approcha de Deweare.

— Tu paries que Nathalie me téléphone demain ?

~

Elle se souvint de son bras qui partit, et du bruit de sa main sur sa joue. Langlet riait en se caressant la joue là où sa main avait frappé. Ils quittèrent la réception. Deweare ne lui en avait jamais reparlé…

~

Le vent caressait son visage, il ne la regardait pas mais terminait sa phrase.

— Langlet est un bon financier, et de toute façon je n'aurai rien à voir avec lui.

~

Peggy Allison avait dû prendre un bateau bruyant à Quiberon. Elle avait assisté à l'arrivée du Dionysos dans la baie.

Grimée, elle était à trois tables et avait réussi à prendre toutes les photos qu'elle voulait. Deweare lui paraissait sympathique et ils formaient un gentil petit couple. Qu'avait-il fait, qu'allait-il lui arriver ? Ce genre de mission ne se terminait jamais bien pour les cibles. Elle savait aussi que le diable pouvait se parer des intentions les plus pures et des allures les plus angéliques. Elle avait prévu de quitter le plus tôt possible sa table afin de ne pas se faire repérer. Leur conversation, portée à elle par le vent du sud qui soufflait légèrement, la clouait à sa chaise. Elle commettait une faute, mais personne n'était là pour la surveiller.

~

C'est au mot de Sarajevo qu'elle dressa l'oreille. Clinton avait envoyé des boys en Bosnie...

— Vraiment Pierre, les agresseurs étaient les Serbes, c'est incontestable...

— Écoute, on nous a déjà fait le coup pour la guerre du Golfe. Nous parle-t-on des Irakiens tués, de leur nombre, des enfants qui croupissent sans rien à manger ? Cent, trois cent mille morts, on ne sait pas... On regardait à la télévision cette guerre chirurgicale qui prétendument ne frappait que des cibles militaires... Tu parles. Le fameux bunker où il n'y aurait eu que des officiers était rempli de femmes et d'enfants. On en a dénombré quatre cent cinquante... Tous morts.

— Quel est le rapport entre Sarajevo et l'Irak ? Les Serbes ont tué, violé, ils avaient remis à l'ordre du jour les camps de concentration...

— Quel est le rapport ? Les Américains n'avaient jamais pu mettre pied en Arabie et dans le golfe Persique... Ils ont poussé Saddam

Hussein à envahir le Koweït qui, entre nous soit dit, n'est pas vraiment l'exemple du pays démocratique, tout comme l'Arabie Saoudite…

— Parce que l'Irak, c'est un pays démocratique pour toi ?

— Non ! Mais c'est le seul pays laïque de la région et je ne défends personne. Je n'irai jamais risquer ma vie pour Saddam Hussein, mais encore moins pour ces tyrans milliardaires du golfe Persique. Ces pays ont été dessinés de manière totalement arbitraire lors de la décolonisation. Le Koweït est un pays de circonstance, créé pour protéger les intérêts anglais.

— Le rapport avec la Bosnie…

~

Peggy Allison n'en revenait pas. Seuls les Français étaient capables de discuter comme ça, de sujets aussi graves, en ayant des points de vue diamétralement opposés, tout en s'aimant. Il y a cinq minutes, ils s'offraient des cadeaux et là, ils s'affrontaient…

~

— C'est la même agence de communication new-yorkaise qui a préparé, conditionné, l'opinion publique internationale à une intervention armée des États-Unis. Les photos qui ont fait le tour du monde de ces enfants koweïtiens abandonnés dans une crèche avec une pauvre nourrice. La nourrice était la fille de l'ambassadeur du Koweït à Washington, les photos prises en studio. Saddam Hussein, d'un seul coup, a été présenté comme un Hitler par ceux-là mêmes qui hier touchaient des valises pleines de billets à Paris de sa part…

~

Elle n'en croyait pas ses oreilles… Allison rêvait… Ces informations étaient vraies, mais encore classées « secret défense » à Washington. Elle le savait parce que son boss lui en avait parlé, il assurait la protection de ladite agence… Deweare lui semblait de plus en plus curieux…

~

— Le rapport avec la Bosnie ?

— Tu te souviens de cette photo prise dans ce qui était présenté comme un camp de concentration serbe ? Elle représentait soi-disant deux Bosniaques et rappelait étrangement ces photos prises dans les camps hitlériens ?…

— Oui, je m'en souviens, tu vois bien. La preuve…

— La preuve de quoi ?

— Que les Serbes sont des nazis, qu'il faut les arrêter…

— Nathalie, ce n'étaient pas des Bosniaques mais des Serbes. Atteints du typhus, me semble-t-il… Et la photo, c'est la même agence de communication new-yorkaise qui s'est occupée de sa diffusion et de sa vente. Cette photo s'adressait avant tout à la communauté juive de New York, importante pour les élections américaines et pour le second mandat qu'allait solliciter Clinton. Il fallait inverser une tendance. Les sondages donnaient la communauté juive comme non favorable à une intervention en Bosnie contre les Serbes… qui avaient combattu les nazis et leurs alliés bosniaques…

— Toi, tu as eu au téléphone ton copain diplomate… Mais qu'est-ce que ça change, qu'il y ait manipulation de l'opinion publique ou non ? Qu'est-ce que ça change face à l'épuration ethnique, aux crimes que commettaient les Serbes, les viols, les assassinats d'enfants ?… Qu'est-ce que ça change, si la cause est juste ?

— Les causes justes se suffisent à elles-mêmes et n'ont pas besoin pour triompher des artifices de la propagande… Du moins avec moi.

— Mais ces crimes des Serbes…

Elle se pencha et l'embrassa. Allison entendit : « Je t'aime… »

Allison n'en revenait pas. Elle pensait se coucher de bonne heure et laisser le couple sur la terrasse, mais elle n'y arrivait pas. Ce Deweare l'impressionnait de plus en plus. Comment un anesthésiste français pouvait-il être en possession d'informations classifiées aux États-Unis ? Et qui était ce copain diplomate, source de Deweare ? Elle resta, en dépit de toutes les règles de sécurité. Il n'y avait plus qu'elle et eux sur la terrasse…

~

— Les crimes des « Serbes » sont condamnables. Tous les crimes sont condamnables, ceux commis par certains Serbes comme ceux commis par certains Bosniaques ou certains Croates…

— Dans une guerre toutes les parties font des crimes, mais il y a les agresseurs et les agressés… On ne peut renvoyer dos à dos Hitler et les alliés… N'oublie pas que ce sont les Serbes et leur république autoproclamée qui sont les agresseurs…

— Nathalie, avant il y avait un État confédéral qui s'appelait la Yougoslavie… Qui a commencé à s'autoproclamer indépendants en invoquant des valeurs raciales et religieuses ? Les Serbes ? Non ! Les Croates et les Bosniaques. Les Allemands et le Vatican, à qui personne n'avait rien demandé, ont reconnu ces « autoproclamées » Républiques Croate et Bosniaque. Les ex-alliés des nazis… Les derniers qui, au nom de l'Histoire, du passé, des millions de morts dont ils sont responsables, les derniers qui avaient le droit à la parole sur ce sujet, les Allemands, soutenus par le Vatican, ceux qui auraient dû se faire petits et ne pas réveiller le passé, se sont mis à prendre fait et cause pour leurs alliés d'hier. Trop de gens, trop d'innocents sont déjà morts pour Sarajevo. Et que devaient faire les Serbes ? Se laisser absorber par des Républiques islamistes ? J'attends que les musulmans du XVIIIe arrondissement se déclarent indépendants et proclament la République musulmane de Montmartre… Et les mêmes qui appelaient à la guerre contre les Serbes seront les premiers à ouvrir le feu contre les musulmans du XVIIIe au nom de l'unité de la République française et de la laïcité…

— Mais les crimes des Serbes…

— Des crimes, il doit y en avoir dans les deux camps… Alors à quoi se référer ? Moi je me réfère à l'histoire… Les pères de la majorité des Serbes étaient dans le maquis, ils luttaient contre le nazisme, la majorité des autres étaient avec les nazis…

— Mais c'est le passé, je te parle des crimes d'aujourd'hui…

— Chérie, une fois que je t'aurai dit, comme si cela était nécessaire, que je suis contre tous les crimes, que rien ne me révolte plus qu'un assassinat, qu'un viol, que s'attaquer à un enfant est pour moi quelque chose de monstrueux qui vous sort de la communauté humaine et qui mérite la mort immédiate et sans jugement, tu me diras quoi ?

— Qu'il faut juger les responsables.

— C'est-à-dire ?

— Il faut traduire devant le Tribunal international les responsables serbes pour les atrocités qu'ils ont fait commettre.

— Parce que tu es certaine, toi, que les autres n'ont pas commis d'atrocités, de crimes, de viols, de meurtres d'enfants ?

— Non, ils ne l'ont pas érigé en doctrine.
— Qu'est-ce que ça changerait pour les victimes?
— Je suis d'accord pour que l'on juge tous les responsables des crimes commis en ex-Yougoslavie.
— Toi, Parisienne, tu es d'accord pour que l'on juge les crimes commis en ex-Yougoslavie?...
— Il est temps d'imposer les droits de l'homme. De dire aux tyrans: « Où que vous soyez, vous serez jugés et punis pour vos crimes par la communauté internationale! »
— Tu es pour l'universalité des droits de l'homme, inaliénables et sacrés?
— Oui!
— Et alors pourquoi seulement s'attaquer aux tyrans de l'ex-Yougoslavie?
— Il faut bien commencer quelque part...
— Pourquoi pas chez nous?
— Comment ça, chez nous?
— Pourquoi ne pas commencer à juger les tyrans, responsables de crimes, de viols, d'assassinats d'enfants, qui vivent paisiblement chez nous?
— Tu penses à qui, à Papon, aux anciens dignitaires de Vichy?
— Pas seulement. Mais regarde Papon, médaillé de la Résistance. Les chiffres officiels disent qu'il a fait déporter vers les camps de concentration mille six cents juifs, dont deux cent quarante enfants que personne ne lui réclamait. A-t-il été jugé pour cela? N'est-ce pas un crime, n'est-ce pas une atteinte aux droits de l'homme? Non seulement il n'a pas été jugé pour cela, mais comme beaucoup de fonctionnaires, policiers, gendarmes, magistrats, enseignants[24] qui ont prêté

[24] L'Éducation nationale n'est pas restée inactive dans la chasse aux juifs. « Au début de l'année 1942, l'inspecteur général de l'enseignement primaire de Paris (Préfecture du département de la Seine) envoie cette circulaire "à Messieurs les Directeurs et Mesdames les Directrices des Écoles primaires élémentaires" et "à Mesdames les directrices des Écoles maternelles" de la capitale (Note N° 42-586-1500 du 31 janvier 1942). "*En date du 16 janvier 1942, M. le Secrétaire d'État à l'Éducation nationale et à la jeunesse m'a adressé la circulaire suivante: "J'ai l'honneur de vous transmettre ci-dessous les précisions données par M. le Commissaire Général aux Questions Juives sur la situation, au regard de la loi du 2 juin 1941, des fonctionnaires possédant des noms ou prénoms à consonance hébraïque ou ayant des ascendants présumés israélites. Ces faits constituent à l'égard des intéressés des présomptions*

main forte au nazisme, qui ont organisé la déportation des juifs, il a poursuivi sa carrière au sein de l'appareil étatique français. Et a fait bénéficier l'État français de son expérience… Le 17 octobre 1961, alors qu'il est préfet de police de Paris, une manifestation pacifique, mais interdite, du FLN est organisée avec femmes et enfants. Les policiers, dont beaucoup avaient participé aux rafles des juifs en France, à l'arrestation de résistants, communistes ou gaullistes, les frères de ceux qui sont allés massacrer des Viets, tuant, violant, assassinant des enfants et qui revinrent médaillés, les frères de ceux qui faisaient maintenant la même chose en Algérie, tirèrent dans la foule… On retrouva des cadavres empalés sur les grilles du Luxembourg, des Algériens égorgés, des noyés dans la Seine, des pendus dans les bois de Boulogne et de Vincennes… Les chiffres officiels actuels parlent de cinq morts, les historiens trouvent deux cents morts et certains journalistes étrangers présents sur place parlaient, eux, de cinq cents… En plein Paris, et nous étions nés ! Il paraît qu'à l'intérieur même de la préfecture de police de Paris, ils ont tiré comme des lapins plus de cent personnes… Les braves et courageux Français, qui avaient libéré la France après quatre années de collaboration étroite avec les nazis – sur trente millions de Français, il n'y avait pas deux mille résistants en 1941 – et alors même que les alliés étaient à cinquante kilomètres de Paris. Ces braves qui étaient à leurs fenêtres n'ont rien vu et rien entendu ! Le grand journal *Le Monde* dans un petit encart du lendemain titrait : « Manifestation interdite du FLN, deux morts… »

— Mais Papon a été jugé…

d'appartenance à la race juive suffisantes pour qu'il soit dès lors légitime de leur demander d'apporter la preuve qu'ils ne sont pas juifs au regard de la loi. En conséquence ils doivent être invités et, s'il est nécessaire, mis en demeure, d'apporter ces preuves dans un délai très court, et s'ils négligent ou s'ils refusent de se conformer à cette invitation ou à cette mise en demeure, ils doivent être licenciés sans préjudices de toutes autres sanctions par eux encourues pour le cas où ils auraient également omis de se faire recenser." Vous appliquerez les instructions suivantes : Dès réception de la présente circulaire vous voudrez bien la porter à la connaissance de tout le personnel enseignant de votre école (intérimaires, auxiliaires de directeur, suppléantes communales compris mais à l'exception des stagiaires, remplaçants et suppléants éventuels) et lui demander de remplir une fiche de renseignements conforme au modèle ci-joint. Vous voudrez bien envoyer ces fiches […] à votre Inspecteur ou à votre Inspectrice Primaire ou à votre Inspectrice des Écoles maternelles […]» Cité dans *La France des mouchards* de Sébastien Fontenelle, éditions Belfond, Paris, 1997.

— Tu parles, après quinze ans d'instruction ? L'ancien président de la République, titulaire de la francisque[25], Mitterrand, a tout fait pour que le procès n'ait pas lieu. Papon est un honorable fonctionnaire français, soutenu et protégé par la haute administration et le pouvoir politique, qui touche sa retraite et qui dort l'esprit tranquille en ne regrettant rien…

— Il a été jugé et condamné à dix ans de prison…

— C'est une plaisanterie. Papon pouvait décider d'aller ou non à son procès. Il en était le maître. Le président de la cour d'assise, le fameux, l'inique Castagnède, lui a permis de paraître libre. Arno Klarsfeld a été le seul à le dénoncer : « C'était la première fois qu'on voyait un magistrat mettre un procès à la merci de l'accusé ». C'est scandaleux, j'aimerais bien savoir à combien de criminels ce Castagnède a accordé cette faveur ? Mascarade. Tout était joué d'avance. Papon était sûr de rentrer chez lui où il finira tranquillement ses jours.

— Tu parles de Klarsfeld, c'est pas un avocat, c'est un mannequin.

— Pourquoi ce ne serait pas un avocat ? Parce qu'il ne fréquente pas « cette race parasite, cette espèce commensale, vorace et paresseuse qui tire profit de la crédulité des non-initiés[26]… »

— Je te signale que tu as un ami avocat.

— Est-ce une raison pour oublier ?

— Pour oublier quoi ?

— Que cette profession joua le jeu de l'infamie, de l'innommable. Que le conseil de l'ordre des avocats appliqua sans la moindre protestation, scrupuleusement, méticuleusement, les règles de l'exclusion des juifs voulues par Pétain en octobre 1940[27]. En Belgique, le barreau a hautement protesté. Tu vois, tous les pourris de la dernière guerre sont restés en place après, avec la bénédiction de De Gaulle, leur élu…

— De Gaulle ?

— De Gaulle était très populaire chez des collabos de la pire espèce. Il leur a permis de garder leur fonction, regarde Papon. N'oublie pas que dans toutes les préfectures il y avait un service aux questions juives,

---

[25] Décoration décernée par le maréchal Pétain aux fonctionnaires méritant du régime collaborationniste de Vichy.

[26] Arno Klarsfeld, *Les dieux ne songent qu'à dormir.* Flammarion, 1995.

[27] Robert Badinter, *Un Antisémitisme ordinaire. Vichy et les avocats juifs. 1940-1944.* Fayard, 1997.

dans toutes les préfectures il y avait un préfet et un Papon... De Gaulle a protégé des collabos, il a passé une sorte de pacte implicite avec eux: vous faites ce que je dis et vous pourrez dormir tranquille...

— Tu n'es pas trop dur?

— Avec qui? De Gaulle? Le « nègre » de Pétain qui a fait main basse sur la France. Et ce, avec le soutien des collabos. Sa meilleure trouvaille, *La France libérée par les Français*... Tu parles. Il a fait de tous les anciens collabos des résistants qui étaient bien contents d'éviter l'épuration.[28] De Gaulle qui s'entoura de Papon, et de combien d'autres comme lui? De Gaulle qui permit le SAC... Un mythe... *La France libérée par les Français*... L'escroquerie politique du siècle!

— Les mythes sont nécessaires, Pierre. Tu voulais quoi? Condamner tous les collabos?

— C'est toi qui me parles de juger les criminels?

— Ne serais-tu pas excessif? Les criminels de guerre ont été jugés à Nuremberg...

— Nuremberg! Combien de condamnés, une vingtaine? Même pas... L'Allemagne, pas plus que la France, n'a été « dénazifiée ». Ces valeureux Français, qui ont collaboré et dénoncé leurs voisins[29] pour les envoyer en camps d'extermination, ont eu l'immense courage de tondre des femmes qui se seraient laissées aller à aimer des soldats allemands. En France, Oradour-sur-Glane. Le 10 juin 1944, la division Das Reich se rend en Normandie. À Oradour. Le régiment Der Führer va massacrer six cent quarante-deux civils, la quasi-totalité de

[28] À titre d'exemple, de Gaulle fit d'André Bettencourt, qui fut sénateur, membre de l'Institut, vice-président de l'Oréal, un de ses ministres à la Libération. Le même Bettencourt publia le 11 octobre 1941 dans l'hebdomadaire collaborationniste *La Terre française* un éditorial titré : «Nous dénoncerons» dans lequel il écrivit ceci : «*La dénonciation serait-elle un devoir ? Oui, dans la mesure où celle-ci sert véritablement la collectivité [...] Que nous soyons préfets, donc responsables au premier chef, ou simples citoyens, devons-nous, par camaraderie, par veulerie, ou par simple paresse, être les complices directs ou indirects des criminels ? [...] Les jeunes doivent être, dans chaque village, les agents du Maréchal, je dirais volontiers la police de la révolution [...]*».Cité dans *La France des mouchards*, de Sébastien Fontenelle, Éditions Belfond, Paris, 1997.

[29] André Halimi, *La Délation sous l'Occupation*, Éditions Alain Moreau, Paris 1983. L'auteur parle de trois à cinq millions de lettres de délation écrites et envoyées aux autorités par les Français. À mettre en rapport avec la population sachant écrire de l'époque. Cité dans *La France des mouchards*, de Sébastien Fontenelle, Éditions Belfond, Paris, 1997.

la population du village, les femmes et deux cent cinquante-quatre enfants étant brûlés vifs dans l'église... De qui était constitué le régiment Der Führer? En grande partie de Français, de soi-disant *malgré-nous*[30], des Alsaciens...

— C'est monstrueux, le rapport avec les crimes des Serbes?

— Je croyais que tu condamnais tous les crimes, que tu voulais que tous les criminels soient jugés...

— Oui, c'est vrai.

— Il est là, le rapport. Treize des responsables du massacre, qui ont activement et personnellement participé à cette boucherie, ont été jugés à Bordeaux. Dont l'un pour complicité, seulement complicité, d'assassinats accompagnés d'actes de barbarie et d'autres crimes!

— Tu vois, ils ont été jugés...

— Oui, le 13 février 1953. L'un des treize, le seul Allemand, a été condamné à mort. Celui qui était jugé pour complicité a été condamné à six ans de prison.

— S'il n'était que complice...

— Tu ne me parais pas si clémente avec les complices des crimes serbes. Hitler, qui n'a sans doute jamais tué quelqu'un de ses propres mains, aurait dû prendre six ans pour complicité, s'il avait été jugé... Mais l'histoire ne s'arrête pas là. Ils sont donc condamnés le 13 février 1953. Le 20 février, le Parlement français amnistie les treize *malgré-nous*! Et le condamné à mort sera libéré en 1958, six ans plus tard... Ils ont massacré six cent quarante-deux civils, brûlé vifs les femmes et deux cent cinquante-quatre enfants et le Parlement français les a amnistiés!

— C'est insupportable, c'est injuste! Il ne faut justement pas que cela se reproduise.

— L'histoire ne s'arrête pas là. Mais j'ai un trou de mémoire. Je ne sais plus si Robert Hersant, tu sais, l'ex-propriétaire d'une bonne partie de la presse française – qui est mort dans son lit – avait déjà été amnistié suite à sa condamnation pour collaboration, et s'il faisait partie du Parlement qui vota l'amnistie des ces salopards, de ces criminels, de ces ordures.

---

30 Appellation donnée aux Alsaciens engagés dans l'armée allemande et dans les SS. Pour ne pas avoir à les juger au sortir de la guerre, on a estimé qu'ils avaient été engagés de force, *malgré eux*.

— Robert Hersant ?

— Oui, Robert Hersant, dont les colonnes des journaux ne cessent d'appeler au jugement des criminels serbes. En 1941, il est, paraît-il, allé réquisitionner un immeuble sur les Champs-Élysées, un immeuble appartenant à des juifs bien sûr. Et il a été condamné, pas beaucoup, pour la forme – ce qu'il avait fait était trop voyant. Il s'est ensuite présenté aux élections, comme député, il a été élu, puis le Parlement a invalidé son élection à la demande des députés communistes, il s'est représenté et il a été à nouveau élu... Il siégeait dans le même groupe que François Mitterrand et Charles Hernu, me semble-t-il. Hernu, lui, aurait fait de la prison. Certains disent qu'il aurait dénoncé des juifs et qu'il aurait été sorti de prison par la Gendarmerie nationale, pour services rendus... Cela ne l'a pas empêché de devenir ministre des Armées, tout en étant, paraît-il, un agent du KGB... Sous la gauche, sous Mitterrand. Il avait le sens de l'humour, Mitterrand, nommer un agent du KGB, ancien collabo, ministre des Armées ! Tu sais, il s'est illustré dans l'affaire du Rainbow-warrior... Mais l'histoire ne s'arrête pas là. Un des treize *malgré-nous*, celui qui avait été condamné à six ans de prison suite au massacre d'Oradour-sur-Glane, reprend avec sa division le chemin de la Normandie. Sur la route, il est blessé à la cuisse et capturé par les alliés. Eh bien, vois-tu, en octobre 1994, je dis bien en octobre 1994, il a fait valoir ses droits à une pension pour invalidité ! Cette demande a été étudiée. Les militaires français en poste à Berlin révèlent qu'on ne sait pas très bien comment ce monsieur est devenu SS, car son nom n'apparaît pas dans les archives Wast, qui recensent les *Reichsarbeitsdient*[31]. En bref, on le soupçonne d'être un engagé volontaire... Eh bien, le 5 octobre 1995 la commission de réforme de Strasbourg accorde une pension à cet ancien Waffen SS, et cela est ensuite entériné par le ministère des Anciens Combattants ! SS, nazi, ayant participé au pire des carnages commis en France, on lui octroie en 1995 une pension d'invalidité pour s'être fait blesser par les alliés en 1944, juste après le massacre... Et pendant le même temps, je serais, moi qui laisse faire cela, qui ne manifeste pas contre cela, qui ne prends pas les armes pour rendre justice, je serais habilité à imposer un Tribunal international pour juger les Serbes ?

— Tu me plais, quand tu t'animes ainsi...

[31] Le service de réquisition nazi.

— Toi, tu me plais tout le temps, même quand tu dors...

~

Allison avait les yeux qui se fermaient tout seuls. Elle croyait rêver. S'ils s'embrassaient, ils allaient commander encore une autre bouteille de sancerre blanc... Elle devrait aussi commander quelque chose à boire.

Elle ne pouvait plus demander l'addition. Le couple l'avait intégrée au décor et ne l'avait pas remarquée. Pour eux, pris dans la passion de leur discussion, elle faisait partie du paysage. Si elle se levait et quittait les lieux avant eux, ce serait comme si une table faisait de même, ils la remarqueraient trop, son visage serait inscrit dans leur cerveau... Il lui fallait attendre la fin de ce match dialectico-amoureux. Ce qui ne lui était pas désagréable.

~

— Oui, mais laisse-moi réclamer un Tribunal international pour tous ces criminels en ex-Yougoslavie. Regarde, ça recommence au Kosovo.

— Mais tu fais ce que tu veux, je serais prêt à te soutenir si tu réclamais ce même tribunal pour tous les tyrans de la terre... Pinochet, les colonels grecs, les généraux argentins, les responsables de la CIA, du KGB, de nos nombreux anciens ministres et anciens présidents de la République, une bonne partie de nos hommes politiques et fonctionnaires véreux, pas mal de nos militaires, notre président de la République pour Ouvéa, tous les dirigeants africains, les Israéliens qui ont tiré pendant des années sur des enfants qu'ils traitaient comme des chiens, les responsables et les participants du génocide rwandais qui iraient rejoindre ceux des génocides kurde et arménien... Le Rwanda, huit cent mille, un million de Tutsis morts en trois mois, tués par des Hutus amis de la France ! En direct à la télévision ! Massacre organisé par un régime soutenu et financé par Paris, avec des armes payées par l'argent du Crédit Lyonnais, avec des instructeurs de l'armée française...[32] L'épouse de feu le président Harabyrmaya qui a personnellement appelé

---

[32] Lire à ce sujet *Génocide franco-africain, faut-il juger les Mitterrand?* Pascal Krop, Éditions JC Lattès. Paris.

au génocide, l'a-t-on arrêtée, l'a-t-on jugée ? Non, on l'héberge à Paris, dans le XVIe arrondissement, et on lui donne, aux frais du contribuable français, deux cent mille francs d'argent de poche par mois ! Pour tous ceux-là, tu réclameras aussi un tribunal ?

— Tu veux dire que des Français savaient ?

— C'est la France qui livrait les armes aux milices qui ont massacré plus d'un million de personnes en trois mois...[33]

— Les militaires français n'y ont pas participé, non ?

— Le *Times* de Londres titre : « Les Français ont fermé les yeux devant les massacres de Tutsis ». Il ajoute que le capitaine de frégate Marin Gillier et ses hommes ont laissé les Hutus massacrer les Tutsis du hameau de Bisesero.[34] Alors je ne serais surpris de rien. Mais parlons d'autre chose.

---

[33] *Le Monde* du 1er avril 1998 : « La mission militaire française, baptisée opération *Noroit* achemine de 1990 à 1994 des tonnes d'armes à Kigali [...] Elle supervise les *opérations de sécurité* des FAR ("Forces armées rwandaises" qui participeront, avec la garde présidentielle, l'armée et la gendarmerie, au génocide – *note de l'auteur*) : le contrôle des barrages routiers et l'interrogatoire des suspects. [...] Un officier français, plus tard relayé par le lieutenant-colonel Maurin, est le commandant des opérations militaires au Rwanda ! Les FAR multiplient à cette époque les exactions contre la population tutsie. Lorsqu'elles intègrent de nouvelles recrues, les Français entreprennent de leur offrir une formation militaire. (En 1990 il y avait cinq mille militaires au Rwanda, en 1993 on en compte cinquante mille – *note de l'auteur.*) Ils entraînent alors les milices Interahamwe et Impuzamugambi, qui seront le fer de lance du génocide. Lorsque *Kangura* publie *Les Dix Commandements hutus* de Hassan Ngeze, bible des radicaux racistes, une photographie de François Mitterrand est choisie pour illustrer le dos de la couverture, avec cette légende « *Les grands amis, on les rencontre dans les difficultés.* » À Kigali, à l'époque, le président français hérite du surnom de « *Mitterrahmwe* ». [...] Pendant le génocide, la collaboration continue. [...] Le « ministre des Affaires étrangères » Jérôme Bicamumpaka et le chef de la CDR (parti extrémiste hutu) Jean-Bosco Barayagwiza, deux protagonistes du génocide, sont reçus à l'Élysée le 27 avril 1994 (les massacres et le génocide ont commencés le 6 avril 1994 à 21 h 15 – *note de l'auteur*) [...] par Bruno Delaye, le chef de la cellule africaine de François Mitterrand, puis à Matignon par le Premier ministre Edouard Balladur, et le ministre des Affaires étrangère Alain Juppé. [...] La France est aussi accusée d'avoir livré des armes aux FAR pendant le génocide (l'ancien ministre de la Coopération, Bernard Debré a reconnu le 6 avril 1998 que la France avait continué à livrer des armes à Kigali dans les jours qui ont suivi le début des massacres – *note de l'auteur*). Cyprien Kayumba, « chargé d'affaires » à l'ambassade rwandaise à Paris, a récapitulé ces livraisons dans un rapport en décembre 1994, cité par *Le Figaro* : il évoque six livraisons d'armes d'un montant de cinq millions quatre cent cinquante-quatre mille trois cent quatre-vingt-quinze dollars [...] entre le 19 avril et le 18 juillet.

[34] Édition du vendredi 3 avril 1998. Sam Killey, correspondant du *Times* sur place, raconte que le 26 juin 1994, à l'arrivée des Français, il a prévenu l'officier qu'un massacre

— Je t'aime ! Toujours trotskiste, hein... Tu me rappelles notre rencontre. J'ai jamais compris pourquoi t'étais trotskiste à l'époque. T'étais déjà bien installé dans la vie bourgeoise... Et tes amis aussi, ils sont devenus diplomates, préfets, financiers, y a même un ministre...
— Embrasse-moi si tu m'aimes...

~

Le sancerre n'allait pas tarder, se disait Allison...

~

— Mais réponds-moi, rappelle-moi pourquoi t'étais trotskiste.
— J'étais trotskiste pour trois raisons, une raison intellectuelle, une raison politique et une raison historique...
— Redis-moi tout...
Nathalie employait son ton charmeur, sensuel. Il lui rappelait leur rencontre.
La Sorbonne, quinze ans plus tôt. Un séminaire pluridisciplinaire de philosophie morale consacré à Nietzsche. C'est elle qui avait fait l'exposé introductif. Il avait parlé de Wagner. Elle était tombée amoureuse et enseignait maintenant Nietzsche à la Sorbonne... Ils avaient fait l'amour ensemble le premier soir, sans préservatif, ce n'était pas

---

était en cours et que les bérets verts devaient s'y rendre. Les commandos français ont bien été à Bisesero, affirme le journaliste, mais ils n'ont rien fait pour sauver des vies, au contraire, ils entrent dans la place en compagnie de membres de la milice hutue et, alors qu'un rescapé des massacres en cours vient informer le capitaine de frégate Gillier de la situation, ce dernier lui répond qu'il reviendrait avec ses hommes trois jours plus tard... À l'époque les Hutus avaient déjà massacré dans le hameau quarante-huit mille Tutsis, et il restait deux mille survivants. Trois jours plus tard, le capitaine de frégate Gillier et ses hommes furent de retour. Selon African Rights, les Hutus avaient de nouveau massacré mille Tutsis. Sam Killey précise que même le 30 juin, les Français n'avaient pas l'intention d'aider les Tutsis et que le capitaine de frégate Gilliet lui expliqua que sa mission était « de sécuriser la région contre le FPR ». Installé sur une colline surplombant le village où « gisaient les corps ensanglantés des Tutsis morts », le capitaine de frégate Gilliet aurait été jusqu'à faire ravitailler les Hutus avant, sous la pression d'autres journalistes, de se décider de porter secours aux Tutsis. Le capitaine de frégate Gillier et ses hommes auraient pu sauver mille hommes et arrêter les auteurs d'un massacre de quarante-neuf mille Tutsis. Il n'en fut rien...

dangereux à l'époque, et ne s'étaient jamais quittés. Le lendemain, il avait annoncé sa rupture à Leroy. Elle ne l'avait jamais trompé et ne s'était jamais posé de questions sur sa fidélité à lui, il l'aimait trop et elle le savait. C'était l'époque où l'on pouvait faire médecine et s'intéresser à la philo et faire philo en s'intéressant à la vie...

Ses yeux s'illuminaient. La deuxième bouteille de sancerre était presque vide.

Il aimait cet instant où l'alcool produisait ses premiers effets. Il se perdait alors dans le regard humide de Nathalie, et toujours ils faisaient longuement l'amour.

— Écoute, toi la sociale traître. Raison intellectuelle, je ne supporte pas l'injustice. Raison politique, j'étais pour la révolution, car elle seule peut supprimer les injustices. Mais encore faut-il qu'elle soit mondiale et permanente, qu'elle ne génère pas une bureaucratie générant elle-même de nouveaux privilèges et de nouvelles injustices... Raison historique, ce point a d'ailleurs été discuté entre Lénine et Trotski, il fallait continuer la guerre en 1917 contre l'Allemagne et ensuite exporter la révolution, qui je le répète doit être mondiale...

— Toi, le futur numéro 2 de Worldpharma... Tu n'es plus révolutionnaire ? Je t'aime.

~

Cela faisait des années qu'ils ne s'étaient pas parlé ainsi. Sa future nomination le travaillait. Il avait besoin de remettre ses idées au clair. Nathalie sentait qu'il fallait qu'elle aille jusqu'au bout, et pas seulement pour le plaisir de la rhétorique et des bons souvenirs. Non, pour lui...

~

— Je ne sais pas, Nathalie. Je n'ai aucune illusion sur la nature humaine et bien des règles du jeu me révoltent... Mais je ne crois plus aux solutions collectives, il y a des solutions individuelles, et pas pour tout le monde...

— Tu n'as plus l'âme d'un militant révolutionnaire ?

— Je ne l'ai jamais eue... J'ai toujours agi par conviction intellectuelle. Un mouvement populaire ? Improbable. Mais imaginons-le : avec l'appareil répressif dont dispose la bourgeoisie, c'est trois cent, quatre cent mille morts. Nos possédants auront la paix pendant un demi-siècle... Le seul espoir, c'est l'évolution des rapports économiques.

— Tu penses le capitalisme agonisant?

— Je pense que les relations économiques basées sur le salariat et le fonctionnariat, et les rapports sociaux qu'elles induisent, ont fait long feu... Il y a trop d'antagonismes entre les possibilités techniques, matérielles et les conditions de vie des exclus de plus en plus nombreux... Et le fait que nos possédants, pour continuer à posséder et à s'enrichir encore plus, n'aient plus besoin de main-d'œuvre ne justifie rien. La dernière fusion qui a eu lieu dans l'industrie pharmaceutique en Europe et qui a donné naissance au groupe suisse Novartis a rapporté en une nuit près de quatre milliards de francs à ses principaux actionnaires, une poignée d'individus... La nuit des quatre milliards. Pas besoin de main-d'œuvre, qualifiée ou non, pas besoin de travail, pas de risques sociaux... Rien ne justifie que des gens meurent de faim et de froid en France. Ou ailleurs... Quelle vision auront les historiens lorsqu'ils analyseront notre société, la société étatique française? Ils diront: « Mais enfin, ces gens avaient tout pour construire des maisons à tout le monde, mais ils laissaient des familles entières mourir de froid dans les rues! Ils avaient des excédents de nourriture, mais ils préféraient les brûler et les détruire plutôt que de nourrir les affamés! » Ils parleront de nous comme de barbares... Si l'on compare la vie des démunis au Moyen Âge et celle des démunis d'aujourd'hui, on se demande à quelle époque il valait mieux naître pauvre...

— Heureusement pour nous, ce n'est pas notre cas... Mais comment vois-tu les choses?

— Si je te parle de *La Belle Humeur*, tu me comprendras...

Il n'avait pas oublié leur rencontre.

Elle se pencha, lui caressa le visage et l'embrassa.

— Tu m'emmènes, preux chevalier... Avec Nietzsche, il y a certes *La Belle Humeur*, mais aussi *Le Pessimisme fort*. À tout prendre, moi je préfère ton amour...

~

C'est le moment que choisit Allison pour régler sa note et s'éclipser vers son hôtel...

Nous étions samedi soir. Près de minuit. Langlet n'était toujours pas à Deauville. Sa femme l'attendait, dans l'une des résidences de son père, qui faisait dans les télécommunications-bâtiment-audiovisuel-travaux publics.

Il attendait Leroy sur le parvis de l'opéra Bastille. Il regardait autour de lui. Il se demandait quelle était la voiture chargée de le suivre. Combien étaient-ils ?

Elle était sa maîtresse. Il l'avait rencontrée trois ans plus tôt à un congrès à Washington. Elle avait trente ans et déjà quatorze ans d'études de médecine. Quatorze ans, l'âge de son bac. Surdouée des neurones, elle se trimbalait une réputation d'enfer. De grande baiseuse inaccessible pour ceux qui ne possédaient pas un compte à six zéros, ce qui était encore son cas à l'époque. Elle l'avait tout de suite excité.

C'était ses fellations qu'il aimait. C'était une artiste, une grande artiste. Elle aimait avoir un sexe dans la bouche. Il hurlait à chaque fois. Elle entourait sa langue autour de son gland, doucement s'insinuait sous le repli de sa verge et, sans faire le moindre mouvement de va-et-vient, elle caressait sa verge avec sa salive qu'elle utilisait comme un douillet onguent pour sensibiliser toutes ses terminaisons nerveuses.

Ses épaules bougeaient en premier, le bas de sa nuque se raidissait et un courant électrique parcourait sa colonne vertébrale de haut en bas.

La musique lui procurait des sensations similaires. Il l'avait ressenti la première fois à l'inauguration de Bercy, il s'y donnait le *Requiem* de Berlioz.

À ses soubresauts, elle aspirait et aspirait encore. Elle avalait doucement la totalité de sa queue et une fois ses lèvres à sa garde, elle appuyait le fond de sa gorge sur sa verge. Sa respiration accélérait, elle la bloquait d'un seul coup et remontait ses lèvres à son gland. Elle ne faisait pas cela deux fois. C'est en hurlant qu'il explosait en elle. Tant qu'elle le gardait en bouche, il râlait.

Une fois ses esprits recouvrés, il lui faisait l'amour comme elle aimait.

Il s'allongeait. Elle se mettait dos face à lui et lentement s'enfonçait sur son pieu jusqu'à des mouvements frénétiques et incontrôlés. Elle l'injuriait alors en anglais et en italien. Elle se redressait, se mettait à quatre pattes, écartait ses jambes, bombait sa croupe.

Il savait, là, comment elle voulait être possédée...

~

Elle n'arrivait toujours pas. Il n'y avait rien de suspect aux alentours. Il avait prévu de l'emmener au pied de la colonne du Génie de la Bastille et de lui parler tout en en faisant le tour en marchant.

Les choses s'emballaient d'une manière qui était loin de lui convenir. Il n'acceptait pas la négligence. Si Deweare se trouvait en possession des résultats de Labiche et non de ceux de sa dernière patiente, c'est que quelqu'un n'avait pas fait correctement son travail et qu'il n'avait pas su se tenir en alerte !

~

Il croyait connaître tous les tenants et aboutissants de cette affaire.

Utiliser Leroy. Il avait convaincu de Breuil de prendre Leroy comme doublure de Deweare. Elle n'était pas seulement bandante, c'était une tête. C'était un chercheur de haut niveau qui avait le tort, dans ce milieu de machistes et de conservateurs, d'être une femme. Jeune, très jeune. Intelligente, très intelligente. Elle avait sauté sur l'occasion. À trente-trois ans, être officiellement la seconde de celui qui mettait au point un anesthésique révolutionnaire, ne se refusait pas à moins d'être débile. Ce qui était loin d'être son cas.

Gagner du temps et se mettre à l'abri d'une mauvaise surprise.

Il était impérieux que la phase officielle d'expérimentation humaine se déroule sans le moindre accident. Sans le moindre problème. En anticipant, il vérifiait les études en laboratoire. Si les données scientifiques étaient incomplètes, si des paramètres n'avaient pas été pris en compte, si des effets secondaires apparaissaient alors qu'ils n'étaient pas prévus, Leroy aurait tout le temps de réagir, et de faire réagir Deweare, avant la phase officielle.

~

Cela c'était son idée. Sa décision. Du moins le croyait-il. Jusqu'à la veille au soir.

~

La veille au soir, alors qu'il s'apprêtait à quitter le périphérique pour prendre l'autoroute de Normandie, c'est le ministre de la Santé en personne qui l'avait joint sur son GSM.

Un ami de Deweare. Celui-là même qui avait imposé Deweare à de Breuil. Imposé n'est pas vraiment le terme, recommandé serait plus exact, mais disons que Lucien de Breuil ne pouvait pas ne pas faire plaisir au ministre.

Il avait dû faire demi-tour pour retrouver le ministre à l'héliport d'Issy-les-Moulineaux, sa femme regagnant seule la Normandie. L'entrevue s'était déroulée dans un hélicoptère, à un mètre du sol, vol stationnaire, le ministre au manche. Cela avait duré 15 minutes.

Il avait regagné son domicile de la rue Jacob en taxi. Sonné. Le ministre de la Santé était au courant ! Qui d'autre l'était ? Il y avait une taupe. Leroy ? Difficilement concevable. Mais alors qui ? Tirer cela au clair un jour ou l'autre. Ça, et la mort des deux assistantes de Kondarowski. Il était maintenant certain qu'il s'agissait d'assassinats.

Une chose était désormais sûre pour lui, il ne dirigeait rien. Il n'avait jamais rien dirigé. Cela faisait quatre ans qu'il se faisait berner. Il croyait mettre en place les choses, elles l'étaient avant qu'il n'intervienne. Il n'était là que parce qu'il fallait bien quelqu'un. Il se voyait grand manipulateur, il n'était qu'un jouet. Jamais rendu compte… Son ami le Premier ministre devait bien se foutre de sa gueule… Le ministre de la Santé était intervenu, cela ne pouvait être qu'avec son assentiment.

L'heure n'était pas à la prise de conscience. Elle était à la gestion d'une crise qui risquait de déboucher sur sa fin. Physique, peut-être…

~

Cela faisait trente-sept heures qu'il n'avait pas dormi. Cela faisait bien longtemps qu'il n'avait été un simple exécutant. Il était pris dans une nasse dont il avait tissé lui-même les filets.

Il aurait pu ne pas réagir. Les ordinateurs des labos avaient été nettoyés. Plus de trace des analyses postopératoires de Jeanne Labiche.

Deweare avait peut-être perdu ou égaré le seul document qui y faisait référence. Les risques étaient réellement faibles. Mais la partie qui se jouait devait se jouer sans aucun risque.

Si Deweare découvrait le pot aux roses, valait mieux le savoir avant qu'il ne puisse parler.

Élimination exclue. Seul le discrédit serait efficace. Arrivé à son niveau, il ne s'en remettrait pas. Un discrédit qui ne porte pas atteinte à sa découverte. Ordre du ministre lui-même. On ne touche pas à sa vie, mais on le détruit. On le détruit sans que sa découverte soit mise en cause.

Il s'était résigné à appliquer les brèves consignes qu'il avait reçues à un mètre du sol. Il avait fait appel à l'agence de sécurité new-yorkaise qu'il utilisait d'habitude.

Il n'avait eu que douze heures pour établir différents scénarios qui aboutissaient tous à la mise à l'écart de Deweare.

Deux de ces scénarios comprenaient des « neutralisations ». Il n'avait encore jamais commandité de meurtres. Intellectuellement cela ne le gênait pas. Moralement, il n'était pas fait pour cela. Il n'avait pas le choix, aucune envie de suicide. Il était embarqué sur un navire de guerre dont la trajectoire et les cibles des missiles étaient programmées par d'autres que lui. Il devait se contenter de faire avancer le navire et de prévenir ou mater toute tentative de mutinerie. La simple idée d'être celui qui ordonnerait peut-être la mort de quelqu'un, fût-ce un mutin, l'empêchait de dormir. Il était cynique, mais seulement parce que le cynisme lui permettait d'accepter le monde, cet immense tas de merde ! Cynique mais pas sanguinaire.

Il ne devait mettre personne dans la confidence. C'est sa peau qui était désormais en jeu.

Qu'allait lui dire Leroy ? Avait-elle retrouvé la feuille d'analyses ? Avait-elle pu supprimer les échantillons sanguins ? Avait-elle les résultats des Leucotrienes[35] concernant Clerk, la dernière patiente de Deweare dont il avait pu consulter le dossier de sécurité sociale. Elle était atteinte d'une forme rare et sournoise de myasthénie. Elle devait même l'ignorer. Ses muscles étaient fragiles. Le curare paralyse les muscles striés. Une faible dose aggrave considérablement la maladie. Un dosage savant provoque la mort. Une mort qui peut apparaître plusieurs heures après l'injection. Une mort qui réduirait Deweare au silence, à jamais.

---

[35] Test de libération de Leucotrienes curare. Test préopératoire qui permet de déceler une éventuelle allergie au curare.

Le rapport du chef de bloc était précis. Deweare avait réalisé une anesthésie par inhalation et utilisé du protoxyde d'azote associé à un neuroplégique par injection. Il y avait eu deux injections. Le protoxyde d'azote a un faible pouvoir analgésique qui peut être potentialisé par les neuroplégiques et les curarisants. S'il s'était trompé. Si la deuxième injection était un curarisant...

Deweare était un grand spécialiste du curare.

Alors que les rares chercheurs qui s'intéressaient encore au curare travaillaient sur des curares d'origine végétale, il avait, lui, axé ses recherches sur la rainette du Choco. Une grenouille dont la peau sécrète le terrible poison. Nul doute que l'Anoxydril devait beaucoup au batracien. Mais là, c'était une sphère secrète que même Leroy ne connaissait pas totalement. Elle était sa doublure mais il ne lui disait que l'indispensable. Deweare était tenu de partager avec elle sa découverte, mais pas les secrets de sa découverte. Elle connaissait la formule moléculaire de l'Anoxydril, toute la formule, rien que la formule.

Il n'y avait pas trente-six solutions, soit il avait lu, soit il n'avait pas lu les résultats d'analyses de la jeune Jeanne Labiche, le dernier cobaye humain anesthésié par Isabelle Leroy. Qu'il ne les ait pas lus ne lui ressemblait pas. C'était un professionnel qui tous les jours répétait les mêmes procédures, appliquait des protocoles stricts.

Entre les mains de Deweare, ces résultats risquaient de faire l'effet d'une bombe. Il rendrait la chose publique, et de cela, il n'en était pas question.

Et s'il ne les avait pas lus ? Il était peut-être plus réceptif aux honneurs qu'il voulait bien le laisser paraître. Sa nomination lui était peut-être montée à la tête... Il avait peut-être commis cette négligence.

Mais il ne fallait pas rêver. Risque zéro. Il ne fallait pas que lundi matin Deweare ait l'esprit libre. Si son inconscient lui signalait que les résultats d'analyses de sang de Clerk ne collaient pas, il était exclu qu'il puisse s'intéresser aux analyses de Labiche.

Si une clochette se mettait à sonner dans sa tête et lui disait : « Ce ne peut pas être les résultats d'une femme de vingt-deux ans. Regarde... Et ça, ce ne serait pas des traces de la molécule d'Anoxydril ? » On allait à la catastrophe.

Même s'il ne les avait pas lus, il fallait lui passer à jamais l'envie de les lire. Il ne fallait pas qu'un jour il puisse foutre la merde.

Elle débouchait de la station de métro. Il courut vers elle. Il lui prit le bras et l'emmena vers la place. Elle se mit à rire, s'arrêta et voulut parler. Il lui mit son index sur la bouche et la tira au milieu des voitures qui klaxonnaient.

— T'es devenu fou ?

— Tais-toi, on nous écoute…

Elle s'arrêta de nouveau. Une voiture pila.

— À quoi tu joues ?

Il la tira encore plus fort. Elle remarqua ses traits fatigués, son regard lointain.

— T'es devenu parano…

— Même les paranoïaques ont des ennemis…

Il s'arrêta aussi. Il y avait maintenant un embouteillage. C'était tant mieux. Calmement, il l'embrassa.

— Il faut que tu me fasses confiance. Viens, je veux te faire rencontrer un génie.

Elle rit et le suivit.

Leblanc était pris dans l'embouteillage. Juste devant lui, deux types sortaient d'un Voyager Chrysler, un micro canon minuscule à la main. Chose qu'il aurait bien aimé avoir. Il nota le numéro d'immatriculation de la voiture, et songea à l'astuce de Langlet. Il ne pouvait mieux se protéger des oreilles indiscrètes. Si pour pouvoir capter leur conversation une équipe le surveillait, il faudrait qu'elle fasse le tour de la place de la Bastille à la même vitesse qu'ils feraient eux le tour de la colonne du Génie. Impossible, ils n'auraient que des bribes. Inaudibles pour la plupart.

C'est Kondarowski qui l'avait mené à Langlet. Kondarowski avait été cocaïnomane. Il s'était fait pincer mais il n'y eut pas d'affaire. Quelqu'un avait remué ciel et terre pour qu'il soit relâché au bout de vingt-sept heures de garde à vue et que toute idée de poursuite soit oubliée. Instructions écrites du ministre de la Justice qui le considérait comme consommateur et non trafiquant. On avait retrouvé chez lui quatre-vingt-sept grammes de cocaïne grise. Le commissaire Hallier, qui était en charge du dossier à l'époque et qui avait enquêté plusieurs mois sur l'affaire, avait également relâché ses cinq complices. Pendant ses vingt-sept heures de garde à vue, Kondarowski avait reçu trois fois la visite d'un substitut du procureur de la République. C'était son premier poste à l'époque. Le substitut Durand, l'actuel procureur de la République de Paris, sortait tout droit de l'école nationale de la magistrature de Bordeaux.

Le commissaire Hallier avait pris ça pour du zèle. Un premier poste important pour un jeune magistrat sorti tout frais des écoles.

Il avait également reçu la visite d'un avocat. Un grand ténor du barreau, spécialiste du droit pénal, défendant la pègre avec beaucoup de convictions. Il était, parait-il, intervenu personnellement auprès du ministre de l'Intérieur pour la réouverture d'un cercle de jeu parisien appartenant au milieu. Cela n'avait pas empêcher Mitterrand de le nommer ministre. Il était dans le même gouvernement que l'ancien maire de Marseille. Leblanc avait failli démissionner lorsqu'il avait appris que le maire de Marseille était nommé ministre de l'Intérieur. C'était comme si, en pleine prohibition, Al Capone avait été nommé ministre de la Justice aux États-Unis… Pensait-il… Et ce qu'avait déclaré Michel Rocard[36] le confortait dans ces pensées.

Cet avocat, nommé par Mitterrand, peu avant son départ, président d'une grande institution française, était depuis impliqué dans les détournements de fonds et les caisses noires de la société Elf. Il était accompagné d'un individu qui avait fait un scandale pour voir Kondarowski. Un certain Langlet. Il avait tellement fait scandale que son identité avait été relevée, photocopies du passeport à l'appui. La police française était rarement efficace mais elle avait des fichiers et des archives. Une grande spécialité que les nazis avaient appréciée en des temps pas si lointains.

~

Les quatre types du Voyager venaient de comprendre qu'il ne servait à rien d'essayer d'écouter Langlet. Ils se remirent à l'arrière du véhicule. Un véritable embouteillage s'était formé et la place de la Bastille

---

[36] Interview au *Journal du dimanche* du dimanche 1er février 1998. Michel Rocard rappelle que Mitterrand aimait s'entourer de gens « à la limite ». Ces propos visaient Roland Dumas, ancien ministre des Affaires étrangères de Mitterrand et nommé par ce dernier président du Conseil constitutionnel.

n'était plus qu'un concert anarchique de klaxons. Langlet avait réussi son coup. Leblanc ne put réprimer un vague sentiment de sympathie et d'amusement. Il décida de coller le Voyager.

La circulation reprenait son rythme normal. Le concert de klaxons avait cessé et Langlet faisait le tour de la colonne du Génie de la Bastille. De son bras gauche, il recouvrait les épaules de la femme. Qui était-ce?

Le Voyager prenait la direction de la place de la République.

Des Américains, se disait Leblanc. S'ils laissaient là Langlet, c'est qu'ils savaient où le retrouver. C'est qu'ils le surveillaient si étroitement qu'ils pouvaient se permettre de le lâcher dans la nature.

Ce sont des Américains. Où qu'ils soient, ils avancent d'un pas tranquille et n'hésitent pas. Des barbouzes américaines. Partout ils se comportent ainsi. Juste avant la charge de la 7e cavalerie. Ils étaient descendus du Voyager avec ordre, tenant sans complexe un canon à sons dans les mains. Leurs chaussures, impeccablement cirées. Aucun regard entre eux, aucune hésitation. Ils étaient remontés dans le véhicule de la même manière. Tout juste s'il avait pu remarquer un holster sous la veste du dernier qui montait dans le Voyager en se pliant un peu.

CIA? peut-être! FBI? ce ne serait pas la première fois. NSA?[37] le canon à sons pouvait le faire penser. Services secrets de la Marine? le cirage de leurs chaussures pouvait le laisser croire. Ça l'avait toujours amusé, ça, que la Marine des États-Unis ait son propre service de renseignement. Ou encore des privés.

CIA, le Voyager finirait au garage des véhicules de l'ambassade des États-Unis, et il déposerait ses occupants quelque part entre la rue du Faubourg-Saint-Honoré, la rue Boissy-d'Anglas, la rue Saint-Florentin et la rue de Mondovi.

FBI, il rejoindrait un petit hôtel discret deux étoiles du XIIIe arrondissement, vers la place d'Italie.

NSA, il n'avait aucune idée.

Les services secrets de la Marine des États-Unis avaient été repérés par la DST[38] à Clichy où ils occupaient plusieurs appartements. Ils fréquentaient aussi les banlieues à forte population immigrée. Les

---

[37] Service de renseignement électronique. Au budget huit fois supérieur à celui de la CIA, ce service est capable d'intercepter toutes les télécommunications sur la totalité de la planète.

[38] DST: Direction de surveillance du territoire. Service de contre-espionnage. Utilisé également comme police politique par les premiers ministres et les présidents.

ramifications internationales islamistes les inquiétaient beaucoup. Dans tous les ports du monde, les bâtiments de la Navy faisaient de parfaites cibles pour les attentats.

Des privés iraient dans un palace, Ritz, Georges ou encore Crillon. Les notes de frais n'étaient pas faites pour les chiens...

~

Les différents services américains opérant en France, en principe des alliés, se comportaient comme en territoire ennemi. Clandestins, ils étaient sans foi ni loi. Les agents de la DST devaient contrôler leurs activités. Mais il n'en était rien. Les yankees les considéraient comme des fonctionnaires d'un pays du tiers-monde vivant sous le joug du dollar. Souvent ils les utilisaient en simples supplétifs.

Comme la majorité de la classe politique et des hauts fonctionnaires, nombre d'agents de la DST étaient des traîtres corrompus. Pour ceux qu'il était utile de corrompre. Les autres étaient syndicalistes. Dans tous les cas, peu s'opposaient aux actions des yankees.

Leblanc se souvenait que Pierre Marion, l'ancien patron de la DGSE[39], s'était étonné que, dans son demi-siècle d'existence, la DST n'ait eu à subir aucune opération d'assainissement en son sein. Il se demandait s'il était « raisonnable de penser que les policiers ne seraient pas plus sensibles à la corruption et au *dévoiement*[40] que les militaires[41] ».

~

L'embouteillage provoqué par Langlet à la Bastille se reformait à République. Il avait laissé six voitures entre le Voyager et lui.

Que les Américains s'intéressent à Langlet ne le surprenait qu'à moitié. Trang, son stagiaire, lui avait apporté de précieux renseignements sur Lucien de Breuil, le patron de Langlet.

---

39 DGSE : Direction générale de la Sécurité extérieure, qui ne doit en principe intervenir qu'à l'étranger.

40 In *La Mission impossible. À la tête des services secrets.* Pierre Marion. Calmann-Lévy, 1991, p. 60.

41 In *La Mission impossible. À la tête des services secrets.* Pierre Marion. Calmann-Lévy, 1991, p. 58.

Officiellement, Lucien de Breuil n'était que président du conseil d'administration de Worldpharma. Conseil dont ne faisait pas partie Langlet. Il ne dirigeait même pas la clinique du Parc Orange. Juridiquement il y avait des obstacles. En revanche, lui, sa femme et leurs enfants possédaient la totalité du capital social. C'était une certaine Simone Chastain qui en était la présidente. Elle faisait partie du conseil d'administration de Worldpharma dont elle possédait quelques parts sociales. La clinique et Worldpharma étaient des entités juridiques distinctes qui louaient à une SCI des locaux qui se trouvaient au même endroit. SCI dont Langlet détenait 20 % du capital social, son beau-père et Lucien de Breuil se partageant les 80 % restant. Deux entités juridiques qui avaient de simples relations commerciales.

Worldpharma possédait des filiales un peu partout dans le monde, Australie, Japon, Taiwan, Corée du Sud, Inde, États-Unis, Canada, Suisse, Panama, Iles Caïmans, et deux pays d'Afrique francophone.

Il possédait des filiales dans toutes les villes et régions françaises dirigées par des hommes politiques, ou de leurs inféodés, qui comptaient. Des filiales aux activités quelquefois étranges. En Corrèze, il y avait une filiale spécialisée dans l'étude de la reproduction des libellules au Burkina-Faso. C'était tout pour les activités commerciales.

Lucien de Breuil dirigeait également une association caritative, Les Papillons blancs, qui s'occupait d'enfants psychotiques.

Les activités de Worldpharma étaient la fabrication et la distribution de médicaments.

Worldpharma était LE laboratoire pharmaceutique français. Ils avaient un centre de recherches qui avait mis au point des dizaines de molécules nouvelles. Essentiellement dans la pharmacologie cardiaque. Ils avaient pour dangereux rivaux les grands labos américains et suisses.

~

Les recherches lancées par Trang, de simples recherches auprès des greffes des tribunaux de commerce et dans la presse spécialisée, avaient déclenché pas mal d'interventions. Les RG[42], la DGSE, la DST avaient

[42] RG : Renseignements généraux. Sorte de police de renseignements politiques et sociaux.

voulu savoir pourquoi un stagiaire de police s'intéressait à Worldpharma. Pourquoi, et pour qui…

Worldpharma était quasiment en guerre avec les compagnies américaines. Si Worldpharma portait atteinte aux intérêts économiques et scientifiques de grands labos US, tous les services américains devaient être sur le coup, se disait Leblanc. Qu'ils pistent le directeur financier n'était pas vraiment surprenant. Ce qui l'était, en revanche, c'est qu'il n'avait remarqué aucun service français dans les environs. Il n'y avait pas de contre-mesures.

La République se désengorgeait. Le Voyager prenait la direction de la rue de Turbigo. S'il gagnait la rue de Rivoli, c'était la CIA. Logique, après tout.

Le bruit du clignotant résonnait. Il était épuisé. La sortie Deauville. Il était retourné à la clinique après avoir quitté Leroy et avait attendu Kondarowski sur le parking. Il était ensuite allé à son bureau pour donner le change. Dans quinze minutes il serait dans son bain, dans vingt dans son lit.

Séverine, sa femme, viendrait sagement le rejoindre. Elle ne savait être que cela, sage. Il avait été sincèrement amoureux d'elle, c'était en première année de Sciences-Po, rue Saint-Guillaume. Il lui devait son premier carnet d'adresses. Elle le trouvait intelligent et plein de charme.

Bien qu'il n'appartînt pas au club des deux cents familles les plus riches, son père l'accepta. C'était un gendre convenable. L'allure et l'intelligence peuvent compenser l'absence de bonne naissance et de fortune. Grâce à elle, Langlet découvrit le monde des puissants, des intrigues, des saloperies. Il n'avait jamais été dupe des véritables sentiments de sa belle-famille à son égard. Il se pensait supérieur et invulnérable.

Séverine était pas mal. Apaisante, il retrouvait avec elle une certaine sérénité que le stress des affaires lui faisait parfois perdre.

Il pouvait avoir des maîtresses à condition d'être discret.

Elle avait intercepté une conversation téléphonique plutôt chaude qu'il avait eue avec Leroy. Elle passa huit jours chez son père en pleine déprime. Ce dernier lui expliqua que la vie était ainsi faite, qu'il fallait qu'elle oublie, que ce n'était pas grave, et qu'elle se devait d'être près de son mari en toutes circonstances. La bonne morale de la bourgeoisie catholique n'avait pas que du mauvais. Elle avait écouté son père et était revenue. Elle avait changé. Elle se faisait de plus en plus sexy, ne lui parlait jamais de son aventure. Un jour, il la surprit en train de regarder une vidéo porno.

Sexuellement elle avait changé. Elle n'acceptait que la position du missionnaire. Puis un peu de fantaisie. Un soir elle se mit sur lui. Mise en bouche. Mais là encore elle faisait les choses avec sagesse. Elle n'avalait pas son sperme. Jamais il ne hurlait comme avec Leroy.

Elle voulait des enfants, il la faisait attendre. Il lui faudrait céder dès que son beau-père aurait décidé d'avoir une descendance. Céder ou partir. Il n'en avait pas envie.

Avant de se coucher, il prit une vodka et essaya de ne pas trop penser à ce qu'il devait mettre en branle dès le lendemain après-midi. Il avait fermé les yeux. Séverine le prit dans sa bouche.

Sagement.

7

PEGGY ALLISON RAGEAIT. À son lever, à 7 heures, elle était allée prendre son petit déjeuner au restaurant du Vieux port. C'est après avoir avalé une tartine avec du miel – il n'y avait ni céréales, ni corn flakes, ni œufs – et avoir bu un café, qu'elle s'aperçut que le Dionysos avait quitté la baie.

Elle avait en vain essayé de louer un hélicoptère ou un avion.

Qu'avaient-ils fait ? Où étaient-ils allés ? Quand étaient-ils partis ?

Cette mission commençait mal. Si elle perdait sa cible au bout de vingt-quatre heures...

C'était la première fois que cela lui arrivait. Elle aurait dû prévoir. Mais prévoir quoi ? Elle n'avait jamais navigué, jamais mis les pieds sur un voilier. Tout était allé trop vite. Elle avait le numéro d'un portable. Celui de son client à Paris.

Les règles étaient strictes : ne jamais appeler quelqu'un que l'on ne connaît pas. Le premier contact téléphonique est réservé aux rendez-vous. En cas d'urgence et d'absolue nécessité, elle ne devait que lui laisser un message sur sa boîte vocale : « Salut, c'est Mégalie, tu peux me joindre au... » Elle donnait le numéro d'une cabine publique auquel il fallait retrancher 1, 2, 3, 4 aux quatre derniers chiffres. L'heure d'après, il devait la rappeler d'une cabine publique pour lui fixer un rendez-vous dans un endroit discret.

La première partie de sa mission était précise : ne pas lâcher la cible, noter ses contacts, ses activités, prendre des photos.

Il ne lui restait que la voiture. Dans l'hypothèse où ils n'aient pas déjà regagné la Trinité-sur-Mer. Ce qui serait le bouquet. Malgré le vin blanc, ils avaient très bien pu naviguer de nuit.

Elle mit trois heures pour regagner la Trinité-sur-Mer qui se trouve à peine à dix kilomètres à vol d'oiseau de l'île de Houat. Leur petite voiture était là. Elle était fatiguée et avait faim. Il n'y avait ni McDo, ni Pizza Hut dans les parages. Il y avait un petit restaurant juste en face du parking où était garée leur voiture. Elle s'installa en terrasse et commanda une assiette de moules avec des frites et un pichet de vin blanc. Elle voulait voir l'effet que cela lui ferait. Elle n'avait plus qu'à attendre.

Le X-412 filait à 12 nœuds au grand largue et sous spi. Nathalie était à la barre et Pierre à la table à cartes. Il était au livre de bord. *Nuit au mouillage à Houat, petit déjeuner à Hœdic et déjeuner à 15 heures au mouillage face à la plage de Port Andro à Belle-Île-en-Mer.*

Ils avaient prévu d'aller prendre un homard à l'américaine au restaurant du Grand Large, charmant petit hôtel, style manoir, qui surplombe Goulphar et son petit fjord sur la Côte sauvage. L'hôtel est très bien tenu, la table bonne, le prix honnête, ce qui est très rare sur l'île.

C'est là qu'ils avaient passé leur premier week-end ensemble, il y avait quinze ans. C'est là qu'ils étaient tombés amoureux de l'île.

Les vents avaient baissé brusquement dans la matinée. Ils avaient levé l'ancre à 6 heures, étaient arrivés à Hœdic à 7 heures pour repartir vers 9 heures 30. Nathalie s'était occupée de la navigation : passage des Sœurs au près serré, courant à contre, longer l'île aux Chevaux face à Houat, il était 10 heures 30. Ils filaient à six nœuds puis les vents chutèrent. Ils mirent quatre heures pour atteindre les côtes de Belle-Île.

Ils auraient pu regagner le port du Palais, mais il n'y avait aucun restaurant digne de ce nom et les commerçants y étaient pour la plupart désagréables. Ils n'aimaient pas y dépenser le moindre argent.

Ils étaient restés trois heures au mouillage. Deweare avait préparé un tartare de lieu qu'ils avaient pris à la traîne en longeant Kerdonis. Il levait les filets, tirait la peau, les coupait en très fines lamelles. Il préparait un hachis d'échalotes, de ciboulette, de menthe et de persil. Il mélangeait le tout qui ne devait être coupé qu'au couteau à main. Il préparait une sauce à base d'huile d'olive, de moutarde, de sauce de soja et de nuoc-mân. Il mélangeait à nouveau et laissait une heure au frigo, là où c'est le plus froid.

Lorsqu'il préparait ce plat pour des invités, il servait toujours plusieurs vins. Pour les convives aux papilles sans imagination et partisans du dogme « le poisson se mange en buvant du vin blanc », du sancerre ou un très bon muscadet. De ceux qu'on ne trouve que chez les récoltants, jamais dans le commerce.

Nathalie préférait un gewurztraminer vendanges tardives. Elle aimait préparer son palais avec une touche de sucré pour que le premier contact de sa langue avec le tartare lui fasse frissonner l'intérieur de la bouche. C'était une jouissance discrète. Elle prenait toujours sa première bouchée avec une cuillère enduite d'un peu de moutarde. Il devait y avoir un fond de masochisme dans ce plaisir.

Pour lui, l'idéal, au grand dam des puristes, était de le servir avec du bourgogne rouge, un pommard faisait parfaitement l'affaire.

Il y avait une bouteille de gewurztraminer vendanges tardives et une bouteille de bourgogne.

~

La Teignouse était en vue. Le courant était à contre, le Dionysos, sans perdre de vitesse, allait ralentir. Il serait freiné par les forts courants. Ils aimaient ce passage. L'eau bouillonnait littéralement. À certains endroits, il y avait de petits escaliers, de petits escaliers en eau. À d'autres, des plateaux, ou des jardins suspendus. Les vents avaient viré ouest-nord-ouest, réguliers. Ils avaient quitté leur mouillage vers 17 heures, tiré un bord, vent de travers, jusqu'à Taillefert, sous la citadelle Vauban du Palais et ils avaient hissé le spi.

Cela faisait une heure qu'ils avaient remonté l'ancre. Nathalie avait choisi cette route dans l'espoir de passer la Teignouse sous spi, en longeant le chenal côté nord afin de bénéficier des contre-courants. Il ne fallait pas qu'elle ait besoin de tirer un bord dans le chenal. Une année, en revenant des Glénants, ils avaient mis trois heures, au près, bords sur bords, pour le passer. Et ils allaient à six nœuds…

Les choses s'annonçaient bien, mais elle serait obligée de passer au milieu. Les premiers clapotis se faisaient entendre.

Il sortit du carré, il ne voulait pas manquer le spectacle. Il avait revêtu sa veste de quart et lui apporta la sienne. Elle était la bienvenue. Dans dix minutes ils seraient vent de travers, il irait affaler le spi. Dans une heure ils arriveraient à leur ponton de la Trinité-sur-Mer.

Le Pressoir à Saint-Avé étant fermé le dimanche soir, vers 20 heures ils prendraient la direction de Nantes, s'arrêteraient à La Roche-Bernard, 21 heures, et dîneraient à l'Auberge Bretonne.

Comme d'habitude il prendrait des gras de cuisses de volaille fermière avec des rouelles de homard et elle dégusterait des cuisses de grenouille aux herbes et aux girolles. C'étaient les spécialités que recommandait le Michelin, et c'était bon. Ils choisiraient le vin au dernier moment. Il lui avait parlé d'Arbois dans la semaine. Elle ne savait plus s'il y en avait à la carte.

Ils n'aimaient pas regagner Paris trop tôt, les embouteillages s'estompaient vers une heure du matin. En quittant l'Auberge Bretonne à 23 heures, ils seraient dans leur lit à 3 heures.

Langlet avait regagné Paris à 9 heures. Il avait rendez-vous à 11 heures à la clinique. C'est là qu'il serait le plus tranquille. Il connaissait tout le monde et il était exclu que quelqu'un puisse le suivre sans qu'il s'en rende compte.

Ceux qui le surveillaient pouvaient mettre ses téléphones sur écoute, placer des micros dans son bureau et dans celui de sa secrétaire, dans tous les bureaux, même. Mais ils ne pouvaient pas placer sous écoute vingt mille mètres carré de bâtiment divisés en presque mille pièces aux dimensions différentes.

Il n'y avait qu'avec Leroy que cela poserait des problèmes. Il voulait garder sa relation avec elle secrète. Il ne voulait pas que sa vie extraconjugale interfère avec sa vie professionnelle. Si Séverine était revenue, c'est parce qu'elle n'avait pas été humiliée.

Professionnellement, il n'avait pas à être en contact avec elle. Le téléphone était désormais exclu par crainte d'écoutes. Il ne pouvait pas lui refaire le coup de la Bastille tous les jours.

Il pouvait communiquer par *e-mail*. Ses données étaient cryptées. Il possédait le fameux logiciel PGP 2.6.2. qui le protégeait de toutes tentatives d'interception de ses messages, que ce soit par son clavier, son disque dur, son écran ou son modem. Ce logiciel est interdit en France et cela faisait des années que les meilleurs experts en informatique de tous les services américains tentaient, sans aucun résultat, de le violer. Mais les écrits, cryptés ou non, restent...

Il devait retrouver Leroy à 10 heures 45. Juste avant son rendez-vous avec deux Américains, officiellement des représentants d'une fondation privée que finançait en partie Worldpharma. En réalité, des professionnels de l'action clandestine. Des nettoyeurs...

Retrouver n'est pas le terme exact, ils devaient se croiser à la cafétéria du personnel. Au bar, debout. Il lui demanderait une cigarette. Elle lui laisserait le reste d'un paquet avec une ampoule cachée à l'intérieur.

Il était fatigué et il en avait encore pour 24 heures. Il tiendrait le coup.

— Ces quatre-là, ce sont des agents de la CIA, on les a déjà rencontrés...

— Vous êtes certain de ce que vous dites ? Ils étaient là pour moi ?

— Aucun doute, ils ont essayé de vous suivre à pied. Lorsqu'ils ont compris votre stratagème, ils sont remontés dans leur caisse...

~

Ils marchaient dans l'immense chaufferie. Ils s'exprimaient en anglais, en américain plus exactement. C'était surtout celui qui se faisait appeler John qui parlait. L'autre confirmait d'un simple mouvement de la tête. Leurs voix étaient couvertes par un ronronnement continuel.

La CIA ! Langlet n'en revenait pas.

Il avait, comme tout le monde, lu dans la presse que depuis la chute du mur de Berlin, la CIA s'était reconvertie en officine de renseignements économiques. Mais de là à ce qu'il soit, lui, surveillé par le plus puissant et le plus dangereux des services de renseignements...

~

— Lui, c'est un flic de chez vous.

Langlet regarda la photo et vit un type d'une cinquantaine d'années au volant d'une Espace.

— Un agent de la DST chargé de surveiller les deux autres ?

— Non, il les a suivis jusqu'à la rue de Rivoli et ensuite il a regagné le quai des Orfèvres. Il est commissaire principal à la brigade criminelle, c'est même l'adjoint du patron. Il enquête sur la mort de deux internes de chez vous… C'est un marginal… Nous pensons que c'est vous qu'il suivait. Il s'est rendu compte que vous étiez déjà suivi, il a voulu savoir par qui…

~

On lui aurait donné un coup de poing dans l'estomac que cela aurait fait le même effet. Un commissaire de la brigade criminelle enquêtant sur les morts des assistantes de Kondarowski le suivait !

— Il s'appelle Leblanc.

Langlet n'écoutait plus. Il n'en revenait pas. Comment savaient-ils tout cela ?

Ces types débarqués de New York la veille au soir, ne parlant pas le français… L'efficacité américaine… Ils n'étaient pas par hasard la première puissance mondiale. Il ne regrettait pas d'avoir fait appel à eux.

— Deweare… Vous vous êtes occupés de sa maison ?

— Oui. On a copié son disque dur. Toutes les télécommunications partant ou arrivant chez lui seront interceptées en temps réel. Nous avons tout fait renvoyer sur un ordinateur, en temps réel également. Et nous vous remettrons demain une copie du disque dur…

— Pourquoi pas maintenant ?

— Nous devons attendre notre collègue, c'est notre chef de mission. C'est à elle de vous le remettre… C'est la procédure. Comment vous dites ça en français : « la préséance… » ? Si vous voulez que nos contacts soient secrets, il ne faut pas qu'elle puisse penser qu'on s'est vu. Officiellement nous ne nous rencontrerons qu'en sa présence. Et pour la première fois demain…

~

Ils n'allaient pas tarder à se foutre de sa gueule. Il était trop fatigué pour relever. De toute façon il y avait peu de chance pour que ce disque dur apprenne quoi que ce soit à qui que ce soit. Deweare était tout sauf un taré. Il n'allait pas stocker le fruit de ses recherches chez lui, sur son ordinateur. Et s'il avait la feuille de résultats, qu'il l'ait scannée ou non ne changeait rien.

— Vous êtes en contact avec elle ?

— Elle doit nous contacter dès qu'elle sera à Paris. Pas avant, cela ne servirait à rien. Et c'est dangereux pour notre discrétion. Nous avons des procédures de prises de contacts très précises, vous savez...

— Bien ! Il sera peut-être nécessaire d'intervenir à la clinique cette nuit. Au plus tard demain matin à la première heure. De toute façon avant la relève des personnels de nuit. Avant 6 heures. Disons, 4 heures dernier délai... Tout le monde dort à 4 heures.

— Procédé ?

— Injection dans un cathéter.

— Produit ?

— Le voilà. Il remit la petite ampoule que lui avait donnée Leroy. Mais il faut que vous soyez dans les parages à partir de 23 heures. Et que je puisse vous joindre. De GSM à GSM.

— Si la CIA est sur vous, tous vos téléphones sont sur écoute. GSM ou pas GSM.

James lui tendit un téléphone portable.

— Désormais utilisez celui-là. Il n'est pas sur écoute. Vous appuyez sur la touche 1 pour nous avoir. Attention à la batterie, elle est chargée et vous avez quarante-huit heures d'autonomie pour trois heures de discussions possibles. Ne l'utilisez que pour nous. Le clavier numérique est bloqué, sauf la touche 1. Si nous avons besoin de vous appeler, nous procéderons de la même manière qu'Allison, nous vous donnons le numéro d'une cabine et vous nous rappelez dix minutes après, d'une cabine également. Dès qu'Allison vous rencontrera, elle vous remettra le même appareil. Ne vous trompez pas. Faites un repère. Sur le sien vous pourrez parler et elle pourra vous parler, mais toujours par allusions.

Ils continuaient de marcher au milieu des chaudières dont certaines se mettaient en route dans un ronflement de moteurs d'avions.

— Soyez calme, parlez lentement, soyez bref. Nous ne vous répondrons jamais. Nous avons un enregistreur que nous écouterons immédiatement après vos appels. Dites simplement : « Bonjour, je voulais avoir de vos nouvelles. » Si vous ajoutez : « Tout va bien pour moi », nous vous retrouvons à votre bureau dans l'heure qui suit et vous nous faites visiter des lieux discrets de ce magnifique bâtiment. Si vous ajoutez :

« Je suis inquiet », on se retrouve sur le parking public en face de la clinique. À la troisième place de la troisième rangée. Si cette place est déjà prise, vous partez par la droite en faisant face au véhicule. Si vous ajoutez « joyeux anniversaire », on vous rappelle dans les cinq minutes d'une cabine et vous utiliserez le même code qu'avec Allison pour nous rappeler, également d'une cabine, c'est compris ?

— Oui, très bien. Mais pour cette nuit, une heure cela risque d'être trop long et je préférerais ne pas avoir à vous rencontrer. Il me faut un alibi, sait-on jamais.

— Cette nuit, nous resterons sur le parking. Nous y serons à partir de 23 heures. Notre temps d'intervention sera de quinze minutes. Vous avez prévu des tenues ? Et qu'allez-vous faire ce soir ?

— Je sais pas moi, un dimanche soir… Je vais aller aux Bains.

John et James se regardèrent… Aux bains… Paris était une drôle de ville.

— C'est une boîte de nuit. Elle s'appelle *les Bains Douches*, car avant, c'étaient des douches publiques. Pour vos tenues, elles sont dans ce sac. Si votre collègue ne me donne pas signe de vie avant 4 heures du matin, l'intervention devra se faire. Si elle n'a rien de probant, elle devra se faire également.

~

Langlet ne voyait pas comment elle pourrait avoir quelque chose de probant. L'intervention se ferait. Il n'y avait rien à attendre de la filature de Deweare. Rien à attendre qui puisse changer radicalement le cours des choses. La question était maintenant de le rendre définitivement inoffensif. Pour que jamais, ni demain ni dans 20 ans, il ne puisse remettre en cause la parfaite régularité des protocoles d'essais de l'Anoxydril.

— C'est vous qui décidez… Nous, il n'y a que le prix qui change. Mais vous avez déjà payé celle-là, alors pourquoi vous en priver… Vous faites le 1 et vous dites simplement : « Je suis aux Bains, venez si vous voulez… »

Un frisson lui parcourut le corps. C'est la première fois qu'il parlait avec des tueurs. Des vrais. Ces mecs faisaient du business, rien de plus.

« *Business is business…* », crut-il intelligent de rétorquer.

Ils ne sourirent même pas…

« Il ne pensent qu'à boire et manger. »

Il était 21 heures 30. Une heure que Peggy Allison attendait face à l'Auberge Bretonne de La Roche-Bernard. Elle digérait mal les moules, l'ail remontait. Elle s'était assoupie dans l'après-midi et avait dormi un peu, trois heures. Elle s'était réveillée à leur arrivée, à 19 heures 30. Elle pensait qu'ils allaient regagner Paris immédiatement. Ils dépassèrent Vannes et prirent la direction de Nantes. Elle regarda la carte et vit que l'on pouvait rejoindre Paris par autoroute depuis Nantes. Ils s'arrêtèrent à La Roche-Bernard.

Ils avaient choisi la même chose, cuisses de grenouilles et homard. Ils occupaient une table en coin. Nathalie avait fini ses cuisses. Ils avaient pris un mâcon rouge en entrée, et prévu un arbois pour la suite. Le sommelier ne parut pas choqué.

Elle se leva, prit son sac à main et alla aux toilettes.

Elle enleva sa petite culotte et son soutien-gorge et les glissa dans son sac. Sans cesse elle trouvait de nouveaux jeux érotiques. Elle voulait préserver leur sensualité intacte. Elle voulait rester sujet de désir et de fantasmes. Elle savait que les sens l'emportaient toujours. Le désir finissait toujours par s'exprimer, par trouver un objet de réflexion et par gagner. Elle savait que s'ils ne restaient pas l'un pour l'autre cet objet de réflexion, quelqu'un prendrait immanquablement leur place. Et cela, elle ne le voulait pas.

Elle aimait lorsqu'ils sirotaient du whisky, assis face à face dans des fauteuils et parlaient de philosophie ou de mécanique quantiques. Négligemment, elle croisait et décroisait ses cuisses que découvrait une courte jupe. Il faisait comme si de rien n'était, relançait la conversation. Elle les écartait franchement et commençait à se caresser doucement avec un doigt avant même de répondre. Il l'écoutait avec le sérieux d'un étudiant assistant à son premier cours de droit pénal. Il se resservait un verre. Elle sortait un sein de son corsage et retournait se caresser le clitoris. Ils parlaient. Avec autant de naturel que s'il s'allumait une cigarette, il sortait son sexe en érection et commençait à se caresser.

Ils terminaient toujours leur sujet de conversation. Le haut de leur corps ignorant ce que faisait le bas. Ils se déshabillaient et s'amusaient à jouer au petits toutous. Il faisait couler du whisky sur son corps qu'il léchait. Il adorait arriver à son entrecuisse. Il prenait un petit glaçon dans sa bouche et lui caressait le clitoris avec. Le froid lui faisait mal, la chaleur de sa langue la soulageait. Il prenait deux petits glaçons dans sa bouche et à l'aide de sa langue les poussait dans son antre. Il la pénétrait doucement. Il ne connaissait pas meilleures sensations que la fonte des glaçons sur son gland au fond d'elle. Le haut de sa verge était saisi par le froid alors que le reste jouissait de l'humide chaleur. Elle ne se sentait plus, mille et un frissons lui parcouraient le corps.

Il la vit revenir avec le regard humide. Le mâcon, pensa-t-il.

Il aimait cette expression empreinte de joie et de tendresse. Son regard pouvait rapidement devenir de braises. Et là, elle faisait de lui ce qu'elle voulait. Tout ce qu'elle voulait.

Il ne comprit pas tout de suite. Elle fit tomber sa cuillère – ce qu'il mit sur le compte du mâcon – il se baissa pour la ramasser. Il vit ses grandes lèvres écartées.

Il se figea, le désir montait en lui. La suite allait être à fleur de peau.

Elle était belle. Il n'y avait pas que son regard d'humide. Elle se pencha légèrement et posa son front contre le sien. Elle mit un doigt sur son clitoris et le bougea un peu avant de se redresser et de remettre ses mains sur la table. Le dîner pouvait commencer.

Peggy Allison soufflait enfin. Elle avait failli rater leur sortie. Pour détendre ses muscles tétanisés par cette attente dans une si petite voiture, elle était sortie faire quelques pas. À New York, lorsqu'elle planquait, c'était dans une Cadillac. Ils étaient enfin sur l'autoroute et avaient laissé Nantes derrière eux. La petite Austin, venait de ralentir, elle roulait jusqu'alors à cent quarante… Elle n'en croyait pas ses yeux. Il était 23 heures 30. Elle restait à bonne distance derrière eux.

Deweare était toujours excité. Nathalie lui avait fait un numéro comme jamais. Il ralentit un peu et mit délicatement sa main droite sur son duvet encore tout humide. Elle écarta les cuisses, lui facilitant ainsi l'accès pour le passage de ses doigts, se pencha sur le côté, baissa le zip de son pantalon et redressa sa queue. C'est avec un petit gémissement qu'elle posa ses lèvres dessus et qu'elle l'avala. Il ralentit encore.

À la sortie du tunnel de Saint-Cloud, Allison décida de les coller à trois voitures. Il était 2 heures 30.

Drôle de manière d'arriver à Paris. Depuis ses études au Lycée Français de Los Angeles, elle rêvait de connaître la France. Il fallait qu'elle se concentre sur sa mission. Elle ne devait pas lâcher Deweare d'une semelle. Si seulement il traversait Paris par les quais de Seine. Elle verrait Lady Liberty en miniature et la Tour Eiffel en grand.

L'Austin emprunta le périphérique nord.

Il était 3 heures 30, Nathalie s'était laissée porter jusque dans le lit après qu'elle eut écouté les messages de son répondeur. Tous venaient de sa mère et lui disaient que les enfants allaient bien. Qu'ils accompagnaient leur grand-père au golf tous les matins. Que Killarney et le Kerry étaient vraiment magnifiques, qu'elle espérait sa venue.

Leurs corps étaient épuisés de plaisirs. L'orgue diffusait les première notes du *Requiem* de Mozart, interprété par l'orchestre symphonique de Vienne sous la direction d'Eugène Jochum. Ils allaient tranquillement s'endormir, collés l'un contre l'autre et bercés par les chœurs et par Mozart… Ils s'aimaient.

C'était une nuit comme les autres nuits. Une nuit de routine. L'infirmière-chef de garde s'était endormie à 23 heures 30.

Elle avait passé la soirée dans la petite salle du personnel de bloc avec Kondarowski, l'anesthésiste de garde et le chef de bloc. Peu d'opérations étaient programmées les dimanches soir. Il y avait très peu d'urgences, les gens préférant se blesser ou mourir le vendredi et le samedi soir. Elle était responsable de toutes les infirmières qui assuraient les nuits avec des aides-soignantes. Elle occupait la petite chambre réservée aux infirmières-chefs qui jouxtait leur bureau.

Elle pensa d'abord que c'était sa vessie qui la réveillait. Ils avaient pas mal picolé. C'est en ouvrant les yeux qu'elle entendit distinctement la sonnerie du téléphone. Elle regarda son réveil, il était 4 heures 05.

— Urgence en chambre 211, appelez l'anesthésiste de garde. Coma avec difficultés respiratoires, on prépare une ventilation.

L'infirmière d'étage avait été brève. Professionnelle.

Elle composa le numéro de l'anesthésiste. Son bip devait retentir. Elle appela le chef de bloc qu'elle eut au téléphone. Ils seraient là dans quinze minutes, il fallait que le bloc soit prêt. Elle pria pour que les produits désinfectants, bactéricides, virucides et fongicides, se soient dissipés et se mordit les lèvres d'avoir autorisé la femme de salle à désinfecter tous les blocs pour qu'elle n'ait pas à revenir à 5 heures du matin. La procédure exigeait que l'on gardât toujours un bloc disponible... Or, dès que les produits désinfectants se diffusaient dans l'air, les blocs étaient inutilisables pendant des heures. Elle s'habilla rapidement tout en se dirigeant vers le bureau. Elle regarda le registre d'occupation des chambres.

211, Clerk. Opérée de l'appendice. vingt-deux ans. Elle sortit son dossier médical et se rendit aux blocs opératoires. L'atmosphère était irrespirable. Elle téléphona à la chambre 211.

— Les nouvelles.

— Arrêt cardiaque consécutif à un arrêt respiratoire, on tente un massage. Le bloc est prêt ?

— Il est inutilisable, je prépare un transfert...

— Faites vite.

L'anesthésiste de garde arriva sur ces mots.

— De quoi s'agit-il ?

Elle l'entraîna vers les ascenseurs.

— Chambre 211, vingt-deux ans, appendicite, rien de particulier. Anesthésiée par Deweare et opérée par Puchet vendredi. Devait quitter la clinique mardi matin. Réveil sans problème, rien à signaler de particulier dans son dossier. Coma avec difficultés respiratoires, et vient de faire un arrêt cardiaque après un arrêt respiratoire. Le bloc est inutilisable, j'organise un transfert par le SAMU et je vous retrouve à la 211.

Elle bipa le chef de bloc et lui laissa le numéro de la chambre 211. Elle appela le SAMU et courut au chevet de Clerk.

L'anesthésiste avait débranché l'appareil d'assistance respiratoire et entamait un bouche-à-bouche ponctué de massages cardiaques…

— Est-ce qu'elle est revenue ?

— Oui, une fois. Là, nous sommes à trente secondes d'arrêt…

— Bon Dieu, mais tu vas repartir ! Le SAMU, quand ?

— Ils arrivent.

— Adrénaline !

~

Le chef de bloc arrivait avec le nécessaire. Il tendit l'ampoule d'adrénaline et la seringue à l'infirmière-chef qui prépara l'injection et la donna à l'anesthésiste. L'infirmière avait déjà découvert la poitrine de Clerk et badigeonné sa peau de Mercryl. L'anesthésiste ne devait pas rater son coup. Il fallait que l'aiguille traverse le sternum et qu'il pique le muscle cardiaque. Il ne l'avait jamais fait que sur des cadavres.

Il planta l'aiguille. Elle traversa le sternum, il injecta l'adrénaline directement dans le cœur… Le cœur réagit.

— Toujours arrêt respiratoire…

Il reprit son bouche à bouche.

— Le pouls est faible…

Il entreprit un nouveau massage cardiaque. La respiration ne revenait pas.

— Le temps ?

— On a dépassé les trois minutes.

— Défibrillateur ?

— Il arrive.

Le chef de bloc le branchait. L'infirmière-chef glissa une plaque sous le dos de Clerk et l'anesthésiste répartit du gel sur sa poitrine. Il prit les contacteurs et envoya une décharge…

— Le cœur repart…

— Pas les poumons…

Il envoya une deuxième décharge, mais rien n'y fit.

— Arrêt cardiaque…

L'anesthésiste s'obstina.

~

C'est après vingt minutes de tentatives de réanimation, où le cœur reprenait régulièrement mais où les poumons ne suivaient pas, que l'infirmière-chef lui demanda d'arrêter.

— Docteur, elle est partie… Ça ne sert à rien.

— Le temps ?

— Plus de vingt minutes.

— Le SAMU attend toujours, dit le chef de bloc qui rangeait le matériel.

— Je vais le renvoyer, répondit l'infirmière-chef.

L'anesthésiste se redressa trempé de sueur. L'infirmière l'épongea.

— Mais que s'est-il passé ? C'est pas normal, qu'est-il arrivé ?

— J'allais à la 215 pour le petit vieux, il faut toujours lui changer sa sonde et sa poche à cette heure-là. J'ai vu la porte de la 211 ouverte. J'allais la fermer lorsque j'ai entendu un râle… J'ai allumé, je me suis approchée et je lui ai ouvert un œil, il était révulsé. Elle n'avait plus de réflexes. Elle sombrait dans le coma.

— Putain, la dernière patiente de Deweare ! Où est le chef de bloc ?

— Il est reparti au bloc.

— Rappelez-le !

Tous attendirent son retour dans un silence que son arrivée ne rompit pas. L'anesthésiste attendit encore deux minutes avant de parler.

— L'heure du décès ?

— 4 heures 57, répondit le chef de bloc.

— Je vous demande de ne parler de cela à personne. Vous m'entendez, à personne. Je vous jure que s'il y a une fuite, je vous casse tous, à vie ! Vous ne trouverez aucun boulot nulle part pour le reste de vos jours. C'est bien compris ?

Personne ne répondit. Il s'adressa à l'infirmière-chef.

— Vous transférez le corps à la morgue de la clinique maintenant.

Il ne connaissait pas particulièrement Deweare. Mais cette affaire ne sentait pas bon. Il fallait qu'il joigne la directrice de la clinique. Il ne voulait pas annoncer lui même la nouvelle à Deweare.

La terrible nouvelle…

8

LE PÈRE DE NATHALIE adorait l'Irlande. Arrière-petit-fils d'Irlandais, il considérait que c'était là que le soleil était le plus beau et le plus chaud. La pluie, un don de Dieu qui ne tombait que pour permettre à la végétation de pousser raisonnablement. À l'écouter, la Côte d'Azur avait un climat humide et froid.

Nathalie avait réussi à l'emmener plusieurs fois à Belle-Île. « Cela ressemble tellement à l'Irlande et il y fait réellement souvent soleil. » Elle espérait secrètement qu'il y achète une maison. Il n'avait pas aimé.

Son père n'avait pas besoin que ses interlocuteurs parlent pour savoir qui ils étaient. Pour connaître leurs intentions, leur manière de vivre, leurs valeurs, il lui suffisait de les voir marcher. « De se mouvoir dans l'espace », disait-il.

Lors de sa première venue sur l'île bretonne, à Quiberon, suite à un embouteillage sur la presqu'île – une heure trente pour faire vingt kilomètres – il dut attendre dix heures en plein soleil pour pouvoir embarquer sur un vieux rafiot sale et puant. Le personnel, des Bellilois, avait laissé en plein soleil une femme et son bébé de deux mois qui pleurait, pleurait et pleurait... La jeune maman venait de Paris rejoindre ses parents qui avaient loué à prix d'or une vieille bicoque. Elle avait raté le bateau de sa réservation suite à une panne. Elle était obligée d'attendre là, dans l'espoir d'avoir une place sur le prochain bateau. Les pleurs du bébé et la visible fatigue de la mère n'avaient ému aucun des Bellilois. Ça les amusait. Et c'est avec un plaisir sadique qu'ils refusaient à chaque fois de lui accorder une place sur le bateau suivant. Ils le lui annonçaient en riant... Et en laissant passer d'autres Bellilois sans réservation.

~

Le trou numéro 2 du golf était bien sûr amusant. Le départ se trouvait au bord d'une falaise et le green à plus de cent mètres. Il y avait l'océan entre les deux et de forts vents ascendants qui changeaient de direction régulièrement. Il y faisait le par à chaque fois…

Il trouvait l'île jolie mais il n'aimait pas ses habitants, pour la plupart alcooliques et illettrés. « Ils n'ont pas de cœur. Ni cœur ni âme. Aucune chaleur en eux. Ce qu'il faudrait, c'est garder l'île et vendre ses habitants aux Tchétchènes. Là, oui, j'achèterais une maison. »

Il avait loué une maison dans un village charmant, mais nauséabond, au nom turc de Samzun. Il n'y était resté qu'une nuit. Ce village était beau en carte postale. Quant à y rester quinze jours… Le soir de son arrivée avait été marqué par une bagarre juste devant la maison. C'étaient deux frères qui se battaient parce que l'un avait couché avec la femme de l'autre. La bagarre se termina en grandes embrassades après que la femme, laide, eut juré à son mari qu'elle ne recommencerait plus. Il ne put dormir de la nuit, il y avait un chenil qui donnait juste sous la fenêtre de sa chambre. Les chiens passèrent la nuit à aboyer.

Le deuxième soir, il choisit d'aller au Grand Large. Il y resta les quinze jours.

~

Nathalie aimait ses parents.

Son père, un ancien résistant, soixante-douze ans, était éditeur de livres d'art. Il dirigeait la maison créée par son grand-père qui avait connu tous les impressionnistes. Lui avait grandi avec les surréalistes. Il vivait moins de six mois par an en France et sa maison d'édition était à Vaduz, au Liechtenstein, d'où il publiait encore trois ouvrages par an. Il était fortuné, mais elle ne savait pas à quel point. Elle savait qu'il possédait des tableaux qui n'avaient pas de prix. Marie-Hélène, sa mère, cinquante-cinq ans, avait été critique d'art, et c'est à l'occasion de son premier article consacré aux éditeurs qu'elle fit la connaissance de son futur mari. Elle n'avait pas vingt ans. Deux ans après, ils eurent leur premier et dernier enfant.

Nathalie avait passé son enfance entre Paris, New York, où ses parents possédaient un appartement à Tribeca, et de nombreux voyages à travers le monde. Elle avait eu une scolarité particulière. Lorsqu'ils restaient plus de trois semaines à un endroit, sa mère essayait de l'inscrire dans une école privée et s'occupait de son éducation en français. Très tôt elle apprit l'espagnol, le portugais, le japonais et l'islandais. Quand elle rentrait en France, elle regagnait une école bilingue français/anglais. Lorsqu'elle eut neuf ans, ses parents décidèrent d'acheter un appartement à Londres et d'y élire domicile six mois par an. Elle connut les meilleurs collèges. Cambridge et Oxford où elle fit la connaissance de William Clinton, devenu plus tard Bill Clinton. C'était au cours d'une soirée où quelques cigarettes exotiques étaient passées des uns aux autres.

Ensuite, elle alla deux ans à Montreux en Suisse. Elle eut comme camarades de classe les enfants des plus puissants de cette terre. Inconnus du grand public.

Son père lui avait conseillé de faire Harvard ou Yale. Princeton à la rigueur, mais elle choisit de passer un an à la Sorbonne, en philo.

Elle n'était jamais allée à Harvard, Yale ou Princeton. Elle avait rencontré Pierre Deweare…

Son père lui avait fait connaître tous les terrains de golf du monde. À soixante-douze ans, il scorait encore 3 de handicap… Elle tapait de temps en temps le club et affichait une moyenne de jeu à 8 de handicap. Sans se fatiguer. Elle aurait pu facilement descendre à 1 si elle avait daigné travailler ses puts et ses sorties de bunkers, et rejoindre ainsi les meilleurs scores de sa mère.

Elle aimait ses deux enfants, Juan et Elaine qui avaient respectivement sept et huit ans.

~

Trois ans plus tôt, ses parents avaient acheté une maison à Killarney. « C'est plus beau que Montreux et plus chic que Genève… » Son père avait été catégorique. La première année elle y avait passé tout le mois de juillet. Juan et Elaine y étaient heureux, Pierre était venu les rejoindre huit jours. Elle était repartie le cœur brisé pour le retrouver sans les enfants. Ses parents gardaient toujours les enfants plusieurs mois par an.

Cela avait fait l'objet de nombreuses discussions avec Pierre, ses parents et les enfants. Son père défendait le point de vue d'une société qui restait à créer où les grands-parents élèveraient leurs petits-enfants.

Il avait réellement réfléchi à la question, n'avait omis aucun aspect juridique, patrimonial, successoral et même patronymique. Il y voyait plusieurs raisons. Les grands-parents, disait-il, ont plus de temps libre, pas de souci de carrière, ils ont plus d'expérience, ne sont pas pris dans la mouvance et le tumulte de la vie amoureuse et sont généralement plus fortunés. Stabilité : les parents peuvent divorcer, se séparer, se retrouver, avoir une multitude d'aventures, sans qu'il y ait le déchirement de la séparation, des déménagements et les drames qui les accompagnent. Disponibilité : puisqu'on est moins occupé professionnellement parlant à soixante-dix ans qu'à quarante. Sagesse et maturité d'esprit, quand la longue expérience de la vie a su en principe marquer de son empreinte leurs réflexions et actions. Amour et raison, car ils ne souffrent plus de la même manière des traits affectifs névrotiques qui peuvent surgir de-ci de-là.

Il était inutile de lui opposer des objections. Aucune ne trouvait grâce à ses yeux. Il avait réussi à convaincre Pierre en lui affirmant qu'il y avait là une œuvre subversive à accomplir. Imaginez, lui avait-il dit, prenez simplement le droit des successions, qui est le droit le plus conservateur et le plus stupide qui soit. Imaginez que l'ordre successoral soit modifié ainsi, les enfants n'héritant plus des parents, mais des grands-parents… Prenons un écart moyen de vingt-cinq ans entre les générations. Lorsque l'enfant a vingt-cinq ans, les parents en ont cinquante et les grands-parents soixante-quinze. En moyenne, les enfants se retrouveraient héritiers, si l'on s'en tient à l'espérance de vie, entre vingt-cinq et trente ans. C'est-à-dire à l'âge où ils ont le plus de capacités intellectuelles, le plus d'idées, une grande forme physique et un désir certain d'entreprendre. N'oubliez jamais que la Révolution française est l'œuvre de la jeunesse : Hoche, maréchal à vingt-quatre ans… Saint-Just, Danton, Maximilien et j'en passe, quel âge ? La jeunesse est éminemment révolutionnaire. C'est pour cela que tout est fait pour la brimer, lui couper tout moyen, l'infantiliser… Lénine, Trotsky, quel âge ? Ce monde est dirigé par des vieux cons et c'est bien pour cela qu'il va très mal… La jeunesse au pouvoir, aux affaires, et que les vieux s'occupent des biberons, des couches, des casseroles et des devoirs…

C'est à ces derniers arguments que Pierre céda définitivement. Il avait demandé à quels grands-parents il fallait confier les enfants. Ceux du père ou ceux de la mère ? À tour de rôle ou de manière exclusive ?

Cette question était purement théorique car il n'avait jamais connu son père, et sa mère était décédée quelques années plus tôt. Elle revenait d'une escalade de l'Everest. Elle n'avait que soixante-cinq ans, se tordit la cheville sur un trottoir de Katmandou et tomba sur la route au moment où un pousse-pousse passait à pleine vitesse. Il se renversa sur elle et lui brisa la nuque.

Il ne pouvait jamais parler des circonstances de la mort de sa mère sans déclencher l'hilarité générale. C'était désormais un secret qu'il partageait avec Nathalie. C'était avant la naissance des enfants.

Nicolas avait répondu qu'il fallait prendre le contre-pied de la bourgeoisie et de la noblesse, qu'il fallait se moquer des traditions et faire la nique aux conservatismes. Il fallait confier les enfants aux parents de la mère… Et il fallait aller plus loin. Donner aux enfants le nom de leur mère, ce ne serait que justice et on saurait avec certitude qu'ils portent le nom d'un de leurs parents…

Pierre savait que ses beaux-parents feraient tout pour le bonheur des enfants. Il savait que leur présence leur donnerait le goût de vivre quelques années de plus en pleine forme, d'atteindre quatre-vingt-dix ans sans problème… Qu'il resterait sans conteste le papa…

Ils décidèrent de tenter l'expérience. Juan et Elaine auraient une vie remplie de voyages, de découvertes et d'amour.

~

Cela faisait trois ans que c'était ainsi. Les parents de Nathalie s'occupaient de la scolarité des enfants. Ils avaient la vie qu'elle avait eue. Ils étaient heureux et épanouis. Elle les voyait en moyenne six mois par an. Mais ne restait pas plus de trois semaines sans se rendre là où ils étaient… Ce n'était pas le cas de Pierre. Et c'est sans doute pour cela qu'il avait projeté un tour du monde à la voile en famille pendant deux ans. Elle le soupçonnait de vouloir reprendre ainsi ses enfants près de lui en permanence. Ils n'avaient pas encore abordé la question. Il était trop tôt, pensait-elle, et cela ne servait à rien. Mais elle voulait qu'il prenne en compte le désir des enfants. Jusque-là, elle ne les avait jamais entendus émettre le moindre souhait d'effectuer un tour du monde à la voile… Et puis ils avaient leurs petites habitudes. Janvier à Maurice et au Chili, février en Australie et au Japon, mars à Gstaad, en Autriche et au Liechtenstein, septembre à Killarney…

Depuis trois jours il était de mauvaise humeur. Juan et Elaine le sentaient. Non pas qu'il soit désagréable avec les enfants. Non ! Ni avec Marie-Hélène. Mais il parlait moins et ses pensées semblaient toujours partir au même endroit.

Ses amis du club-house avaient compris et souriaient gentiment. Ils avaient tous les soirs un compte rendu détaillé de ses exploits matinaux par Peter Mac O'Neil, le responsable du bar, lui-même excellent joueur et vice-président du club de Killarney. Nicolas ne faisait là qu'un péché d'orgueil… Depuis trois jours il arrivait sur le parcours bien avant l'ouverture du club-house. À 7 heures sonnantes – 8 heures en France – il attaquait le trou numéro 5. Le premier jour, il était là avec ses deux petits-enfants. Le deuxième jour, tout comme aujourd'hui, seul Juan était venu.

Peter Mac O'Neil, le regardait en souriant. Il était un peu en avance. Il prit son caddie. Ils seraient trois à attaquer le premier parcours à 8 heures du matin.

Cela faisait trois jours que sa première balle arrivait dans le bunker du trou numéro 5. Et toujours au même endroit. Ce numéro 5 n'était pas répertorié comme difficile. Les débutants y faisaient facilement le par.

Lui, c'était avant, il y a trois jours, sur les dix-huit trous du premier parcours, qu'il faisait le par. Des fois 3 en dessous et quelquefois 1 au-dessus. Là, à cause de ce satané numéro 5, il scorait à 8 au-dessus. Comme sur les parcours les plus difficiles du sud de l'Espagne et du Portugal. Le trou numéro 5 était un par 3. Il le faisait en cinq ! Au trou numéro 6, il était perturbé et puttait 3 fois. Idem au 7 et au 8.

Ce numéro 5 hantait ses pensées. Tout ce qu'il faisait le ramenait à lui. Il saisissait sa fourchette au déjeuner, et hop, son inconscient lui disait : « Si tu tiens ton club comme une fourchette, t'étonne pas de foirer au 5… » Et son déjeuner était gâché… Il prenait un verre de vin et « voilà ce qui arrive aux alcooliques, ils picolent et après ils ratent le trou numéro 5… » Il prenait un verre d'eau et laissait son Château du Tertre de Roteboeuf dans son verre. Il n'osait plus parler de peur de s'entendre penser : « C'est bien de faire le beau parleur, mais tu ferais mieux de réussir au 5 ». Cela faisait trois jours et trois nuits que sa vie était devenue un cauchemar. Il faisait tout pour ne plus y penser. Le golf n'est qu'un passe-temps, se persuadait-il. Mais rien à faire.

Comme tous les matins, il se réveillait à 4 heures. Préparait son déca, ses céréales et une omelette à la ciboulette, parfois au crabe ou à l'araignée. Depuis trois matins, il n'était pas encore à table que déjà il entendait : « T'es doué pour la cuisine… » Il commençait par faire comme si de rien n'était.

À 5 heures, il se mettait à son ordinateur pour écrire en écoutant Tchaïkovski, toujours la *5e Symphonie,* que suivait Chopin, *Impromptus, Nocturnes* et *Fantaisies pour piano.*

La *5e Symphonie…* 5 heures… Il voulait changer de fuseau horaire.

Depuis deux jours il commençait par Chopin et avait remplacé la 5e de Tchaïkovski par la 4e de Beethoven.

Dès qu'il tapait sur son clavier, ça recommençait : « Tu vois, tu ferais mieux d'écrire toute la journée, ou de faire de la cuisine, tu rendrais au moins service… »

Il n'y prêtait pas attention, écrivait, mais écrivait mal…

« Y a pas que le 5 que tu rates… » Pour la première fois depuis des décennies, il avait du mal à respecter son propre style.

D'habitude, il écrivait jusqu'à 7 heures 30 pour ensuite préparer les petits déjeuners de Marie-Hélène et des enfants et être prêt pour son golf vers 10 heures.

Là, il préparait les petits déjeuners à 5 heures 30… Partait à 6 heures 30 au golf. Tout le monde dans la maison s'était habitué à ces brusques changements et plutôt dans la bonne humeur. Le premier matin, il emmena les enfants avec lui. Ils étaient fous de joie. Le deuxième, ainsi que le troisième, seul Juan avait insisté.

~

Il avait suggéré à Marie-Hélène d'écourter leur séjour, d'aller en Californie. Cela faisait longtemps qu'ils n'y étaient pas allés. Disney World ferait plaisir aux enfants. Et là-bas, il y avait de vrais golfs… Mais la petite voix intérieure s'était réveillée, « ce que c'est que la lâcheté… » Il renonça à son projet de départ, il affronterait l'ennemi. Il ferait face, le torse bombé et le regard fixé sur la ligne bleue des Vosges.

Il resterait comme prévu à Killarney et se jouerait de ce trou numéro 5 de rien du tout !

~

— Tu vois, Peter, là, je vais viser le bunker. Au moins si j'y suis, c'est que je l'aurai voulu…

— Bonne tactique Nicolas, bonne tactique… Pourquoi ne pas y avoir pensé plus tôt ?

Nicolas ne répondit pas. D'habitude il prenait son fer 8. Il décida de la jouer décontract'et demanda à Juan de sortir le 9. Peter était impressionné… Lui jouerait avec le 7.

Il prit place, respira calmement, redressa son buste, remua ses épaules, plaça ses pieds, tendit les bras, plaça la tête de son club à trois millimètres de la balle, pencha légèrement le poignet gauche afin que la tête du club se redresse, courba légèrement la tête, fixa la balle avec son œil droit, leva son club et tapa dans un swing léger… Il resta figé jusqu'à ce que la balle tombe… En plein milieu du bunker…

— C'est bien, papy, c'est bien. Tu l'as voulu. C'est bien, ça…

Peter Mac O'Neil ne savait pas comment réagir. Nicolas avait parfaitement bien joué. C'était incompréhensible. Le vent peut-être. Mais tous les matins, à la même heure du vent, juste au-dessus et seulement au-dessus du trou numéro 5, c'était quand même étrange. Il prit place, et sans autre forme de procès plaça sa balle plein green, à cinquante centimètres du trou.

Calmement, ils se rendirent au bunker. Nicolas garda son 9. Il ne se posa pas de question non plus. C'était là qu'il fallait qu'il donne le meilleur de lui-même et qu'il fasse taire cette petite voix en lui… Il se plaça, ouvrit la tête de son club, et avec beaucoup de calme, tapa la balle. Nicolas avait mis de l'effet. Du sable partit avec. Elle monta au-dessus du green, tomba à trente centimètres en amont du trou, se dirigea vers le *fairway*, inversa sa trajectoire, roula lentement jusqu'au trou, tomba dedans en tournant sur elle-même comme une toupie.

Nicolas n'entendit pas les cris de joie de Juan, ni même les félicitations de Peter Mac O'Neil…

Sa vue se troubla…

Il avait l'impression de flotter dans les airs et se voyait bouger au ralenti.

Il arrivait sur le green et sa balle n'y était pas...

« Je t'ai eu », s'entendit-il dire.

Et puis la douleur arriva, dans le dos d'abord, dans le haut du bras gauche et dans la poitrine ensuite... Il tomba en vrille et son corps toucha le sol de côté. Un flash noir lui passa devant les yeux. Il voulait parler mais n'y arrivait pas. Il vit le regard inquiet de Juan, le flash noir revint et tout s'arrêta.

Cela faisait quinze minutes que Son Excellence Madame l'Ambassadeur des États-Unis attendait dans le fumoir réservé aux audiences du Premier ministre. De toute sa carrière diplomatique, elle n'avait jamais connu pareille convocation. Nous étions en France. Et les Français, surtout lorsqu'ils ont la moindre parcelle de pouvoir et d'autorité, avaient tendance à se prendre pour les descendants directs de Louis XIV.

Que pouvait bien lui vouloir le Premier ministre ?

L'entrevue fut de courte durée.

Elle ressortit avec deux photos sur lesquelles il y avait quatre hommes. Soi-disant agents de la CIA, qui se livreraient à des activités d'espionnage économique. S'ils n'avaient pas quitté le territoire national d'ici trois heures, ils seraient arrêtés et jugés après une longue détention provisoire. Elle possédait leurs noms, prénoms et adresses. Elle n'aimait pas la CIA.

Elle avait là un motif d'envoyer un câble au département d'État à Washington pour se plaindre une nouvelle fois de l'action de clandestins qui interféraient dans les relations diplomatiques entre la France et les États-Unis. Mais peu de gens à Washington faisaient la différence entre la France et Panama. Certes, la France n'était pas vraiment une démocratie et la seule constitution démocratique qu'elle ait eu, celle du 24 juin 1793[43], ne fut jamais appliquée. Elle se souvenait de ses cours de sciences politiques et de la brève période où la France eut un régime démocratique, entre le 23 février et le 23 avril 1848. Comme la corruption y était tout aussi efficace que dans les républiques bananières, peu de gens à Washington comprenaient qu'il était impossible

[43] Bien qu'il faillît attendre le 4 février 1794 pour l'abolition de l'esclavage, qui sera rétabli le 20 mai 1802 par le consul à vie, Bonaparte.

d'agir en France comme dans n'importe quel pays du tiers-monde : il y avait un État organisé, un Parlement de deux assemblées, qui ne servaient certes à rien mais qui existaient, et tous les sept ans des élections présidentielles. Et puis la susceptibilité française qu'explique le syndrome Louis XIV.

Dès qu'elle serait dans sa voiture, elle appellerait le deuxième secrétaire de l'ambassade, le chef de la CIA en Europe, et lui ordonnerait de faire regagner leur bercail à ses deux protégés. Il serait obligé d'appliquer ses directives, ses deux agents devaient être logés par tous les services français... Clinton ne pouvait pas se payer le luxe d'un conflit diplomatique avec la première puissance militaire d'Europe de l'Ouest. Les Français avaient quelques dossiers, y compris sur la Bosnie et l'Irak. L'un des derniers en date concernait la tentative de manipulation du Chancelier Kohl. Clinton avait assuré à ce dernier que les satellites américains avaient repéré quarante mille soldats irakiens fonçant vers le nord du Kurdistan et autant vers le Koweït. Or le satellite français Hélios I n'en avait repéré que cinq mille allant vers le nord et aucun vers le Koweït... Il se jouait actuellement la suprématie américaine absolue dans l'espace. Il ne fallait pas que l'Allemagne participe au financement d'Hélios II. Les États-Unis voyaient d'un mauvais œil la possible indépendance de l'Europe en matière d'observation par satellites...

Leblanc savait depuis la veille au soir qu'il devait se rendre à 8 heures quai des Orfèvres pour y rencontrer Prenzi le Corse, son patron.

Une partie de la police française était dirigée par des Corses. Les Corses dirigeaient aussi une partie du milieu. Parfois il y avait cumul et croisements, les Corses ont le sens de la famille.

— Le procureur avait été clair, non ? Classement sans suite... Alors qu'est-ce que vous foutez ?

Il lui tendit un jeu de photos où on le reconnaissait.

C'était samedi place de la Bastille... « La DST était sur le coup. » Il se trouvait pas mal.

— Combien de coups de fil ai-je reçus dimanche ? À votre avis ? Le ministre en personne. Il faut vous reprendre, bordel ! Vous êtes le meilleur de la brigade... Vous, mon adjoint. Qu'est-ce que vous voulez ? De l'avancement ?

Leblanc ne répondit pas et tourna simplement les talons en direction de la sortie. Une fois cette dernière franchie, Prenzi le rattrapa et lui tapa l'épaule.

— Attention Leblanc, vous n'êtes pas en province, il ne s'agit pas de petits notables de merde. Vous jouez gros...

Leblanc se retourna et reprit la direction du bureau de son boss, qui s'écarta pour le laisser passer et claqua la porte.

— Qu'est-ce que vous voulez dire ?

— Vous savez ce que cela vous ferait, une éviction sans traitement ? Une balle dans la tête ? Mais ouvrez les yeux. Je ne sais rien. Mais enfin merde, si le ministre m'appelle, c'est qu'il y a quelque chose, non ?

— Qu'est-ce que vous avez ?

— Moi rien, mais le ministre, apparemment... Pourquoi filiez-vous le directeur financier de Worldpharma ? Et surtout, pour qui ? Qu'avez-vous à voir avec la CIA ? Pourquoi opériez-vous en couverture ?

— Qu'est-ce que vous racontez ?

— Ne jouez pas au plus fin. Vous savez ce qu'ils vont vous faire, les malades de la DST ? Ils en ont rien à foutre, eux, de la procédure pénale. Rien ! Ils vont vous pendre par les couilles et vous chauffer au chalumeau... Vous êtes mal barré, Leblanc. Trois mecs ont passé leur dimanche à éplucher tous vos dossiers. Ils savent tout de vous. Trang a été repéré. Votre version d'exercice professionnel, personne ne l'a gobée !

— Qu'est-ce que vous racontez ?

— Fermez-la un peu ! Merde ! Il a fallu que je me batte des heures pour que ce soit à moi que vous ayez à faire ce matin... Vous savez où vous devriez être à cette heure ? Alors merde ! Respectez-moi et arrêtez de me prendre pour un con, nom de Dieu !

Leblanc s'assit et écouta.

— Ils n'ont rien trouvé... Mais ils sont enragés. Je ne sais pas dans quel merdier vous vous êtes fourré, mais enfin, bon. Vos états de service sont excellents, vous devriez prendre ma place dès mon départ... Ils veulent être assurés que vous n'avez rien à voir avec la CIA. Je leur ai donné ma parole. Ils veulent savoir pourquoi vous collez le train à Langlet. Vous avez intérêt à avoir une version cohérente et plausible...

Et arrêtez de prendre les gens pour des cons. Jouez franc-jeu, c'est votre seule chance...

Leblanc réfléchit.

— Je leur ai dit que vous aviez gardé en vous le traumatisme de la disparition de votre femme... Que le chirurgien qui l'avait opérée avait merdé, il était saoul... Il était saoul et député de la majorité d'alors, la même qu'aujourd'hui. Il avait un père trop haut placé. Je leur ai expliqué votre sens du devoir et de l'État, vous avez renoncé à toutes plaintes... Que votre carrière ne devait rien à ce geste, mais uniquement à vos qualités professionnelles. Ils ont vérifié. Ça les a calmés...

— Comment savez-vous tout cela ?

— Mais vous ne connaissez pas encore la maison, Leblanc ? Mais putain, vous rêvez ? Il me faut un rapport circonstancié sur ce que vous voulez à Langlet. Tous les détails... Je vous laisse mon bureau. À 11 heures je vous retrouve, on en parle, on déjeune ensemble, je vous invite, et à 13 heures on est place Beauvau[44]...

Prenzi s'apprêtait à sortir. Leblanc s'était relevé et hésitait. Prenzi se retourna.

— Vous n'avez pas le choix, Leblanc ! Connaissez-vous la forêt de Rambouillet ? Celle de Fontainebleau ?

Leblanc comprit l'allusion.

C'étaient, disait-on, les forêts où tous les services de police et de renseignement français enterraient leurs victimes[45]... Trois ou quatre par an, tous services confondus, pas plus. Les commandos mis à disposition de la DGSE, autrefois basés à Aspreto[46], étaient, selon certains, parfois utilisés. Béton, et direction Lorient ou Toulon.

— Leblanc, déconnez pas. On tient à vous. La vérité, toute la vérité. N'oubliez pas : rien que la vérité ! À 13 heures, je ne peux plus rien pour vous...

---

[44] Siège du ministère de l'Intérieur, en face de l'Élysée.

[45] C'est en forêt de Fontainebleau, sous un gouvernement de gauche, que fut retrouvé le corps du pasteur Doucé, homosexuel, après qu'il eut fait l'objet d'une surveillance très particulière d'un service des renseignements généraux qui cherchait à le manipuler.

[46] Ex-base militaire des nageurs de combat servant de soutien à la DGSE, les services secrets agissant à l'extérieur du territoire national. Mitterrand fit fermer cette base suite au sabordage du Rainbow Warrior à Auckland par leurs commandos. C'était pourtant sur ses ordres qu'ils avaient agi.

9

PEGGY ALLISON SÉCHAIT LES TIRAGES PHOTOS. Elle avait à sa disposition un atelier que son agence avait loué. Elle pouvait même faire des tirages couleurs. Elle ne s'était pas couchée, avait retrouvé James et John à 4 heures à l'Ermitage, un petit hôtel de Montmartre, rue Lamarck. C'est là que les deux compères avaient établi leurs quartiers. Elle était au Concorde Lafayette. Le petit labo qu'elle utilisait se trouvait à trois minutes à pied. Ensemble ils avaient fait le point. Toute la surveillance de la maison de Deweare était organisée. Une première « visite » avait eu lieu, avec pose de micros et autres gadgets. Elle les quitta à 4 heures 30, leur laissa la Twingo, leur donna rendez-vous à Worldpharma le lendemain à 8 heures et prit un taxi.

Officiellement, ils étaient censés représenter une fondation américaine, il était bon qu'ils se montrent à Worldpharma.

Les photos n'étaient pas mal. De vrais clichés d'agence pour gens célèbres en lune de miel... Ce n'était sans doute pas ce que devait rechercher son client. Elle se remémorait le rapport oral qu'elle allait lui faire. Elle arriverait avec dix minutes de retard. De toute façon ce rendez-vous était de pure forme. Rencontrer le client, lui faire part des premiers résultats, lui transmettre les photos et lui faire le compte rendu des activités de la cible.

Il restait à mettre au point le cadre définitif de sa mission. Elle n'était pas venue en France pour prendre de simples photos. Sa spécialité restait la manipulation psychologique et la déstabilisation. Elle savait qu'elle y arriverait. Elle savait que ce serait difficile. Elle savait qu'il souffrirait beaucoup. Elle se demandait pourquoi ses clients voulaient Deweare. Elle savait qu'elle n'aurait jamais de réponse à cette question.

Les raisons pour lesquelles elle intervenait lui étaient rarement données. Et lorsqu'on lui en donnait, ce n'était que mensonges et morale. Elle avait appris que le mensonge faisait souvent bon ménage avec la morale.

Ce n'était pas son problème. Son problème, c'était son chèque tous les quinze jours.

~

Il avait tout fait pour ne pas réveiller Nathalie et avait réussi. Il avait hésité entre un costume qui avait plus de six ans, celui que venait de lui acheter Nathalie et sa tenue habituelle, jeans, chemise américaine et mocassins Sené. Il opta pour la tenue habituelle. Il gardait le costume Gérard Sené pour le lendemain.

C'était la dernière fois qu'il utilisait son Austin pour aller à la clinique. Le lendemain, il aurait sa voiture de fonction avec chauffeur.

Il aimait le matin sur Montmartre. Il aimait Nathalie, il aimait ses enfants, il aimait la vie.

~

Rêveries matinales. Il faillit emboutir une Twingo qui se trouvait à l'entrée du parking du personnel de la clinique et qui n'avait rien à y faire. Il remarqua l'immatriculation : 56, département du Morbihan.

Presque toutes les places du parking de la direction étaient occupées. Un lundi matin à 7 heures 30. C'était bien la première fois que cela arrivait. Un pot était organisé en petit comité, mais seulement à 16 heures. La vraie réception en l'honneur de sa nomination, où le ministre de la Santé devait officiellement donner l'autorisation d'entamer la phase d'expérimentation humaine, n'aurait lieu que le lendemain, après la réunion du conseil d'administration de Worldpharma.

~

Aujourd'hui était un jour sans. Un jour d'attente. Un jour étrange. Il n'était plus anesthésiste-réanimateur, il n'était pas encore directeur du département Recherches et innovations de Worldpharma. Poste important. Le département Recherches et innovations absorbait à lui seul 63 % du budget de fonctionnement du groupe. Plus de six cents scientifiques, répartis aux quatre coins de la planète, du pôle Sud au pôle Nord, y travaillaient. Aucun domaine de la pharmacologie n'était ignoré. La politique du groupe, initiée par Lucien de Breuil, était une politique de conquêtes. Conquêtes géographiques et conquêtes économiques basées sur l'innovation. Il ne fallait pas laisser le temps aux autres de respirer. Sans cesse proposer de nouveaux produits, trouver de nouvelles molécules. « Chercher, chercher encore et encore chercher » était la devise écrite du département... L'actuel numéro 2 était nommé conseiller du président pour les relations internationales. Ce n'était pas un poste honorifique, les problèmes juridiques posés par les activités internationales de Worldpharma étaient nombreux. Ce n'était pas une promotion non plus. La seule promotion possible pour le numéro 2 est de devenir numéro 1. Et la place était définitivement prise.

Il devrait gérer toutes les études et recherches. Ce serait désormais sous sa responsabilité que sortiraient tous les nouveaux médicaments du groupe, et quand on sait que le lancement mondial d'un nouveau médicament revient à cinq cents millions de dollars... Il allait être à la tête de ce qui était la force du groupe, son succès et sa puissance. Et cela ne le faisait même pas bander ! Seule Nathalie y arrivait... Il se donnait deux ans. Dans deux ans, il entamerait son tour du monde... Avec Nathalie et les enfants. Il rêvait et ne savait pas que de Breuil préparait lui aussi une nuit de la fusion. Une nuit à six milliards de francs, celle-là. Six milliards de francs, pour lui, pour lui seul.

~

Son Austin tranchait avec la BMW cabriolet de Langlet, la Safrane de Chastain, directrice administrative de la clinique, et le coupé Mercedes de Leroy qui n'était pas encore là. C'est la première fois qu'il se garait à l'emplacement qui lui était réservé. Pourquoi ? Il ne le savait pas.

~

Les deux hôtesses d'accueil le regardaient toujours arriver avec un grand sourire. Le docteur Deweare n'était pas un docteur comme les autres. Il était aimable, sympathique, souriant et surtout fidèle. On ne lui connaissait aucune aventure. Aucune infirmière n'avait réussi à le mettre dans un lit. Il ne prenait personne de haut et n'avait jamais joué de son statut pour obtenir le moindre avantage que ce soit...

Il les saluait tous les matins d'un petit signe de la main ou de la tête en se rendant vers les ascenseurs.

Elles se mirent à rougir. Contrairement à son habitude, il ne prenait pas la direction des ascenseurs, mais la leur... Elles se regardèrent, inquiètes.

— Vous venez boire un café ?

— Un café...

— Oui, un café, ou alors un thé, un chocolat... Mais si vous préférez un verre de vin, cela ne pose pas de problème.

Elles se regardèrent...

— Et ne me dites pas que vous ne pouvez pas laisser tomber votre poste, vous avez quinze minutes d'avance... C'est la dernière fois que je vous le propose...

Elles se seraient bien levées d'un seul coup mais elles n'y arrivaient pas...

— Oui, dit l'une...

— Oui, dit l'autre...

— Eh bien voilà, retrouvez-moi à la cafet'. Je vous commande quoi ?

— Euh... Deux cafés, répondirent-elles en même temps.

Il croisa une infirmière du bloc qui, vu les cernes sous ses yeux, venait sans doute de terminer sa nuit. Il y avait dû avoir des urgences. En principe le personnel de nuit est relevé à 6 heures, mais chaque équipe de bloc termine son intervention. Il la regarda pour la saluer, elle fuit son regard. Il s'avança vers elle, elle fit demi-tour et se dirigea vers les toilettes.

La cafet' du personnel était bourrée d'administratifs qui allaient prendre leurs postes. Il se fraya une place au comptoir.

— Un café, docteur ?

— Un déca et deux cafés.

— Un déca et deux cafés.

~

Désiré de Hautefrance, technicien de surface qui avait la responsabilité du balayage des couloirs des sous-sols, Martiniquais d'origine, arrivait avec son neveu Charles qui travaillait en cuisine. Ils devaient leur place au célèbre poète Aimé Césaire, père de la « négritude » et accessoirement député-maire de Fort-de-France, relation du groupe Worldpharma.

Ils cherchèrent une place au bar. Ils furent accueillis par de discrets quolibets : « La place est prise, les bamboulas... » Ils allaient quitter la cafet'. Deweare les invita à ses côtés.

— Messieurs, il y a de la place ici. Je vous offre un café ?

Le neveu et son oncle le remercièrent d'un sourire mais préférèrent regagner la sortie.

Huit heures allait bientôt sonner. Les lieux se vidèrent en trente secondes. Les deux hôtesses arrivèrent, les joues encore toutes rouges.

— Vos cafés arrivent.

— C'est vraiment gentil. Alors vous allez nous quitter, docteur ? Vous nous manquerez...

— Vous quitter, vous quitter, je serai à Worldpharma, c'est tout.

Les trois tasses arrivèrent sur le comptoir. Le barman mit le déca devant lui. Deweare plaça les tasses de café face aux hôtesses.

— Vous serez libres à 16 heures ?

— Nous le serons toutes.

— C'est gentil, ça. Bon, j'y vais. Au pot de cet après-midi...

Il se dirigea vers les ascenseurs. Il croisa des personnels administratifs, en retard, qui le saluaient fort aimablement. Il appuya sur le bouton d'appel des ascenseurs.

Leroy était troublée. La mort de Clerk était une mort annoncée. Cela lui faisait plus que bizarre d'y avoir participé, comme ça, de loin, de très loin. Lorsque Langlet lui avait demandé une ampoule de curare, elle n'avait pas voulu poser de question. Après tout, on pouvait faire une multitude de choses avec du curare. On ne refuse rien à son amant, et encore moins au directeur financier du groupe qui vous emploie.

Elle était convaincue de la nécessité de neutraliser Deweare. Sa mise à l'écart ne pouvait que lui profiter. Le départ de l'actuel directeur du département Recherches et innovations était annoncé depuis trop longtemps pour qu'il ne soit pas effectif. Il y avait eu un clash entre lui et de Breuil. Derrière Deweare, il y avait qui ? Elle, rien qu'elle.

~

Elle avait passé la nuit aux Chandelles avec un jeune sous-préfet détaché au cabinet d'un ministère quelconque, celui de la Communication, croyait-elle se rappeler… Elle l'avait rencontré avec Langlet à une remise de médailles. Il ne lui avait pas parlé, simplement glissé sa carte dans son manteau au vestiaire. Cela faisait cinq fois qu'il l'invitait dans une boîte à partouze et payait avec l'argent du cabinet. Il était marié à une aristocrate un peu coincée… Elle adorait se faire tripoter par des inconnus, ne disait jamais non aux jolies femmes qui se couchaient sur elle, la tête vers le bas. Là, elle aurait aimé sucer toutes les queues qui passaient à sa portée. Cela lui arrivait quelquefois d'en avoir une, mais avec préservatif.

Se faire prendre par derrière devant cinq mecs qui se branlaient face à elle l'aurait ravie. Mais à chaque fois que des mecs la regardaient, ils n'étaient pas seuls et souvent se faisaient sucer par d'autres nanas…

De toutes les boîtes échangistes un peu classes, le Deux + Deux, Chris et Manu, le Cléo, Les Chandelles était la top. On y rencontrait des comédiens, présentateurs télé connus. Ce qui l'excitait le plus, c'était l'idée de s'y rendre en Safrane de l'administration et aux frais du contribuable, auquel on expliquait en permanence qu'il fallait faire des sacrifices… Payer plus d'impôts…

~

L'ascenseur allait se stabiliser au rez-de-chaussée. C'est la secrétaire de Chastain qui lui avait laissé un message vers 6 heures, elle sortait tout juste de la boîte. Lucien de Breuil voulait la rencontrer de toute urgence. Il la reçut seule. Il lui expliqua qu'il était arrivé un drame dans la nuit, vraisemblablement un accident, ce que tout le monde espérait, mais qu'il pouvait également s'agir d'une erreur humaine. La dernière patiente de Deweare venait de trouver la mort suite à un arrêt respiratoire lié à l'anesthésie. Il ne pouvait pas en dire plus dans l'attente des résultats d'analyses demandés par Kondarowski. Lequel avait pratiqué une première autopsie, très limitée, prélèvements sanguins, cardiaque, musculaires et pulmonaires. S'il s'agissait d'une erreur humaine et que la responsabilité de Deweare soit engagée, il serait impossible de le nommer directeur du département Recherches et innovations. Ce poste était trop important. Celui qui l'occupait devait être blanc comme neige. Il ne fallait pas mettre en danger le lancement de l'Anoxydril... Celui qui allait avoir la responsabilité de son lancement international ne pouvait pas être suspecté d'avoir commis une erreur mortelle sur une de ses patientes. Cela ne ferait pas sérieux. Il lui avait demandé si elle accepterait éventuellement qu'il propose sa candidature au conseil d'administration du lendemain...

Avec habileté, elle avait répondu qu'elle ne prendrait position que lorsque les résultats d'analyses seraient connus...

~

Elle n'était pas rentrée chez elle et s'était parfumée à outrance, de peur que ses interlocuteurs sentent l'odeur de son corps mêlée à celles d'autres corps et à celle du sperme du jeune sous-préfet qu'elle avait avalé, juste avant de rencontrer Lucien de Breuil, dans la Safrane de l'administration garée sur le parking de la clinique. Elle avait besoin de se doucher et de pouvoir crier sa joie...

Les portes de l'ascenseur s'ouvraient. Elle redressa la tête pour sortir et reconnut Deweare qui lui tournait le dos.

Il allait se retourner et la voir. Elle baissa les yeux et s'engagea vers la sortie.

~

La tête en l'air, Deweare attendait et pariait que ce serait de son côté que les portes s'ouvriraient.

Avec les feux rouges, les ascenseurs, les files sur le périphérique ou sur l'autoroute, il était toujours du mauvais côté. Toujours et toujours. Il arrivait à un feu, il passait au rouge. Il se mettait à gauche sur le périphérique, ça circulait à droite et au milieu.

Il s'était fait une raison. Mais le pire était dans les boutiques ou les supermarchés. Dès qu'il arrivait à une caisse, il y avait au moins dix personnes devant lui. Personne ne se mettait derrière lui. À chaque fois il voulait tenter le sort.

Là, il paria que l'ascenseur qui arrivait lui ferait face.

La petite sonnerie le ramena à la triste réalité. Aucune lumière ne s'était allumée de son côté. Il fallait donc qu'il se retourne...

Il perçut son regard fuyant. Elle l'avait vu et ne voulait pas affronter le sien... Leroy jalouse ! Il ne l'aurait jamais imaginé...

Sa secrétaire guettait son arrivée avec anxiété. Elle n'eut pas le réflexe de baisser immédiatement les yeux. Il sourit. Elle ne put que répondre par un autre sourire. Gênée, elle baissa les yeux, reposa son téléphone et essaya de contrôler sa respiration en se remettant à taper n'importe quoi sur le clavier de son ordinateur.

Nathalie décrocha à la deuxième sonnerie. Cela devait faire une heure que Pierre était parti. Sa place était encore tiède. Au ton de la voix de sa mère, elle comprit qu'il était arrivé quelque chose de grave. Elle se leva d'un seul coup.

— Les enfants ! cria-t-elle.

— Non, les enfants vont bien. Ton père a eu...

Sa mère ne put terminer sa phrase, les larmes l'en empêchèrent...

— Papa ? Quoi, papa ?

— Une attaque, il y a cinq minutes. Peter vient de m'appeler. Il faut que tu viennes...

— Il...

— Non, mais il doit être arrivé à l'hôpital maintenant. Écoute, Nathalie...

Les sanglots reprirent...

— Écoute, il faut que je te laisse, la femme de Peter arrive pour garder les enfants, elle est avec Juan... Peter s'occupe de la réservation de ton billet. Va à Roissy tout de suite, appelle-le de là-bas. Tu passeras peut-être par Londres. J'y vais. Viens !

Bouleversée, elle composa le numéro de la secrétaire de Pierre. Cela sonnait occupé. Elle appela un taxi, place du Tertre. Réessaya la clinique, toujours occupé... Elle enfila un jeans, un pull en cachemire, ses chaussures bateau, prit dans son sac son passeport et son Amex[47].

Le taxi était déjà là.

[47] Carte American Express.

— Roissy ! dit-elle simplement sans chercher à retenir ses larmes…

Allison arriva avec très précisément dix minutes de retard. John et James étaient déjà là. Ils étaient à l'heure. Comme de vrais marines qu'ils avaient été.

Ils attendaient dans l'antichambre du bureau de Langlet. Sa secrétaire le prévint que madame Sullivan de la Fondation American Pharmacology Therapy était arrivée. Présentations de bienvenue. Il ne connaissait que les faux noms. Il en rajoutait, crainte de micros.

Charme certain et esprit dominateur, se dit Allison. Elle lui remit la copie du disque dur et les photos. Il lui tendit un papier : « Repérage domicile, inventaire de tous les documents s'y trouvant, fouille systématique avant 12 heures ce jour. » Rien de plus. Il ne devait pas avoir pris sa décision. Deweare était peut-être sauvé.

Elle lui dit simplement oui de la tête et lui remit un téléphone portable, une note pour l'utilisation et le code de mise en contact.

Il prit l'appareil et les raccompagna. Il sortit dans la cour avec eux. Elle comprit qu'il avait quelque chose à lui dire.

Elle ne savait pas ce qu'elle tapait. Elle ne voulait pas affronter son regard. Elle aurait aimé être ailleurs mais transmettre les messages faisait partie de son job.

— Allons, ne soyez pas triste, vous verrez, il sera aussi bien que moi, lui dit-il en parlant de son successeur.

Elle ne savait pas comment lui dire. Elle bloqua sa respiration et se leva. Elle se pencha légèrement. Il ne verrait que sa tête. L'embrasure de la porte cacherait le reste. Il ne la verrait pas trembler.

— Vous êtes convoqué chez Chastain.

Deweare tournait les pages de son agenda sans même les regarder. Il n'avait pas entendu. Elle se racla légèrement la gorge.

— Madame Chastain vous attend dans son bureau.

Elle avait l'impression d'avoir émis des sons, il n'entendait rien. Elle se racla la gorge.

— Hum, hum... Mad...

— Ne vous inquiétez pas, je la verrai ce soir.

Ça la mortifia. Il avait l'innocence des gens heureux. Elle sentit les larmes lui monter aux yeux.

— Il y a également monsieur Lucien de Breuil et monsieur Langlet...

Ce qu'elle redoutait se produisit. Son visage s'assombrit. Les larmes perlaient, elle ne savait plus où regarder.

— Les rapaces veulent me voir... Maintenant?

Il avait ravalé sa salive deux fois. Il se posta à vingt centimètres de son visage.

— Quoi?

Sa voix était ferme. Elle regardait à terre et ne répondit point. Il posa ses deux mains sur ses épaules. Il n'exerça aucune pression.

— Dites-moi...

Elle ne pouvait que regarder ses chaussures et sa respiration était de plus en plus saccadée.

— Mais répondez-moi!

Elle n'arrivait pas à sortir la moindre syllabe. Elle sentit ses mains se crisper. Ses bras se mirent à trembler.

— Dites-moi...

Les larmes coulaient le long de ses joues.

— Mais qu'avez-vous? C'est si difficile à dire?

— Votre dernière patiente, Alice Clerk...

— Quoi, ma dernière patiente! Quoi, ma dernière patiente?

Elle n'eut pas la force de répondre, regagna son bureau et tapa à nouveau n'importe quoi sur son ordinateur.

Il la regarda, triste de sa tristesse.

Le commissaire Leblanc n'avait pas encore écrit une ligne. Il évaluait et soupesait toutes les options.

Prenzi avait été clair. C'est de sa peau qu'il s'agissait.

Que dire? Que savaient-ils? Que croyaient-ils qu'il savait? Là était la question. Qu'imaginaient-ils? Qu'était-il susceptible de savoir? Que cachaient la mort, l'assassinat, il en était maintenant persuadé, des deux assistantes de Kondarowski ?

Kondarowski mène à Langlet, Langlet au ministre de l'Intérieur directement. Plus haut si la DST est impliquée. Langlet. L'assassinat des deux assistantes le menait à Langlet. Et Langlet est si important qu'un ministre en personne intervient. Langlet devait savoir trop de choses.

Qu'écrire ?… Écrire ce qu'ils soupçonnent ? Dissocier la mort des assistantes de Kondarowski et sa présence à la Bastille. Ils soupçonnent quoi ? Les agents de la CIA. Ils pensent qu'il opère pour la CIA. Accréditer cette version. Ne pas parler de la mort des assistantes de Kondarowski. Comment cette version peut-elle être crédible ? Et si les agents de la CIA étaient retournés ? Et s'ils s'étaient eux-mêmes plaints de sa présence ? Et si c'était eux qui l'avaient pris en photo ? Et s'il s'agissait d'une opération mixte…

Dissocier sa présence à la Bastille et la mort des assistantes de Kondarowski. Hallier, mouiller Hallier. Parler de drogue. Hallier lui a raconté le passé de Kondarowski. Hallier lui a dit qu'un certain Langlet était venu rencontrer Kondarowski. Ne pas parler du proc. La drogue. Il soupçonne Langlet de pouvoir le mener à un réseau de trafiquants de drogue. Ça se tient. C'est gros. Cela va les occuper pendant des semaines. Il veut savoir si Langlet est toujours l'ami de Kondarowski. Il veut se faire un chirurgien. La raison psychologique est importante. Ils aiment les raisons psychologiques. Il veut se faire Kondarowski pour trafic de drogue. Il voulait vérifier si cela ne risquait pas d'impliquer Langlet. Pourquoi ? Non, il voulait savoir s'il pouvait aussi mêler Langlet. En affaires et en politique, un ami ou un protégé devient souvent encombrant. Souvent et très vite. Il est bon de pouvoir disposer de ses amis. La police est essentiellement utilisée pour ça. Tenir ses amis pour qu'ils ne vous lâchent pas dans les moment difficiles pour vous, et pouvoir les lâcher dans les moments difficiles pour eux. Voilà, il veut se faire un chirurgien, Kondarowski, pour trafic de drogue, et ses investigations l'ont amené à Langlet. Langlet fait peut-être partie d'un trafic de drogue. C'est lui qui en est peut-être à la tête.

Leblanc était content de sa trouvaille. Il était certain que Kondarowski avait abandonné ses activités estudiantines et que Langlet n'y avait jamais participé. Hallier avait continué sa surveillance sur Kondarowski pendant plusieurs années.

Cette version justifiait toutes ses recherches et sa filature de samedi soir. Elle allait occuper pas mal de services pour de nombreuses semaines. Elle offrait aux protecteurs de Langlet un moyen de pression sur lui. S'ils gobaient sa version, il lui serait très vite demandé des explications supplémentaires… Il connaîtrait son sort rapidement. Si on ne lui demandait rien, il avait du souci à se faire.

Il commença la rédaction de sa version tout en réfléchissant aux développements de son enquête sur la mort des deux assistantes. Elles avaient été assassinées. Kondarowski avait forcément à y voir. Pourquoi ? Mystère !

C'est ce mystère qui l'intéressait. Quant à Langlet, il faisait forcément partie de l'intrigue. Qu'avait-il ? Rien de probant. Une obstruction judiciaire, doublée d'une intervention ministérielle appuyée par les malades de la DST.

Il se préparait quelque chose ou quelque chose s'était produit. Quelque chose d'important. Le directeur financier de Worldpharma ne pouvait pas être impliqué dans un petit truc de voyous de banlieue ou dans un petit trafic de coke. On ne faisait pas descendre deux futurs chirurgiens comme ça. Le seul lien était leur profession et le milieu médical. La clinique du Parc Orange faisait partie du patrimoine de Lucien de Breuil qui possédait Worldpharma. Cette chose avait à voir avec le milieu médical et Langlet. Cette chose avait été à l'origine de deux morts. Au moins deux morts. Les morts précèdent toujours les grands événements, les victoires ou les défaites. Il y aurait d'autres morts. Forcément. Comme celles des assistantes. Des morts étranges. Liées à la clinique du Parc Orange ou à Worldpharma. Il n'avait qu'à attendre en restant flic, et en vie.

Il mit un point final à son blanc[48]. Il ne relut pas. Il devait y avoir un gros paquet de fric en jeu. Financement politique ? Cela expliquerait l'obstruction judiciaire et l'intervention ministérielle. Il laissa le blanc sur le bureau de Prenzi et sortit. Il fut rattrapé dans le couloir par sa secrétaire.

— Je reviens, je serai là comme convenu ! 11 heures ! Prévenez votre patron que c'est sur son bureau.

[48] Note de police non signée sur papier blanc sans en-tête. Les blancs sont fréquemment utilisés.

Il se dirigea vers la sortie pour piétons en évitant le planton et le parking du personnel.

— Pour l'instant, nous en sommes au stade de la contrariété.

Lucien de Breuil vint à sa rencontre. Il arborait le sourire habituel des gens tranquilles et bien intentionnés. Chastain restait assise.

— Je crains que nous n'ayons déjà dépassé ce stade. Langlet avait l'air désespéré.

Il le toisa.

— Votre dernière patiente est morte cette nuit. Elle est tombée dans un coma profond avant de faire un arrêt respiratoire et plusieurs arrêts cardiaques. Vous auriez déconné. L'anesthésiste de garde n'a pas voulu faire de commentaire. Tout laisse à penser que vous avez commis une faute. Vous, Deweare, l'inventeur de l'Anoxydril. Et nous ne pourrions même pas faire passer cela pour un accident !

— Nous n'en sommes pas là ! intervint Lucien de Breuil.

— Nous sommes déjà dans la merde ! rétorqua Langlet.

— Nous n'avons pas encore les résultats des analyses.

— Nous avons les meilleurs anesthésistes, les analyses n'ont jamais contredit leurs diagnostics…

Langlet ne le quittait pas des yeux.

— Mais qu'avez-vous fait ? Où est-ce que vous avez merdé ? Où est le rapport d'intervention du bloc ? Il a disparu. On ne sait même pas quels produits vous avez utilisés.

— Il peut s'agir d'un accident… tenta Lucien de Breuil en haussant légèrement le ton.

Écouter, il ne devait qu'écouter. Cette histoire était abracadabrante, ne pas intervenir. Laisser l'adversaire se découvrir. Comment allaient-ils pouvoir lui mettre une erreur sur le dos ? L'intervention s'était bien passée. La carpe, il devait faire la carpe. Qui voulait sa tête et pourquoi ?

Chastain se leva. Elle retira ses lunettes en lui tendant une main qu'il saisit par automatisme.

— Venez vous asseoir. Je vous sers un café ?

— Le café, je veux bien.

— C'est une catastrophe ! Imaginez que les résultats d'analyses confirment la faute... Langlet avait pris un ton compatissant.

— Je ne comprends pas...

— Nous n'en sommes pas là. Nous n'aurons les résultats qu'en fin de matinée. C'est Kondarowski qui a fait les prélèvements. Pour l'instant, il vaut mieux que tout se passe ici. Il vaut mieux que cela reste en famille. Lucien de Breuil se voulait rassurant...

— Que faisons-nous pour le pot de ce soir ?

— Quoi qu'il se passe, il est maintenu. Nous n'aurons l'autorisation que demain. Pourvu que la commission ne l'apprenne pas...

Chastain lui tendit une tasse. Elle n'en avait fait que pour lui et elle. Il but d'un seul trait. Elle aussi. De Breuil n'attendit même pas qu'il ait fini pour lui tendre la main.

— Courage, le pire n'est jamais sûr. Je vous soutiens.

Deweare prit le chemin de la sortie. Il ne se retourna pas sur les paroles de Langlet.

— Restez à votre bureau ce matin. Dès que les résultats arrivent, il nous faudra décider de la suite... Docteur...

10

C'EST EN TOUTE SIMPLICITÉ qu'elle fit glisser la clé dans la serrure. Tout était dans la manière. Faire le plus naturellement possible. Qui allait se méfier d'une femme qui glisse tranquillement une clé dans la serrure d'une porte ?

Allison avait pris la voiture de Langlet. Conformément à ses instructions, elle l'avait garée sur le trottoir d'en face, le long d'un vignoble. Langlet lui avait conseillé de se tenir prête pour sa partie.

Les vignes étaient remplies de grappes.

John et James venaient à pied depuis la rue Ordener. Les règles de sécurité. Elle leur laisserait la porte ouverte.

~

James montra le plan à John et lui proposa un itinéraire pour rejoindre la maison de Deweare, rue Saint-Vincent. John, qui ne croyait pas en Dieu, s'était moqué de lui qui était catholique. Tout comme son grand-père paternel, un Irlandais.

— N'oublie pas ton Pater…

James n'avait pas relevé. Il venait de marcher dans une merde de chien. Il était fou de rage. S'il avait eu son flingue, il aurait allumé le premier clébard venu.

John éclata de rire. Très peu de temps. Dix mètres plus loin, c'était à son tour d'avoir de la merde sur les chaussures.

Sur le trottoir d'en face, de jeunes sans-abri se moquaient d'eux. Seule leur conscience professionnelle les empêcha de traverser et d'aller leur parler. Ils se sentaient menacés, attaqués par l'ennemi. Ils étaient furax.

Allison les avait laissés dans un véritable champ de mines. Tous les trottoirs étaient pollués. Ça puait.

— Le siècle des Lumières, la Révolution française et ses génies sont loin… Ils ont été massacrés, se calma James.

— Les Français n'ont conservé que prétention et arrogance. Rien pour le reste. Le génie et le talent ont disparu de ce pays. Tu vois, il suffit de marcher dans les rues pour s'en rendre compte, rétorqua John en riant.

James le rejoignit dans son rire. C'était la seule des choses qu'il avait à faire.

— Tu sais, une cousine de ma femme est prof de français à Frisco. Elle m'a prévenu de faire gaffe en venant ici. Ils mettent les enfants dans des écoles où il y a de l'amiante, reprit John sur le même ton.

— Ils ne savent pas que c'est dangereux ? James adorait jouer les candides.

— Mais si. Elle m'a expliqué que cela fait cinquante ans qu'ils savent que c'est très dangereux. Mais ils s'en foutent. Il paraît que ça fait gagner beaucoup d'argent de fabriquer et de vendre de l'amiante en France. Elle m'a dit que même les médecins déclaraient à la télévision que ce n'était pas dangereux.

— Ils peuvent dire cela à la télévision ?

— C'est le pays des droits de l'homme, James. La liberté d'expression.

— Ils tuent des enfants dans les écoles. C'est ça, les droits de l'homme ?

— Ils ne les tuent pas. Ils les laissent attraper un cancer de la plèvre.

— Mais les parents ?

— Ma cousine m'a dit que le général de Gaulle disait que les Français étaient des veaux. Ils votaient tous pour lui quand même. Et ils ont la Sécurité sociale, comme ça, soigner leurs cancers de la plèvre pendant des années garantit un revenu aux médecins.

— C'est horrible, feignit James.

— Elle m'a dit de ne surtout pas manger de viande et de poissons d'élevage.

— Pourquoi ?

— Ils donnent à manger de la viande aux vaches.

— Non…

— Si, ils prennent des cadavres d'animaux qu'ils cuisent en entier avec leurs microbes et virus. Ils les hachent en petits morceaux et ils nourrissent les veaux, vaches, cochons, poulets, poissons avec ça. Et ils les vendent à tout le monde et ils en donnent aux enfants dans les cantines scolaires… Le problème, c'est que, si tu manges cette viande, t'as le cerveau qui se transforme en éponge… Et après tu meurs… Elle m'a dit que ça ferait des tas de morts dans dix ans…

— Non…

— Ils appellent ça la vache folle.

— Ils ne savent pas que c'est dangereux ? James avait envie de rire. John s'était pris au jeu et il ne pouvait pas s'arrêter.

— Si, mais les scientifiques français disent à la télévision que c'est pas dangereux.

— Ils ne vont pas en prison ?

— Cela rapporte beaucoup de faire manger de la viande avariée et infectée aux animaux, on gagne vachement de fric. Il paraît qu'il y a eu un scandale et que l'affaire a éclaté après dix ans dans les journaux et que beaucoup de bouchers ont fait faillite. Et que les paysans qui avaient nourri leurs vaches avec de la viande n'arrivaient plus à les vendre.

— Ils ont trouvé les paysans qui nourrissaient leurs vaches avec cette saloperie ?

— Oui, c'est quasiment tous…

— Ils sont en prison ?

— Mais non. C'est le pays de la liberté ici. Il vont toucher des subventions.

— Ils ont empoisonné les gens pendant des années. Ils ne vont pas en prison et on va leur donner du fric ! Les contribuables se laissent faire ?

— Tu sais, c'est ici qu'ils ont vendu pendant des années du sang contaminé par le virus du sida, pour liquider les stocks et ne pas acheter des produits sains à l'étranger.

— Qu'est-ce que tu racontes ?

— Oui, si tu allais à l'hôpital et que tu subissais une transfusion sanguine, t'attrapais le sida.

— Les médecins le savaient ?

— Bien sûr.

— Ils sont en prison ?

— Non, James, c'est le pays de la liberté ici. Il paraît qu'on gagnait vachement de fric en vendant du sang contaminé aux hôpitaux qui étaient obligés de l'acheter. Ils n'ont envoyé qu'un type en prison, pour calmer les veaux.

— Putain de pays de merde. Donc ici, si t'as un môme, il attrape le cancer de la plèvre à l'école, le cerveau en éponge à la cantine et s'il doit se faire opérer de l'appendicite, il risque de se choper le sida... James avait lâché ça comme ça, sans rire.

— Ouais James, tu résumes bien. T'as toujours été fort pour les synthèses toi. À West Point[49], t'étais déjà doué...

— Les parents laissent faire cela. Ce sont des monstres !

— Non, ce sont des Français.

Ils montèrent les escaliers de la rue du Mont-Cenis, au croisement de Custine-Caulaincourt-Francœur.

— Et comment peuvent-ils concurrencer Boeing et Mac Douglas avec leurs satanés Airbus ? Ils feraient mieux de s'occuper de leurs pauvres et d'éduquer leurs concitoyens. De leur apprendre à ramasser la merde de leurs chiens dans les rues. Ils feraient mieux de protéger leurs enfants.

Ils arrivèrent au croisement de la rue du Mont-Cenis et de la rue Saint-Vincent.

Ils firent une légère pause et regardèrent la rue. La BMW de Langlet était stationnée au bord d'une vigne. Une vigne avec plein de raisin noir.

John n'en revenait pas. Il y avait en plein Paris un type qui possédait une vigne pour faire son propre vin...

— C'est vraiment un pays d'alcooliques, pouffa-t-il.

— C'est le luxe. Le mec qui a ça a fait fortune avec l'amiante, la vache folle et le sang contaminé... ajouta James.

Personne ne passait dans la rue. Face à la vigne, il y avait une rangée de maisons individuelles, collées les unes aux autres Pas de piscine, pas de terrain de basket. Personne dehors à 9 heures 30. Aucun enfant en train de jouer ou de crier. Ce devait être un quartier de retraités, se disait John.

~

Allison les vit arriver depuis la fenêtre de la cuisine. Ils avaient l'air décidés. Ils avaient l'air de ce qu'ils étaient. Des mecs sur les pieds de qui il ne fallait pas marcher.

---

[49] Académie militaire US.

Vue de l'extérieur, la maison avait l'air grande, mais toutes les pièces étaient petites. À l'hôtel aussi, elle avait remarqué que les chambres étaient minuscules, comme si elles étaient destinées à des pygmées. Les architectes de ce pays devaient construire pour des nains. Pourtant, physiquement, les Français paraissaient tout aussi grands que les New-Yorkais, et les femmes étaient d'une manière générale plus grosses que les New-Yorkaises. Comment les Français pouvaient-ils vivre dans de si petites pièces ? C'était comme leurs voitures.

Allison savait qu'on finissait toujours par être ce que l'on faisait. Elle savait que le plus intelligent des hommes, contraint de faire le métier le plus stupide de la terre, deviendra nécessairement l'homme le plus stupide de la terre. « Un boucher finit toujours par devenir boucher et par épouser les habitudes de son milieu. Premier violon, au bout de quelques années, il ne saura même plus distinguer le son d'une harpe de celui d'une clarinette. C'est cela ou la folie. C'est cela ou la mort », lui répétait sans cesse sa mère lorsqu'elle lui disait qu'elle voulait être flic.

John et James refermaient la porte derrière eux.

Le rez-de-chaussée était composé d'un couloir vide au dallage de carreaux noir et blanc disposé en diagonales. À gauche, un salon. Dans le couloir, ni meuble, ni porte-vêtements, rien. Il s'agissait manifestement d'un choix esthétique.

Au bout du salon, un jardin d'intérieur d'une cinquantaine de mètres carrés. C'était la pièce la plus grande. À gauche, un petit fumoir avec cheminée. Quinze mètres carrés maxi. À droite, une cuisine avec un bloc de travail au centre. Four, cuisinière, évier, planche à découper. Une table dans un coin avec six tabourets. Des étagères meublaient la cuisine.

Dans le jardin intérieur, un escalier menait au premier étage et au sous-sol. Le sous-sol était une cave à vin. Il devait y avoir plusieurs centaines de bouteilles.

— On sait qui est le propriétaire de la vigne… sortit John lors de la visite de la cave.

Un petit local contenait la chaudière. Le palier du premier étage donnait sur deux minuscules bureaux côté rue. Côté jardin, une grande chambre – pas plus de vingt mètres carrés – prolongée par une terrasse surplombant un jardin. C'était la chambre des parents. Elle reconnut, posé sur une des deux tables de nuit, le collier de perles que Deweare avait offert à sa femme. Au deuxième étage se trouvaient deux chambres d'enfant avec un dressing-room.

La visite ne prendrait pas plus de deux heures. Ils commencèrent par fermer toutes les issues. Elle confia le rez-de-chaussée et la cave à James, le deuxième étage à John et elle s'occupa du premier. John devait rester à proximité des fenêtres côté rue, surveiller les allées et venues et prévenir de toute visite inopportune. Ils s'équipèrent de leurs écouteurs et de leurs micro-manches.

~

Elle commença par la chambre du couple. Le lit était défait et un sac à main était resté sur les draps roses. Elle en fit l'inventaire. Nécessaire à maquillage, parfum, miroir, agenda électronique, stylo, feuille avec quelques références bibliographiques. Il y avait d'abord deux titres: *Bien conduire sa raison*, Pierre Guenancia, La découverte, Gallimard. *My Dark Places*, James Ellroy, Alfred Knopf, New York[50]. *Monsieur Rutil, le vigile*, (Paris, 1987). Et puis une liste qui la laissa rêveuse: *Les Caractères*, La Bruyère. *Le Pouvoir des fables*, La Fontaine. *Bérénice* (préface), Racine, et Horace, *Art poétique. Les Fâcheux*, Molière. *Le Père de famille*, Diderot. *Maximes et réflexions sur la poésie*, Bossuet. *Discours des trois unités*, Corneille. *Œdipe à Colonne*, Sophocle. Aristote, *La Vérité des songes.*

Il ne manquait plus que Térence et *La Poétique* d'Aristote, pensa-t-elle. « Celui qui s'engage à mener deux intrigues à la fois, s'impose la nécessité de les dénouer dans un même instant. Si la principale s'achève la première, celle qui reste ne se supporte plus… »

Allison s'assit sur le lit, la liste entre les mains. Elle était dans ce petit théâtre de Los Angeles. « Il n'y a point de milieu: on perd toujours d'un côté ce que l'on gagne de l'autre… » Son professeur de dramaturgie martelait sans cesse Diderot.

~

La femme de Deweare s'intéressait à l'art dramatique. Une intellectuelle. Elle se revoyait avec Jodie Foster…

---

[50] *Ma Part d'ombre*, titre français.

James continuait à prendre en photo les rangées de bouteilles de la cave. À chaque rangée était épinglée une liste avec le nom des crus, l'année de récolte, le cépage et deux dates, dont James imagina qu'il s'agissait de la meilleure période de dégustation. Il y avait exactement deux mille trois cent quinze bouteilles. Une majorité de vin rouge. Il remarqua du vin californien, du sud-africain et de l'australien. Il avait visité le local de la chaudière qui se mettait de temps à autre en marche pour le ballon d'eau chaude. Il y avait deux sacs. Enlever et remettre les voiles qui étaient à l'intérieur lui avait pris vingt bonnes minutes.

Il recomposa son numéro. Personne ne répondait. Le répondeur n'était pas branché. Il n'avait pas regagné son bureau. Il avait besoin de parler à Nathalie. La vendeuse de journaux du hall commençait à se demander ce qu'il faisait là. Il n'avait compris que trois choses. Clerk était morte. On voulait faire passer cette mort sur son dos. Il ne serait pas numéro 2.

Il était sûr de n'avoir commis aucune erreur. Il en était sûr. Le doute. Si malgré tout ? Il y avait peut-être un autre produit dans l'ampoule. Arrêt respiratoire. Il n'avait pas utilisé de curare. Il en était sûr. Et s'il s'était trompé… Si l'infirmière s'était trompée… Il prenait lui-même ses produits. Il les rangeait lui-même. Il s'était imposé une procédure stricte depuis le suicide de son meilleur ami.

C'était arrivé au cours de sa deuxième année d'exercice professionnel. Son meilleur ami anesthésiste était sur le même plateau. Obstétrique. Accouchement ordinaire. Tout se passa bien, sauf que la mère mourut deux jours plus tard. Septicémie[51]. Analyses de sang. On

[51] La septicémie se caractérise par le passage massif de microbes venant de foyers infectieux dans le sang. Une septicémie virulente provoque la mort en quelques heures si les antibiotiques ne sont pas adaptés aux germes à l'origine de l'infection.

retrouva des germes du genre Yersinia[52]. La famille déposa plainte. Une enquête eu lieu. Il n'y avait aucun rongeur chez la patiente. Ni chez elle, ni dans son entourage. On retrouva des germes identiques sur l'aiguille de la seringue ayant servi à la première injection de l'anesthésique. Son ami perdit sa place, sombra dans l'alcoolisme et se suicida trois mois plus tard, laissant une femme, un bébé et deux maîtresses. Il n'y avait jamais eu de rongeur chez lui, ni chez ses proches.

Ils se retrouvèrent après l'enterrement, lui et trois chirurgiens, chez l'infirmière-anesthésiste qui était au bloc le jour fatidique.

Si Deweare n'était pas allé aux toilettes, il n'aurait jamais su comment on avait pu retrouver des germes de Yersinia dans le sang de la mère. Il y avait dans la salle de bains-toilettes, une cage avec deux magnifiques hamsters à l'intérieur. La cage était pleine d'excréments. Elle ne devait pas être souvent nettoyée. Il regagna le salon. Sous un vernis rouge, il remarqua le dessous des ongles noirs de l'infirmière-anesthésiste. Il n'eut pas de mal à imaginer ce qui s'était passé. Il s'en alla sans rien dire. Il donna sa démission de la clinique sans la moindre explication. Il savait que dénoncer l'infirmière ne servirait à rien. Il repensa à Céline et à sa thèse de médecine, plutôt nulle, qu'il consacra à Semmelweis en 1924. Semmelweis qui trouva, contre la harangue de ses confrères, les raisons de la fièvre puerpérale[53] : la mauvaise hygiène des médecins eux-mêmes qui tuaient ainsi les femmes qui accouchaient en milieu hospitalier...

Depuis ce jour, personne d'autre que lui ne touchait ses seringues, aiguilles, ampoules, produits. Tout ce qu'il utilisait était enfermé dans une armoire dont lui seul possédait la clé.

~

Et s'il s'était trompé... Non, il ne s'était pas trompé. Qui dérangeait-il ? Pourquoi ? Une mort. S'il s'était trompé... Nathalie. Elle

---

[52] Germes présents chez les rongeurs et qui peuvent provoquer chez l'homme des infections sévères en cas de morsures ou de contact avec les déjections.

[53] Au XIXe siècle, le taux de mortalité des femmes qui accouchaient en milieu hospitalier était terriblement élevé par rapport à celles qui accouchaient chez elles. Contre l'avis général de ses confrères, Semmelweis comprit le premier que c'était les médecins qui transmettaient des germes d'autres malades à ces femmes, simplement parce qu'ils ne se lavaient pas les mains. Le corps médical mit de nombreuses années avant de daigner se laver les mains.

n'avait pas cours le lundi. Pourquoi ne répondait-elle pas ? Lui était-il arrivé quelque chose ?

~

Il renonça à la sixième sonnerie de sa troisième tentative. Il prit la direction de son bureau. Il ne regardait pas ceux qu'il croisait.

Qu'allait-il faire dans son bureau ? Attendre quoi ? L'annonce officielle de sa mise au placard. Quatre années de recherches pour rien. Tous ses projets étaient à revoir. Son tour du monde. Son contrat était précis : pour toucher ses royalties, il devait pendant deux ans diriger le département Recherches et innovations. Il devait assurer le lancement international de l'Anoxydril. Son contrat n'avait pas prévu l'hypothèse où le conseil d'administration de Worldpharma ne le nommait pas. Cela voulait dire dix ans de batailles juridiques qu'il perdrait sans doute.

Ce n'était pas possible. Les analyses allaient mettre à jour une défaillance cardiaque de Clerk. Une défaillance imprévisible. Une septicémie ancienne. Non, il savait que c'était impossible. Il savait que Langlet sur ce point avait raison. Morte par sa faute. Aucune analyse n'avait mis à jour le moindre problème infectieux.

~

Rien ne l'obligeait à se plier aux désirs de Langlet et à rester sur place. Il devait être là en fin de matinée. Il avait besoin de se retrouver. De retrouver sa maison. De retrouver Nathalie.

L'avenir. L'humanitaire. Le Rwanda, le Zaïre. Les enfants. Juan et Elaine. Nathalie. Nathalie allait pouvoir l'aider. Elle trouverait les mots. Elle saurait quoi lui dire. Elle l'aime. Ils s'aiment. C'est dans ces moments-là que l'amour doit montrer le plus beau de ses visages.

~

Cela faisait des années qu'il n'avait pas conduit si calmement.

C'était la première fois qu'une de ses patientes ne se réveillait pas... Responsable de la mort... La faute... Il arriva rue Saint-Vincent dans un état second. Il ne remarqua pas la BMW qui était garée juste en face de chez lui. Il descendit la rue jusqu'au niveau du Lapin agile[54].

— La cible arrive en voiture. Je répète, la cible arrive en voiture. Elle cherche une place de stationnement...

La voix de John était calme.

C'est James qui répondit.

— Verrouille la porte d'entrée.

— C'est déjà fait, j'ai laissé la clé dans la serrure.

Le grésillement la ramena à la réalité. Allison sortit son portable et appuya sur le 1.

Le caveau était fleuri. Toutes les semaines, il venait s'y recueillir. Le portrait, luisant, de deux petites filles surmontait deux urnes funéraires. À côté, au-dessus d'une urne plus grande, le portrait d'une femme qu'on discernait à peine. Toutes les semaines, il restait là plusieurs heures. Il pleurait, pleurait et pleurait.

Kondarowski ne s'était jamais remis de la mort de ses deux petites filles. Elles auraient dix-sept ans maintenant. Il les voyait toujours avec leurs trois ans, l'âge de Vanessa, l'enfant qu'il avait avec sa deuxième femme, dont il venait de divorcer.

Il venait de réussir l'internat. Il s'était marié avec une infirmière quatre ans plus tôt. Il faisait partie des proies qui, en troisième année, se faisaient mettre le grappin dessus par des infirmières. Elles accédaient ainsi à une réussite sociale par procuration et devenaient, dès qu'ils étaient diplômés de la faculté, « la femme du docteur ». Les candidates au titre de « Madame le docteur » choisissaient des provinciaux fils de familles. Fils de notables de villages. Percepteurs, instituteurs, adjudants-chefs de gendarmerie, bouchers, assureurs. Tous ceux pour qui les études de leur progéniture allaient les faire s'élever encore un peu plus dans la hiérarchie sociale de leur canton.

[54] Célèbre cabaret de Montmartre que fréquentaient les impressionnistes et les surréalistes.

Cela se passait dans les soirées organisées par les corpos[55]. Comme pour lui, fils d'immigré juif polonais qui avait réussi dans la confection à Vesoul, en Haute-Saône. Département français qui avait eu son heure de gloire au XIXe siècle en étant le premier producteur de patates.

Elle l'avait aguiché, il avait bu, beaucoup bu. Elle venait d'Auray dans le Morbihan, où son père, qui avait été impliqué dans une histoire de pédophilie, avait échoué comme juge au tribunal d'instance. Ces petits tribunaux chargés de rendre justice dans les conflits de poulaillers.

Sa mère était morte à sa naissance. Son père lui payait son studio, qu'il utilisait pendant ses vacances pour ses coupables activités sexuelles.

Elle l'avait emmené chez elle, l'avait mis dans son lit et l'avait caressé jusqu'à ce qu'il bande. Là, elle s'était mise sur lui et s'était empressée de le faire éjaculer. Il était dans un semi-coma éthylique et n'avait absolument aucun contrôle sur ses couilles.

Le lendemain, un samedi, elle avait été adorable. Lui souffrait d'une horrible gueule de bois. Elle le dorlota comme jamais il ne l'avait été. Il resta le week-end chez elle. Week-end qu'ils passèrent à baiser. Kondarowski n'était plus vierge depuis la veille. Elle, depuis ses dix ans. Âge où son père lui ôta son pucelage en lui expliquant que c'était ainsi que les papas aimaient leurs petites filles. Il s'était complètement désintéressé d'elle à l'apparition de ses premières règles. Elle n'en avait jamais parlé à personne. Tout cela était refoulé au plus profond de son inconscient.

Très vite, elle lui proposa de partager son studio, c'était mieux que sa chambre de bonne. Trois semaines après, elle exigeait d'être présentée à ses parents et ils prirent la direction de Vesoul.

Deux mois plus tard, elle lui annonça qu'elle était enceinte. De deux mois. Elle le présenta à son père à l'occasion d'un week-end à Auray. Il avait été surpris qu'un homme si cultivé ne soit que simple juge dans le plus petit tribunal du pays.

La suite alla très vite. Ils se fiancèrent. Ses parents à lui trouvèrent une petite maison en proche banlieue pour le jeune couple. Ils se

---

[55] Diminutif de « corporation ». Associations d'étudiants qui existent chez les étudiants en droit et en médecine. Elles organisent, entre autres, la vie festive de l'année universitaire, les fameuses « nuits » où tout ou presque est permis.

marièrent trois mois plus tard en grande pompe à l'église de Vesoul. Un choix judicieux de robe permit de cacher sa grossesse. Elle attendait des jumeaux. Des petites filles.

~

Ces mariages forcés ne tiennent généralement pas longtemps, sauf pour ceux qui s'installent à la campagne une fois leur diplôme de médecin en poche.

Ce n'était pas le cas de Kondarowski. Cela transforma sa vie. Il se mit à être le plus brillant de sa promotion. L'internat lui était par avance acquis. Il travaillait tard chaque soir. La naissance des deux fillettes, que la mère voulut prénommer Justine et Marianne, le plongea dans un bonheur sans fin. Il passait son temps entre ses études, son travail à la maison et l'éducation de ses filles. La mère n'était jamais là. Elle travaillait. Souvent de nuit. Souvent de jour. Son travail était loin de justifier à lui seul toutes ses absences de la maison.

Elle ne s'occupait pas des bébés. Kondarowski s'en était rendu compte avant de le comprendre. Cela la fatiguait de donner le biberon, il était exclu qu'elle allaite au sein. Elle tenait trop à sa poitrine. Dès la première année, l'ambiance s'était nettement dégradée au sein du couple. Il aimait tellement ses filles et elle s'en occupait tellement mal, lorsqu'elle s'en occupait, qu'il avait fini par ne plus l'aimer. Il ne la désirait plus.

Elle était complètement inconsciente. Au début, il mettait cela sur le compte de la maladresse, très vite il comprit qu'il ne s'agissait pas de cela.

Elle était psychologiquement perturbée. Elle ne supportait pas d'être mère. Elle en devenait dangereuse. Un matin, un des rares où elle voulut baigner les jumelles, il fut réveillé par leurs cris. Il descendit en catastrophe. Elle avait décidé de leur faire prendre un bain à 50° ! Elle ne voulait pas qu'elles aient froid…

Leurs amis et voisins s'en rendirent compte. Lorsqu'il était à la fac, les fillettes étaient laissées à elles-mêmes. Elle ne les changeait pas. Lors des soirées qu'ils passaient avec le peu d'amis qui leur restait, il cuisinait, dressait le couvert, faisait la vaisselle. Elle ne s'occupait pas des filles. Un soir, ça l'avait amusée de les voir mettre leur bouche sur des prises électriques.

Très vite elle eut des amants. Elle s'afficha publiquement avec eux. Lorsqu'il était à la fac ou en stage à l'hôpital, elle les amenait à la maison. La présence des deux filles ne la dérangeait pas. Elle se promenait nue dans le jardin, à la vue des voisins.

Deux années passèrent. Les apparences étaient sauves pour les familles que Kondarowski avait préféré tenir à l'écart.

Un jour de mars, les deux petites attrapèrent une angine nécessitant la prise d'antibiotiques. Elles avaient de la fièvre et devaient rester couchées au chaud. Il ne pouvait rester à leur chevet, il était en stage à Necker[56] et devait assurer une permanence.

À Necker, il trouva un remplaçant. Il put retourner chez lui. Il était environ 13 heures lorsqu'il arriva. À cinquante mètres de la maison, il entendit les pleurs de ses filles et des « papa... papa... papa... » Elles étaient dans le jardin, pieds nus. Il pleuvait et il devait faire sept degrés centigrades. Elles avaient leurs chemises de nuit pour tout vêtement. Il crut qu'il était arrivé quelque chose à leur mère.

Elle était défoncée et regardait une vidéo dans leur chambre au premier étage, le chauffage à fond.

Il resta très calme et lui annonça qu'il allait demander le divorce. Le soir, il dut retourner à l'hôpital et laisser les deux filles à leur mère.

À son retour, il n'y avait plus personne.

~

Il engagea une procédure de divorce et, compte tenu de la dangerosité de la mère pour les enfants, obtint une première audience devant le juge huit jours plus tard. Il avait choisi une avocate qui, à la lecture des attestations, lui avait assuré qu'il n'y avait aucun problème, qu'il aurait la garde provisoire des filles jusqu'au divorce. Elle connaissait le juge.

Le jour de l'audience, son avocate déjeuna avec la juge, une vieille fille d'au moins cent vingt kilos.

« Fille de magistrat ! » Son avocate n'eut qu'à prononcer ce mot.

La garde provisoire des filles fut accordée à la mère. Il ne pourrait les voir que le premier et le troisième dimanche de chaque mois en présence du grand père maternel, de 14 à 18 heures. Il devait régler tous les mois une forte pension alimentaire.

---

[56] Hôpital parisien pour enfants malades.

Il adhéra au Mouvement de libération de l'homme, qui s'occupait des hommes victimes, dans l'immense majorité, de décisions judiciaires iniques. On l'informa que son cas n'était pas unique. Qu'en France, les magistrats confient systématiquement la garde des enfants aux mères, dangereuses ou non, et que les pères devaient se contenter de payer. Qu'il fallait qu'il paye.

Ses parents le soutenaient. Ils engagèrent un détective, et prirent l'avocat le plus cher.

Il entra en dépression. Trois semaines après, il reçut un coup de fil de ses parents. Elle avait noyé les enfants et s'était ensuite suicidée au gaz.

Sa vie sombra. Il avait réussi l'internat trois mois plus tôt. Alcool. Drogue. Alcool. Manque d'argent.

En un an, il devint une épave. Seuls ses parents et ses études arrivaient à le maintenir en vie. Il fut arrêté pour trafic de cocaïne.

~

Le détective avait découvert la raison de la mutation de son beau-père comme juge au tribunal d'instance d'Auray. Il était pédophile et la chancellerie avait étouffé un scandale impliquant des gendarmes dans un trafic d'enfants mineurs. Il retrouva grâce aux PTT les traces d'un appel de son beau-père au domicile du juge qui avait donné la garde provisoire des enfants à sa fille.

Il avait été chargé de continuer son enquête après la mort des filles. Il avait mis à jour le scandale étouffé et avait donné le dossier aux parents.

Lorsqu'ils apprirent l'arrestation de leur fils, les époux Kondarowski s'envolèrent pour Paris qu'ils atteignirent deux heures après. Ils choisirent l'avocat le plus cher de Paris, et lui donnèrent vingt heures pour qu'il le sorte de sa garde à vue et que rien ne soit retenu contre lui. Ils lui remirent un double du dossier du juge du tribunal d'instance d'Auray et des gendarmes pédophiles, dont l'un, un pied-noir ayant francisé son nom en Letcha, était adjudant-chef, commandant la brigade de Belle-Île-en-Mer. L'avocat lut le dossier, intrigué. Il n'en était pas au milieu qu'il se leva de son bureau : « Vous avez dit vingt heures ? Il n'en faudra peut-être pas tant. Appelez-moi dans deux heures ». Il les raccompagna à la porte.

À peine le dos tourné, l'avocat avait le ministre de la Justice en personne au téléphone. Il obtint audience vingt minutes plus tard à l'Assemblée nationale.

Le cabinet du ministre chargea un jeune magistrat, fraîchement nommé par protection substitut du procureur de la République de Paris, de régler au mieux cette affaire. Le jeune magistrat avait pour nom Durand et était devenu depuis procureur de la République à Paris.

Vingt-sept heures plus tard, Kondarowski était libéré.

Cela avait coûté le quart de leurs économies à ses parents.

~

Le cimetière Montmartre était un vrai jardin public. Il était déjà 10 heures et il devait retourner à la clinique.

« Cette fois ne vous inquiétez pas. On ne fera pas de mal à votre petite sœur. J'ai gagné un gros paquet. Je vais pouvoir l'emmener vivre avec moi, avec vous, avec nous. Loin, là où il fait toujours beau. Je dois y aller. J'ai une dernière chose à faire avant de venir vous chercher, je reviens. Je vous aime. »

Kondarowski se releva et embrassa les portraits de ses filles. Il remit en place les fleurs sur le caveau.

11

IL N'ARRIVAIT PAS À SORTIR DE L'AUSTIN. Qu'allait-il lui dire ? « Nathalie… Ma dernière patiente est morte et on me soupçonne fortement d'être responsable… » Ou encore : « Changement de programme, je ne suis plus numéro 2 à Worldpharma, j'ai trouvé une place à Kigali… »

Il n'arrivait pas à faire le vide. Analyser ses émotions. Faire la part de l'orgueil et de la vanité. Qu'est-ce qui était digne de ressentiment ? Il y avait une morte. Une jolie jeune femme qui aimait, qui était aimée, qui avait retrouvé le néant. Combien de gens allaient souffrir à cause de cette mort ? Quelle était sa part de responsabilité ?

Il n'avait jamais cru au hasard, concept d'ignorants. Si Clerk était morte alors qu'il l'avait anesthésiée, il y avait un lien, il était nécessairement concerné. Surtout si on lui mettait cette mort sur le dos. Il devait comprendre.

Quelle importance ? Comprendre ne la fera pas revivre. Comprendre ne les soulagera pas de leur douleur et de leur peine. Et que pourrait-il comprendre ?

Il n'était certain que d'une chose : tout était mis en place pour qu'il ne devienne pas numéro 2.

De quoi devait-il souffrir ?

De la mort de Clerk ? Il n'avait commis aucune erreur. C'était une certitude. En quoi devait-il se sentir coupable, responsable ? Il ne serait pas numéro 2 ! Cela le concernait ! Il n'était pas coupable de la mort de Clerk. On allait le rendre responsable de cette mort. On avait décidé de se passer de lui. Si on ne veut pas de toi, tu t'en vas. À quoi bon lutter ? Il pourrait toujours assurer l'éducation des enfants, être anesthésiste quelque part. Nathalie était là. Qu'est-ce qui était le plus important, Worldpharma ou Nathalie et les enfants ? Tout faire pour les rendre heureux. Il n'y avait pas à hésiter. Nathalie avait dit à Houat qu'elle n'était pas sûre que cette nomination soit positive. Que pouvait-elle pour lui ? L'aimer. Il avait besoin de son amour. Au diable le reste. Péripéties. Il n'avait fait aucune erreur. Clerk était morte pour une raison qu'il ne connaissait pas et il n'y était pour rien. Il était irréprochable. L'aimer, il avait besoin de l'aimer. Où qu'ils soient, quoi qu'il fasse, il serait heureux avec Nathalie. Il serait heureux d'être aimé par Nathalie. Il serait heureux avec Juan et Elaine.

Il serait heureux.

Il ne serait pas numéro 2. Et alors ! Il ne toucherait pas de royalties. Et alors ! Et cela restait de toute façon à voir. Il n'était pas responsable de la mort de Clerk. Il pouvait être heureux sans Worldpharma. Il aimait la vie, Nathalie, les enfants. Rien au monde ne devait être plus important pour lui. Nathalie, Juan, Elaine.

Les aimer.

C'est l'âme sereine et tranquille qu'il descendit de l'Austin.

La poche de Langlet se mit à vibrer. Il recevait un appel sur un GSM. Il s'arrêta. La suite aussi.

C'était lequel ? Celui des tueurs ou celui de « Bottes de cuir »[57] ? Il se retourna. Les six Américains et Américaines, la vraie délégation, le regardaient. Son assistante aussi.

— Je vous retrouve à l'amphi pour la projection. Vous pouvez commencer sans moi.

Il les laissa là en souriant et gagna les toilettes qui étaient au coin du couloir. Dans le sillage de l'assistante, la petite troupe prit la direction de l'amphithéâtre.

— Comment cela ?... Ça nous oblige à précipiter le mouvement. Il va falloir révéler vos vrais talents. À vous d'exploiter la situation. Soyez à la hauteur de votre réputation. Il ne faut absolument pas qu'il vous remarque ! Pas un cambriolage... Ma voiture est bien en

[57] Référence au feuilleton anglais *Chapeau melon et bottes de cuir* (titre français).

évidence ? C'est vous la professionnelle, pas moi ! Il faut que ça marche... J'arrive...

Leblanc trouva une cabine face à la Cour de cassation. Elle était occupée. Ce n'était pas plus mal. Il vérifia qu'il n'était pas suivi. Sa voiture, les abords de son appartement devaient être surveillés en permanence. Tout un dispositif devait être mis en place pour s'assurer de ses déplacements. Toutes ses lignes téléphoniques écoutées. Les cabines à proximité de son domicile aussi. Ils n'avaient pas dû penser aux cabines proches du Quai des Orfèvres. Il n'était pas suivi. Il redoubla d'attention. Samedi, il n'avait pas repéré la surveillance des Américains. Il lui fallait trouver un point de chute où il pourrait se réfugier quelques heures par jour, quelques minutes. Un endroit hors de surveillance.

L'hôtel Henry IV, place Henri-IV, anciennement place Dauphine, était sans doute le moins cher d'Europe. On y trouvait des chambres à cent francs. Le moins cher d'Europe mais aussi le plus crade. Y trouver une chambre était impossible. On se pressait du monde entier pour y résider lors de son séjour à Paris.

Il gravit les marches qui le menèrent à la réception, au premier étage.

Son accent québécois le déprima un peu plus. Il y a des accents qui ne vont pas aux femmes. Aux jolies femmes. L'accent alsacien, vosgien, pire encore, celui de Haute-Saône. Retournez-vous sur une jolie femme de là-bas, si elle parle avec l'accent, il n'y a plus de beauté. Pourquoi la Haute-Saône arrivait-elle dans ses pensées ? Kondarowski. Kondarowski en était originaire.

— C'est pourquoi ?

Elle le regardait droit dans les yeux et affichait un large sourire.

— Vous resterait-il une chambre ?

Il amorça un sourire. Elle se leva, se pencha par-dessus son bureau pour regarder le sol, ses chaussures peut-être. Il ne savait pas quoi. Elle le regarda de nouveau droit dans les yeux.

— Mais ce serait pour combien de temps, cette chambre ?

— Vous pourriez pour combien de temps ?

— Je n'ai pas dit que je pourrais... Je vous ai demandé pour combien de temps, cette chambre ?

— Vous en avez avec téléphone ?

— Non, mais ce serait pour combien de temps cette chambre ?

— Le temps que vous voudrez bien me la louer…

— Eh bien voilà, il sait répondre aux questions, le monsieur. Le temps que je voudrai bien. En plus, il est arrangeant, le monsieur… Et il aura peut-être de la chance, le monsieur.

Elle se rassit. Feuilleta ce qui devait être un planning.

— La comtesse de Rochechouart a réservé pour une semaine. Elle devait arriver hier mais elle n'est pas venue. Elle a dû se réconcilier avec son mari. Alors elle est restée dans son superbe hôtel particulier. Alors vous avez la 7 pour six jours. Cela fait six cents francs.

Elle se leva, se tourna vers le tableau et saisit une clé.

— On paye d'avance. Six cents francs.

Leblanc sortit les billets de la poche arrière de son pantalon. Il devait avoir trois mille francs en espèces. Il tendit trois billets de deux cents francs. Elle les prit et allait lui donner sa clé lorsque le téléphone sonna.

— Allô… Madame la comtesse… Non, c'était hier… Vous deviez être ici depuis hier, pas aujourd'hui… Non, vous deviez être là hier… Mais que cela fasse vingt ans ou non que vous venez à l'hôtel ne change rien au fait que vous deviez être là hier et que si nos clients ne sont pas là à 14 heures le jour de leur arrivée, nous louons la chambre à celui qui la demande… Oui, c'est cela, vous vous plaindrez à mon patron… Oui, c'est cela, je serai virée… Et allez vous faire voir, comtesse !

Elle raccrocha sans autre forme de procès. Elle ne s'était même pas fâchée. Tout cela était sorti naturellement. Elle le regarda et afficha un nouveau sourire.

— Vous avez mal fait votre révolution…

— Vous trouvez ?

— Il y a des têtes qui n'ont pas été coupées…

— Si peu…

— C'est sérieux, ce que je vous dis là. C'est pas la peine d'être ironique avec moi. Chez nous à Québec tout va bien. Ne vous étonnez pas d'être dans l'ennui économique si vous vous laissez encore faire par des gens comme ça. C'est vrai, quoi.

— Je plaisantais, en fait je suis assez d'accord avec vous.

— Ah ! J'allais regretter de vous avoir loué cette chambre… Bon, tenez votre clé. Nous fermons à 22 heures 30. C'est à l'entresol, sur la gauche.

— Merci.

Il monta dans sa chambre. À l'odeur, il espérait ne pas avoir à y venir souvent. Il y avait des cheveux dans le lavabo, des poils par terre, la couverture était tachée. Il n'osa pas regarder les draps. Comme rideaux sur l'unique fenêtre donnant sur une obscure courette, un vieux couvre-lit troué par des brûlures de cigarettes.

Il redescendit.

— Les clés se laissent au tableau.

Il obtempéra avant d'emprunter l'escalier qui le menait place Henri IV. La cabine téléphonique était libre. Il sortit un mouchoir en papier de sa poche et nettoya le combiné. Il colla le mouchoir sur l'écouteur.

~

On lui passa immédiatement le service économique.

— Worldpharma, dis-tu.

— Oui.

Le chef du service économique de *La Tribune de Genève* ne parut pas surpris de son appel. Cela faisait plusieurs années qu'ils ne s'étaient pas parlé. Ils avaient étudié sur les mêmes bancs de l'Institut des relations internationales de Genève, et restaient en contact. C'était après ses études de lettres. Contacts qui prenaient souvent la forme de séjours de ski à Cervigna, en Italie, ou de delta en Grèce.

— Ils ont le vent en poupe… On a sorti deux papiers sur eux la semaine dernière. Un strictement économique et l'autre sur la découverte du docteur Deweare.

— Quelle découverte ?

— Tu n'es pas au courant ?

— Non.

— Vous, les Français…

— *Science* a fait sa première de couverture sur ce docteur qui vient de mettre au point un anesthésique révolutionnaire. Il paraît que *The Lancet* s'apprête à faire de même, ainsi que le *New England Journal of Medicine*[58]… Il n'y aura plus d'anesthésies générales maintenant. Ce mec aura le Nobel. Si les petits cochons ne le mangent pas…

---

[58] Concurrent américain de *The Lancet.*

— Et sur le plan économique ?

— Sur le plan économique, et bien pour les actionnaires de Worldpharma, c'est bingo ! Le marché est mondial et il est impossible de chiffrer les futurs bénéfices. C'est le coup du siècle... Et personne n'a rien vu venir...

— Langlet, cela te dit quelque chose ?

— Langlet, Langlet... Directeur financier. C'est tout ce que nous avons sur lui.

— Merci. Je te rappelle...

— Explique-moi ton appel.

— Comme ça...

— Je t'en prie. Ça fait plus de trois ans que je suis sans nouvelle et là, tu m'appelles pour me demander un truc sur Worldpharma et ce serait comme ça ? Qu'est-ce qu'il y a avec eux ?

— Rien, je t'assure.

— Écoute...

— Je ne sais pas encore. Mais il se prépare quelque chose. Deux morts inexpliquées. Toutes deux assistantes d'un chirurgien d'une clinique appartenant à Worldpharma. Affaire étouffée en haut lieu. Voilà. Mais si tu parles maintenant, c'est moi qui y passe...

— N'attends pas trois ans.

— Promis.

— Il a trouvé une place...

Allison rangea son portable. Elle porta sa main droite à la hauteur de sa bouche.

— James, je suis dans la chambre des parents, retrouve-moi vite. John, la situation seconde par seconde...

Ils avaient peu de temps pour réagir. Elle savait que c'était dans l'urgence que se révélait le meilleur. C'était inespéré. Ce Langlet était redoutable. Elle n'avait rien vu venir. Il avait réussi à mettre en place tous les éléments d'une superbe manip. La configuration des lieux lui permettait un coup sublime. Si la cible faisait le tour de la maison et venait par derrière. Si Deweare grimpait sur la terrasse pour essayer de rentrer chez lui par la fenêtre de sa chambre. Tout était jouable. À 95 %. Les 5 % restant, la part du risque, du danger, c'était s'il s'oubliait, s'il oubliait son éducation, son intelligence, sa culture. 3 %, en fait. Elle réévaluait le risque à 3 %. S'il devenait dingue et cassait la baie vitrée, ils pourraient toujours l'immobiliser et l'aveugler avec des lacrymos. Elle prépara deux bombes.

— Il sera là dans moins de deux minutes…

Elle s'apprêtait à rappeler James lorsqu'il fit son entrée dans la chambre.

— Déshabille-toi entièrement et couche-toi sur le lit.

Elle lui indiqua le côté le plus proche de la baie vitrée. Elle lui donna une bombe.

— À n'utiliser que s'il entre de force dans la chambre. Tu vises les yeux avant qu'il ait pu nous voir.

James et John avaient été pleinement avertis à New York que les opérations « déstabilisation » dirigées par Allison prenaient parfois de drôles de tournures. Il pensait avoir compris ce que préparait Allison et ne discuta pas. Il mit son pantalon bien en évidence sur la moquette face à la baie vitrée. Il ajouta les chaussettes et son caleçon.

Allison avait déjà tiré les rideaux, seul un petit espace restait ouvert au centre de la baie vitrée. De l'extérieur, on pourrait voir le bas du lit et la porte vitrée de l'armoire dans laquelle se reflétait la partie supérieure du lit.

— Il va arriver au portail.

— James, trouve l'endroit où il ne verra pas nos visages. Il vaudrait mieux que tu gardes ton écouteur et ton micro.

Elle prit le collier de perles et alla dans la salle de bains. Elle ouvrit la petite fenêtre donnant sur la terrasse.

Elle regarda sa montre. Ses yeux humides, encore chargés de larmes, lui faisaient mal. Elle dut s'y reprendre à trois fois. Trois fois elle passa ses mains sur ses yeux. Les paupières devaient être gonflées. À travers un léger voile, elle réussit à lire 10 heures 40. Nathalie laissa aller son regard à travers le hublot du vol de British Airways.

Philosophe, elle avait une idée très précise de la vie et de la mort. « Précise » ne voulait pas dire « arrêtée ». Le mystère de la pensée persistait en elle. Elle tenait pour intellectuellement vraisemblable la théorie de l'évolution des espèces de Darwin et Lamarck. L'esprit ne pouvait qu'émerger des forces de la matière vivante. L'esprit, simple épiphénomène de cette matière. Matière issue du minéral d'abord, végétal ensuite, puis animal et animal « conscient ». L'homme doué de pensées, de spiritualité, de sentiments, de joies, de douleurs, n'est qu'un achèvement actuel et évolutif de la matière. Par quelle alchimie tout cela s'était-il réalisé ? Elle ne le savait point. Mais une certitude l'animait, il n'y avait pas de grand architecte qui s'occupait personnellement des épiphénomènes. Un bout de bois qui brûle se transforme en énergie. Après, il n'y a plus rien, seulement de la cendre. Un homme qui meurt se transforme en pourriture. Après, il n'y a plus rien, seulement des souvenirs chez ceux qui l'ont connu. Et éventuellement des os. Quelles sont les forces psychiques qui nous animent ? Qui nous font agir, apprendre, aimer, souffrir, détruire. Ni la philosophie, ni la religion, ni la physique, ni aucune science, aucun savoir, ne pouvaient répondre à cette question. On ne pouvait que tenter des schémas de compréhension ponctuels. Toutes les sciences humaines étaient faites pour cela. Les autres, pour organiser la société, maintenir et protéger les puissants en place pour que les possédants continuent à posséder en toute tranquillité.

Spécialiste de Nietzsche, elle savait que la vie devait être une exaltation des joies, mais aussi une acceptation de souffrances infinies. Les deux étaient forcément liées. À joies intenses, souffrances infinies… La peinture et la musique permettaient de sublimer tout cela. La peinture et la musique. Et non la littérature et la philosophie. La peinture et la musique sont les seules réponses à la souffrance et aux joies. Son père. La mort de son père. Elle se souvint de ses six ans, de ses cinq ans. Elle s'intéressait à la mort.

Il fallait qu'elle règle sa montre à l'heure anglaise. L'avion atterrirait à Gatwick à 10 heures 15, heure locale. 11 heures 15 pour Paris. Elle n'avait même pas réussi à parler à Pierre. À 11 heures 15, heure locale, elle décollerait pour Dublin, toujours sur un vol de British Airways, arrivée à 12 heures 50. À 14 heures, elle décollerait de Dublin sur un avion d'Aer Lingus, compagnie irlandaise, pour Kerry où elle atterrirait à 14 heures 50.

Peter serait sans doute là, peut-être avec les enfants.

La vie ne serait plus la même. Elle n'avait jamais voulu penser à la disparition de ses parents. Les larmes revenaient d'elles-mêmes. Comment apprécier la vie maintenant ? Comment sa mère allait-elle accuser le choc si son père mourait ? Elle était persuadée qu'elle ne survivrait pas longtemps. Elle pensait la même chose pour son père. Elle savait qu'en perdant l'un, elle perdrait l'autre. Les sanglots reprirent. Personne n'était à côté d'elle. Les années heureuses de sa vie. Son enfance défilait dans sa tête. Ses parents avaient su l'aimer, la protéger. Elle leur devait tout. Sa joie de vivre, son épanouissement, le bonheur de ses enfants. Elle serait orpheline. Ce malheur qui la frapperait allait-il lui interdire l'exaltation des joies ? Pierre, Juan, Elaine…

Elle ferma doucement les yeux. Ses sanglots s'apaisèrent. Elle revivait les voyages qu'ils avaient faits ensemble. Elle revoyait les écoles qu'elle avait fréquentées à travers le monde. La patience de son père, son sourire, son rire lors de la première leçon de golf qu'il lui donna. La première fois qu'elle chaussa des skis, il la tirait avec un de ses bâtons. C'était où ? En Autriche. Non, les Rocheuses. Peu importe, il y avait de la neige. Elle avait quel âge ? Trois ans ? Non, quatre. Elle était petite. Elle parlait bien, déjà. Sa mère était fière d'elle. Elle revoit le sourire de son père. La manière dont il la serrait dans ses bras. Il la couvrait de bisous. Elle aimait que son père l'embrasse, la touche. Elle cherchait toujours ses lèvres. Longtemps elle désira être sa femme sans savoir très bien ce que cela voulait dire exactement. C'est bien plus tard qu'il lui expliqua, en présence de sa mère, qu'un papa et sa fille ne devaient pas faire certaines choses.

Elle avait scrupuleusement écouté son père. Elle avait toujours fait attention et repoussé toute tentative ambiguë de la part d'adultes. Elle essayait toujours de regarder par la serrure de la chambre de ses parents. Ils mettaient toujours la clé. Elle entendait quelquefois des bruits et se demandait ce qu'ils pouvaient bien faire. C'était comme des bruits d'animaux, des plaintes. Les plaintes accéléraient. « Oui, j'aime… » Elle reconnaissait la voix de sa mère. Elle n'arrivait pas à savoir ce qu'elle aimait. Et puis parfois c'était son père qui hurlait. C'était haletant. Qu'est-ce qu'ils pouvaient bien faire ? Alors elle allait se recoucher et, dans son lit, elle imitait les bruits qu'elle avait entendus et faisait grincer son sommier.

Pendant longtemps elle avait essayé de surprendre ses parents. Jamais elle n'avait réussi. Lorsqu'ils étaient à l'hôtel et qu'elle dormait dans la même chambre qu'eux, ce qui arrivait rarement, ils ne faisaient rien. Elle faisait semblant de s'endormir. Il lui est même arrivé une fois de ne pas dormir du tout. Mais elle n'entendit pour tout bruit bizarre que de légers ronflements. Son père avait bu du vin à table. Elle se souvint que c'était du vin rouge.

Elle était plus grande, ils étaient sur un voilier. C'était dans la baie de Fort-de-France. Ses parents avaient horreur des Antilles. Et plus particulièrement de la Martinique et de la Guadeloupe. Ils s'étaient rendus à l'invitation d'un de leurs amis. Ils étaient restés trois jours avant de regagner New York et leur petit appartement de deux cents mètres carrés qu'ils avaient à TriBeCa. Bien avant que cela ne devienne *in*. Elle souffrait de la chaleur et de l'humidité. Des moustiques. Alors, son père avait loué un voilier et ils avaient passé les trois jours sur l'eau.

Ses sanglots étaient passés. Une légère joie l'envahit. Elle était toujours sur un voilier. Pierre était à la barre. Juan et Elaine couraient sur les francs-bords. Ils approchaient des Glénans[59]. Le soleil était rouge. Il se couchait presque au nord. Elle était dans ses bras et l'embrassait.

C'est le vrombissement des moteurs qui la ramenèrent à sa tristesse. Elle ouvrit les yeux, l'avion n'allait pas tarder à entamer sa descente. Les larmes revinrent.

Il aimait la luminosité de septembre. Les vignes commençaient à prendre d'automnales couleurs, le ciel était bleu, légèrement voilé de doré. Il ne se pressa pas. Ils pourraient prendre quelques jours pour aller à Killarney. Il n'était pas seulement serein, il redevenait heureux.

Il n'arriva pas à glisser sa clé dans la serrure. La porte était fermée de l'intérieur. Que se passait-il ? Nathalie n'avait pas répondu au téléphone et la porte était fermée à clé de l'intérieur. Elle s'était levée, pourquoi avait-elle eu besoin de glisser sa clé dans la serrure ? La porte se fermait automatiquement. Il remarqua que les volets de la cuisine étaient fermés, contourna la maison, tous les volets étaient clos. La petite porte de la cave donnant sur le jardin était verrouillée. Elle ne l'était jamais d'habitude. Il regarda la terrasse, les rideaux de la

[59] Petites îles de la façade atlantique au large de Concarneau. Célèbres pour y accueillir l'école de voile portant leur nom.

chambre étaient tirés. De la musique s'échappait de la fenêtre de la salle de bains. Les violons donnaient leurs dernières notes. Doucement le piano entrait dans la danse. Le concerto pour piano n° 26 de Mozart. Cela devait faire deux minutes et demie que le disque compact tournait. Nathalie était là. Elle ne dormait pas. Elle avait mis sa clé dans la serrure pour qu'il ne puisse pas ouvrir la porte si d'aventure il rentrait chez lui. Elle avait fermé les ouvertures. Elle avait fermé la porte donnant sur le jardin. Les rideaux de la chambre étaient tirés. Les violons reprenaient et accompagnaient un rythme plus soutenu du piano. Ils n'intervenaient qu'en écho.

Nathalie. Il pâlit. Il refit le tour de la maison et essaya machinalement de glisser sa clé dans la serrure. Sa respiration s'accéléra. Son pouls aussi. Son cœur devait battre plus rapidement pour amener plus d'oxygène au cerveau qui devait gérer une forte et inattendue dose d'angoisse. Il était médecin. Il alla sur le côté de la maison et fit quelques exercices respiratoires. Il réussit à contrôler sa respiration mais pas ses pensées. Son pouls reprenait un rythme plus lent. Tout comme le piano qui jouait de nouveau solo.

Nathalie avait un amant. Chez eux. Pourquoi? Pourquoi ne lui avait-elle rien dit? Il avait déjà imaginé cette hypothèse. Lui n'avait jamais eu de maîtresse. Il l'aimait. Si elle avait éprouvé le besoin d'avoir un amant pour être heureuse, par curiosité, par attrait sexuel, est-ce que cela devait remettre en cause son amour? Cela remettait-il en cause le sien? On ne pouvait rester des années ensemble sans regarder ailleurs. C'était inévitable. Elle était très jolie, très intelligente. Fréquentait les hommes les plus brillants de Paris. Qu'elle ait un amant était acceptable, son orgueil dût-il en souffrir. Mais chez eux… Non, ça ne l'était pas. Elle reniait leur histoire d'amour à eux. Elle le méprisait. Il fit demi-tour et se dirigea vers la rue. Nathalie. Ce n'était pas possible. Pas elle, pas maintenant. Justement maintenant. Et si ses angoisses ne reposaient sur rien. Si une raison inexpliquée… Si elle avait fermé les volets et mis la clé dans la serrure comme ça, sans raison… Elle écoutait peut-être de la musique allongée sur son lit. Sur leur lit. Il n'y avait pas si longtemps qu'ils étaient rentrés de la Trinité. La rue était calme. Aucune voiture ne passait. D'un pas déterminé, il fit demi-tour.

Il grimpa le long des torses de glycines, la terrasse donnait sur leur chambre. Il s'arrêta et reprit son souffle. Piano et violons étaient en duo. Les graves. Les violons reprenaient le premier rôle. Il s'approcha de la baie vitrée. Il y avait quelques centimètres d'ouverture entre les deux rideaux. Il s'approcha.

Elle était à genoux sur le lit. Sous ses cuisses passaient deux jambes. Deux jambes poilues. Sa tête était enrubannée d'une serviette. Ça la grandissait. Son cou portait majestueusement le collier de perles qu'il lui avait offert. Sa taille était également entourée d'une serviette. Elle levait les bras en l'air et son corps bougeait doucement, délicatement. Il n'arrivait pas à voir son visage. Ni l'autre.

Il recula. Se mit sur le côté. Il n'entendit même pas la reprise saccadée des violons qui étouffaient totalement le piano. C'était comme un chœur qui étouffait le reste.

Il dut à nouveau contrôler sa respiration. Une douleur aiguë le plia en deux. Au niveau du sternum. La douleur ne diffusait pas dans le dos. L'estomac, se dit-il. L'estomac. Il descendit par le même chemin. Dans le jardin, il fit couler un peu d'eau du robinet extérieur. Il but dans ses mains. Au passage de l'eau, la douleur s'estompa. L'estomac n'était pas perforé. La douleur revint, aussi vive. L'acidité gastrique attaquait sa paroi stomacale. Il refit des exercices respiratoires. L'estomac n'était pas perforé. De l'hydroxyde d'aluminium et de magnésium, il lui fallait de l'hydroxyde d'aluminium et de magnésium pour calmer sa douleur. Il avait quitté le jardin et se dirigeait vers la route.

Il n'entendit pas le duo de violons et de piano reprendre de concert. Le piano avait retrouvé sa place.

De l'hydroxyde d'aluminium et de magnésium. La douleur passerait aussi vite qu'elle était venue. Il souffrait. Il y avait douleur.

« Quand il y a maladie ou douleur, c'est qu'il y a quelque chose à changer dans sa vie », avait enseigné Hippocrate.

Il ne fallait pas qu'il souffre trop longtemps. Que pouvait-il changer à sa vie pour l'instant ? La douleur le fatiguerait. Il ne devait pas être fatigué. La journée ne faisait que commencer.

Sa vie allait forcément changer.

12

IL ENTRA SANS FRAPPER. Prenzi devait être prévenu de son arrivée. Prenzi ne leva même pas la tête. Il tenait dans ses mains le blanc. Il venait d'arriver. Il n'avait pas encore eu le temps d'enlever son chapeau.

— Une page, une simple page…

— Esprit de synthèse.

— Vous n'êtes plus à la fac, Leblanc. Alors… Voyons votre prose…

« Dans le cadre des enquêtes sur les décès, intervenus à six mois d'intervalle, de deux assistantes du docteur Kondarowski, chirurgien, spécialiste de la microchirurgie de la main, j'ai été amené à faire les constatations suivantes :

» Bien que les circonstances restent sur de nombreux points obscures, il apparaît que ces décès sont accidentels et sans lien entre eux. C'est donc à juste titre que monsieur le procureur de la République de Paris a classé l'affaire sans suite.

» La seule personne à avoir été en contact avec les deux victimes juste avant leur mort est le docteur Kondarowski, chirurgien à la clinique du Parc Orange qui appartient au dénommé Lucien de Breuil, actionnaire majoritaire et président du conseil d'administration du groupe pharmaceutique Worldpharma.

» Les fichiers de différents services de police révèlent que Kondarowski a été interpellé le 4 avril 1979 par la Brigade des stupéfiants[60], sous la responsabilité de l'inspecteur Hallier, actuellement directeur de l'Office central de répression du trafic illicite de stupéfiants[61]. Lors de la perquisition qui suivit son interpellation, il fut trouvé à son

[60] Ancienne dénomination des « stups ».

[61] OCRTIS, dénomination actuelle des « stups ».

domicile quatre-vingt-sept grammes de cocaïne grise. Mis en garde à vue avant sa présentation au parquet, il a été relâché, sur intervention de la hiérarchie, au bout de vingt-sept heures.

»Sur instructions écrites du ministre de la Justice, garde des Sceaux, il fut considéré comme simple consommateur. En vertu de l'opportunité des poursuites, rien ne sera retenu contre lui. Il s'est avéré que Kondarowski bénéficiait de hautes protections. Le registre des gardes à vue de l'époque signale, fait inhabituel, la visite de son avocat et, fait encore plus étrange, celle d'un simple particulier dénommé Langlet.

»Langlet est directeur financier du groupe Worldpharma dont le centre de recherche est installé sur le même site que la clinique du Parc Orange.

»J'ai eu l'occasion de rencontrer Kondarowski qui a toutes les caractéristiques d'un cocaïnomane.

»Je tiens à préciser que je n'aime pas particulièrement les chirurgiens qui s'adonnent à la drogue ou à la boisson. J'ai eu personnellement à souffrir d'une faute de l'un d'entre eux, alcoolique et cocaïnomane notoire, qui causa la mort de sa patiente, parce qu'en état d'ébriété.

»J'ai donc fait le lien entre Kondarowski, dont j'ai l'intime conviction qu'il est pour le moins consommateur de stupéfiants, et Langlet. J'ai assisté à plusieurs de leurs rencontres. On se demande ce qui peut les unir tant ils sont différents. Simplement à les regarder, on comprend que ces deux individus n'ont rien à se dire ou à partager. Que faisaient-ils ensemble ? J'en ai conclu qu'il était probable qu'ils appartiennent à un réseau de trafiquants de drogue.

»C'est dans ce contexte que je décidai de suivre Langlet.

»En cas de découverte d'éléments probants, j'aurais transmis cette affaire à l'Office central de répression du trafic illicite de stupéfiants. Tous les actes que j'ai commis sont conformes au Code de procédure pénale et à mes attributions et prérogatives.

»Parallèlement, j'ai demandé à un stagiaire de mon service de s'intéresser à l'aspect juridique et financier de Worldpharma.

»En cas de découverte de mouvements de fonds suspects, je pensais transmettre une note à la Brigade de recherche et d'investigations financières.

»Je n'avais pas remarqué que des agents de la CIA surveillaient Langlet. Je n'ai jamais eu, et je n'ai rien à voir avec un quelconque service de renseignement, français ou étranger. Je n'interviens que dans le cadre de mes fonctions d'officier de police judiciaire.

»Je suis intimement convaincu que Kondarowski est cocaïnomane. Que tout oppose Langlet et Kondarowski et que leurs relations, à l'instar de leurs rendez-vous, restent pour le moins étranges et mystérieuses.

»Je porte le soupçon suivant : Langlet et Kondarowski appartiennent à un réseau organisé de trafiquants de drogue. »

~

— Eh bien, pour être synthétique, c'est synthétique ! Dites-moi, Leblanc, le jour où vous aurez une dent contre moi, vous me préviendrez, que je puisse vous faire des excuses avant que vous ne rédigiez un rapport synthétique sur mon compte...

Leblanc resta de marbre.

— Une affaire de drogue... Vous soupçonnez une affaire de drogue.

— Vous soupçonneriez quoi, vous ?

— Moi, vous savez, ce n'est pas la question... Vous avez des preuves, des éléments matériels, ou vous voulez simplement vous payer un chirurgien ? Si c'est le cas, c'est pas la peine de mouiller Langlet...

— Si j'avais des preuves, nous ne serions pas là...

— Votre femme, hein ? Toujours votre femme... Il faut laisser les morts aux morts, Leblanc.

Il ne répondit point.

— Vous connaissez ce proverbe chinois ?

Du regard, il lui envoya : vas-y je t'écoute mec, sors-la ta connerie ! Hiérarchie oblige. Il ne put s'empêcher d'ajouter : « 18 juin 1815, Waterloo... »

— Foutez-vous de ma gueule, Leblanc. Vous avez raison. Vous n'êtes qu'un ingrat. Cela dit, c'est vous qui risquez votre peau... 18 juin 1815, Waterloo... Je n'avais jamais fait le rapprochement... Vous croyez que le Général... [62]

— Laissons les morts aux morts...

---

[62] Allusion à l'allocution radiophonique du 18 juin 1940 que le général de Gaulle fit à la BBC en demandant au peuple français d'entrer en résistance contre l'occupant et de le rejoindre par tous les moyens à Londres. Cette allocution ne fut entendue par aucun Français. Ce qui explique peut-être que sur quarante millions de Français, seuls deux mille furent résistants...

— Vous avez bien réfléchi, j'imagine. Si ce Kondarowski est réellement protégé en haut lieu. Si ce Langlet l'est également. Que pourront-ils penser ? Que vont penser leurs protecteurs de ces accusations ?

— Vous m'avez demandé la vérité, non ?

— Leblanc, ne prenez pas mes propos comme une agression. Je réfléchis à haute voix, Leblanc. À haute voix. Et à haute voix, je me dis que si vous soupçonnez tous ces gens sans preuve, pourquoi ne pas soupçonner également leurs protecteurs...

— Et qu'est-ce qui vous contrarie ?

— Rien ne me contrarie Leblanc. J'aurais pensé à tout mais pas à ça. Je ne pense pas que les cow-boys aient pensé à ça. Une affaire de drogue, c'est surprenant, c'est tout. J'imagine qu'il y a des traces de l'interpellation de Kondarowski au fichier. Et puis, vous citez Hallier. Une affaire de drogue.

— Vous vous attendiez à quoi ?

— Moi ? À rien. Mais encore moins à une affaire de drogue. Comprenez que je suis de votre côté, bordel ! Je ne suis pas votre ennemi. Je les connais un peu plus que vous là-haut. C'est tout. Je me demande comment ils vont réagir en lisant cela... Une histoire de drogue !

Leblanc était content. Il avait visé juste. Dans le mille. Mais Prenzi n'avait pas tort. Jusqu'où irait la protection de Kondarowski et de Langlet ? Irait-on jusqu'à supprimer un commissaire de police, adjoint du patron de la crime ?

— Et vous vous êtes ouvert de vos soupçons à d'autres que moi aujourd'hui ?

Prenzi était vraiment un sale enfoiré de Corse. Il la jouait sentiment, attachement, mais il était prêt à lui filer un coup de couteau dans le dos. Avec beaucoup de peine...

— Oui, bien sûr. Hallier est au courant. Il s'apprêtait d'ailleurs à reprendre prochainement le flambeau. À vrai dire, malgré le temps, il n'a pas encore digéré le camouflet de soixante-dix-neuf. Six mois de travail partis en fumée...

— Qu'est-ce que cela veut dire ? Vous avez fondé un club de revanchards ? Mais vous êtes des flics, nom de Dieu ! Vous êtes des fonctionnaires. Vous n'êtes pas payés pour avoir des états d'âme, mais pour faire votre travail et respecter la hiérarchie. Vous êtes les premiers serviteurs de l'État.

— Je ne pense pas que l'intégrité professionnelle et le dévouement d'Hallier à l'État soient à mettre en cause...

— Notre travail ne part jamais en fumée. Vous voyez bien. Vous savez bien qu'il est parfois nécessaire de composer avec des intérêts supérieurs... Qui d'autre ?

« T'es vraiment un sale enculé. » Il était en train de dresser la liste de ceux qu'il faudrait éventuellement « neutraliser »... La liste pour la forêt de Fontainebleau.

— Il y a naturellement mon service, sauf la secrétaire. J'en ai vaguement parlé à deux mecs de l'OCRTIS. Et tout à fait par hasard, sans entrer dans le détail, à un vieil ami qui est muet comme une tombe. Un journaliste, chef de service d'un grand quotidien.

Prenzi sourcilla à peine...

— Eh bien, cela fait pas mal de monde. Vous qui passez pour quelqu'un de discret...

— Il faut bien que j'aille à la pêche aux renseignements, vous savez ce que c'est...

— Eh oui... Une affaire de drogue. De toute façon, je n'aimerais pas être à votre place, Leblanc. Vous paraissez sincère, c'est l'essentiel.

— Vous avez su, avec conviction, me faire percevoir les subtils enjeux...

— Eh oui, Leblanc. Il vous arrive la pire des choses qui puisse arriver à quelqu'un, et je ne parle pas forcément d'un flic. Vous vous retrouvez impliqué dans quelque chose qui vous dépasse, qui ne vous concerne pas. Vous êtes là, malgré vous j'en conviens, où vous ne devriez pas être. Votre destin se trouve tout à coup lié à des événements que vous ne connaissez pas, que vous ne maîtrisez pas et qui peuvent vous emporter. Tant de types bien ont vu leur vie foutue pour ce genre de truc ? Vous roulez tranquillement à droite, tout va bien, vous pensez à votre femme, vos enfants, votre maîtresse, vos maîtresses si vous en avez plusieurs – là je ne parle pas d'un fonctionnaire de police vertueux, il n'en aurait pas les moyens – et puis un con déboule à fond la caisse à gauche dans un virage et vous percute de plein fouet. Il s'était saoulé parce que sa grognasse venait de le plaquer...

— Eh oui...

— Vous prenez tranquillement l'avion pour aller je ne sais où, il fait une escale à Koweït, et vous vous retrouvez bouclier humain attaché à un pilier au milieu d'une usine à gaz en Irak... Jolies vacances.

— Le tourisme a toujours été dangereux.

— Vous comprenez ce que je veux dire…

— Il me semble.

— Bien. Je vous invite à déjeuner. Est-ce que cela vous ennuierait qu'on se retrouve sur place ? Quelques tâches administratives avant midi. Vous verrez, c'est pas toujours drôle les tâches administratives. J'ai réservé au Fouquet's, c'est classe et c'est près de Beauvau[63].

— À quelle heure ?

— La table est réservée. Mais ne vous embêtez pas, mon chauffeur va vous y conduire. C'est plus relax. Et puis vous vous ferez une idée de ce que c'est que d'avoir un chauffeur. Ce sera peut-être le même lorsque vous serez à ma place…

— Avec plaisir.

~

Le chauffeur l'attendait dans le couloir. Prenzi avait été parfait dans son rôle de Judas. Il ne lui avait même pas demandé le nom du journaliste. « Tâches administratives », tu parles. Il devait être en train de faire son rapport au directeur de cabinet du ministre ou à une de ses ouailles. Enfin.

S'il arrive avec le sourire, cela ne voudra rien dire. Les Corses sont prêts à tout. Seules les questions qu'il posera compteront. Quand Kondarowski et Langlet se sont-ils précisément rencontrés ? À quelles occasions, quels jours et à quelle heure ? Combien de fois ? Où ?

S'il pose ces questions, c'est gagné. Ils seront intéressés par un dossier sur Langlet. En revanche, si c'est dans le genre : et votre ami journaliste, c'est qui au juste ? C'est la poisse, ça signifiera qu'ils feront le grand ménage. Quel nom donner… Celui du directeur de la rédaction du *Figaro*, comme ça, pour rire.

~

Le chauffeur ressemblait à un orang-outang. Il n'y avait que dans la police où on osait se faire conduire par de telles mines.

---

[63] Ministère de l'Intérieur, place Beauvau.

Son bain moussait encore. Leroy avait dormi deux heures. Ses doigts caressaient ses cuisses et s'attardaient sur son clitoris. D'une main, elle écartait ses grandes lèvres et avec l'autre, elle passait délicatement de son clitoris à son vagin. La chaleur de l'eau éveillait ses sens. Elle prendrait le pommeau et le placerait juste au-dessus de son clitoris. Elle pencha ses cheveux en arrière et sourit. Numéro 2 de Worldpharma. Elle allait être nommée numéro 2 de Worldpharma. En trois jours, sa carrière avait avancé de dix ans. Un frisson lui fit replier les jambes et relever son torse. Les prémices du plaisir. Elle prit le pommeau et le colla sur la pointe de ses seins. L'eau était tiède, d'un débit lent et doux. Elle était maintenant à genoux dans la baignoire.

Le jeune sous-préfet avait voulu l'accompagner chez elle pour qu'elle le suce une dernière fois. Elle avait refusé. Elle était prise par ses pensées et noyée dans ses rêves de réussite et de grandeur. Elle avait besoin de se faire à la nouvelle vie qui l'attendait. C'est en se voyant intronisée par le ministre en personne qu'elle s'endormit. Et puis le bain, ce délicieux bain.

Elle fit doucement descendre le pommeau le long de son ventre. Se massa le ventre et le nombril avec. Elle se pencha un peu. Elle le glissa, en faisant de légers ronds, jusqu'au-dessus de sa toison. Elle écarta ses cuisses au maximum et continua son mouvement. Elle l'arrêta lorsque le jet caressa son clitoris, un frisson lui parcourut le corps. Son vagin était tout humide et l'eau du bain n'y était pour rien. Elle se caressa le bout des seins avec une main en faisant tourner le pommeau sur son clitoris de l'autre. Elle aurait voulu pouvoir s'asseoir sur des tas de sexes en érection. Passer de l'un à l'autre. Le pommeau devenait autonome, c'est lui qui menait le bal désormais. Il entraînait la main qui le tenait dans une danse saccadée. Il élargissait le cercle mais revenait toujours au centre, sur le clitoris en feu. Ses cuisses s'écartaient de plus en plus, son bassin se mettait en mouvement. Le pommeau s'arrêta un instant entre les lèvres. Un filet d'eau s'insinua entre les parois humidifiées de sa chatte. Il ne s'arrêta pas et reprit ses mouvements. Le bas de son ventre n'en pouvait plus d'attendre. Il interrompit sa danse, appela l'autre main et les emmena là où il était désiré. Tout doucement, en se redressant un peu, elle s'empala dessus. Il vrilla peu à peu. Le jet d'eau provoquait des frissons qui lui montaient du bas du bassin, suivaient la colonne vertébrale jusqu'au sommet du crâne. Elle enclencha une série de mouvements du bassin tout en tenant fermement le pommeau des deux mains. Et, sans qu'elle ne puisse rien faire, ses cuisses se raidirent, ses épaules se contractèrent, son menton se dressa et tout son corps se tétanisa. Elle ne put retenir des râles tout en se pliant en deux.

~

Les yeux fermés, elle resta étendue dans son bain. La sonnerie de son portable la sortit de sa douce torpeur. Il était au pied de la baignoire et elle n'eut qu'à tendre la main.

— Je voulais vous féliciter pour votre nomination.

C'était Langlet. Il était lointain. Son vouvoiement pouvait signifier qu'il n'était pas seul ou, vu sa paranoïa actuelle, qu'il craignait d'être écouté.

— Où êtes-vous ? Je vous entends très mal.

— Je vous appelle d'une cabine. J'ai une course à faire alors j'en profite. Je pense à vous et en fait j'aimerais…

Il avait prit l'habitude de conversations très chaudes. Cela l'excitait encore plus au téléphone. Elle se voyait mal partir sur ce registre. Son orgasme avait été tellement violent qu'elle avait l'impression de pouvoir vivre des mois sans sexe. La simple idée d'en parler la dérangeait. Elle trouvait cela déplacé, vulgaire même. Elle choisit de couper court.

— Rien n'est encore fait…

—… pouvoir vous féliciter de vive voix. Accepteriez-vous une invitation à dîner, ce soir !

— Je ne connais pas mon emploi du temps, alors pour ce soir, on verra.

— Je prends votre « on verra » pour un oui.

— Et si je ne suis pas nommée ?

— Cela ne vous ressemble pas de douter de vous…

— Justement, là, il ne s'agit pas de moi. Est-on sûr que Deweare a fait une connerie ?

— De mon point de vue, les analyses complémentaires sont de pure forme.

— J'aimerais avoir le point de vue du labo.

— Que voulez-vous que révèlent les analyses du labo, sinon la vérité ? Deweare a commis une faute grave ayant provoqué la mort de sa patiente.

— Vous êtes bien sûr de vous…

Langlet haussa légèrement le ton. Il ne l'avait pas appelée pour cela. Elle le savait très bien. Mais que pouvait-il dire, il n'était pas certain qu'elle ne fût pas également sur écoutes.

— Ce n'est pas de moi que je suis sûr, docteur, mais de vos confrères et collègues qui ont eu à voir le cadavre. Il n'y a aucun doute pour eux.

— Dans l'hypothèse où Deweare aurait commis une faute, elle peut être involontaire, il peut s'agir d'un accident.

— Involontaire, accident ou non, qu'est-ce que cela change ? Vous connaissez la position de notre président. Il est exclu que nous prenions le moindre risque pour le lancement de l'Anoxydril…

De l'agacement, il passa à l'espoir d'être enregistré. Leroy prenait sans doute ce ton pour les mêmes raisons que lui. Il fallait qu'il lui donne le change.

— Ce serait vraiment problématique ?

— Ce sont des millions de dollars qui sont en jeu… Si l'on apprend que l'inventeur de l'Anoxydril est un incompétent qui tue ses patientes, cela risque d'être catastrophique. Mais si en plus, on le nomme numéro 2…

— Si l'on accepte ces hypothèses, c'est le conseil d'administration de Worldpharma qui doit me nommer officiellement. Il ne connaît même pas mon existence.

— Vous vous trompez. Vous êtes connue de tous les membres du conseil. Je dois même vous dire que votre charme personnel…

— Des vieux gras du bide, quelle horreur…

— Des vieux gras du bide qui ont le pouvoir de changer votre vie, comme une gentille fée…

— Vu sous cet angle… Mais vous oubliez une chose, je suis une femme, et jeune en plus. Alors que cela réveille la libido de certains de vos membres du conseil, c'est possible. Mais de là à ce qu'ils me nomment…

— Ce sont des hommes d'affaires, pas des médecins. Ils ont l'habitude de travailler avec des jeunes gens et des jeunes femmes. Non, aucun problème de ce côté-là.

— Que Dieu vous entende…

La voilà qui parlait de Dieu maintenant. Langlet trouvait qu'elle en faisait un peu trop.

— Ne pourrions-nous pas parler d'autre choses ? Puis-je me permettre de vous rappeler qu'il s'agit là d'une formidable opportunité ? Qu'hier encore vous étiez toujours doublure ? Alors ne faites pas trop la difficile. Vous comprenez...

— Cela me retourne...

— En parlant de vous retourner...

— Oh, on m'appelle sur l'autre ligne. On se voit tout à l'heure ?

— Il serait peut-être bon que vous alliez soutenir moralement votre confrère... Enfin, cela ne me regarde pas.

— C'est justement ce que je comptais faire.

~

Deweare, Deweare... Le seul qui l'ait larguée. Le seul qu'elle haïssait, qu'elle respectait, qu'elle admirait.

Comment allait-il accuser le coup ? Elle connaissait son ambivalence, sa capacité à s'investir dans un projet, à jouer un rôle auquel il ne croyait pas. C'était là sa force. Elle admirait sa capacité à se détacher des choses.

Elle avait toujours vécu cela comme une injustice. Qu'un type qui se foute à ce point de la société et de ses valeurs puisse être au sommet de l'échelle. Alors qu'elle...

C'est avec beaucoup d'abnégation qu'elle avait décidé de suivre son exemple. Autant qu'elle le pouvait. Elle n'était qu'une femme, et dans ce milieu c'était plus qu'une tare.

C'est en observant Deweare de loin qu'elle comprit comment renverser l'ordre des choses. Le fait d'être une femme était un handicap, cela deviendrait sa plus grande force... Elle avait réussi.

Elle avait réussi. Elle sortit du bain et passa son peignoir. Elle pouvait encore profiter d'une petite demi-heure. Les cheveux encore mouillés et les traits marqués du plaisir qu'elle avait eu, elle s'allongea.

Elle avait réussi sans grand risque. Elle avait réussi à ce que Langlet prenne les risques. C'était une aubaine qu'il y ait eu confusion de prélèvements. Nommée, il lui faudrait deux ans pour valoir de l'or aux États-Unis. Dans deux ans, ce serait Washington. Elle ferma doucement les yeux et, malgré elle, ses mains se dirigèrent vers sa toison, encore humide...

Elle n'était pas arrivée à cacher ses cernes sous son maquillage. À la regarder, on pouvait au choix considérer qu'elle avait picolé toute la nuit ou qu'elle avait fait des folies de son corps. Si elle ôtait ses lunettes de soleil, n'importe qui serait à même de comprendre qu'elle avait pleuré de longues heures et que cela n'était pas terminé.

Ses tremblements la reprenaient. C'étaient ses genoux cette fois. Elle avait fumé sa dernière cigarette il y avait deux heures maintenant. Elle essayait de se concentrer sur son travail en agissant comme un automate, mais rien n'y faisait.

Le week-end n'avait été que souffrance. Vendredi, Delphine était retournée à Rouen. Celui qu'elle aimait encore était sur le même quai, avec la même femme, et ils avaient de nouveau pris le même train à la même heure. Elle les avait suivis jusqu'à Paris et les laissa au pied de l'immeuble qui devait être celui où elle habitait. Tout près de chez elle, rue Saint-Isaure. Elle était restée prostrée des heures en face de l'immeuble, à attendre elle ne savait quoi avant d'errer dans les rues.

Elle ne retrouva pas le chemin de son appartement avant le samedi. Une douleur indéfinissable lui tenaillait l'esprit. Elle se sentait vidée de son corps. Elle avait l'impression de n'être plus qu'une masse évanescente qui changeait de forme à chaque instant pour mieux lui faire mal. Lorsqu'elle se rendait compte qu'elle avait une enveloppe charnelle, la nausée la reprenait et elle vomissait. Son corps vomissait, mais rien ne sortait de son estomac. C'était terrible. Elle n'avait jamais connu cela.

Elle trouvait des moments de répit dans l'absence. Elle n'était plus que ses joues, enflées, ou que ses mains, tremblantes, ou que ses cheveux, qui lui faisaient mal à la racine, ou que sa poitrine, d'où tout semblait venir.

Dès qu'elle reprenait conscience qu'il y avait un lien entre ses joues, ses mains, ses cheveux et sa poitrine, ses sanglots reprenaient de plus belle. Elle pleurait, de vraies larmes. Elle pleurait et avait l'impression que jamais elle ne pourrait s'arrêter. Sa poitrine semblait être le cœur d'une vilaine dépression qui malmenait le reste de son corps. C'était comme un vertige sans fin. Lorsque son esprit reprenait le dessus, elle voyait son visage, son sourire, ses « Je t'aime. » Immédiatement après, elle le voyait, main dans la main avec cette inconnue sur les quais de la gare de Rouen. Il l'embrassait, elle vomissait.

Dans la nuit du samedi au dimanche, lorsque son cerveau avait décidé de prendre un peu de repos, elle ne fit que cauchemars sur cauchemars. Cela la réveillait à chaque fois. C'était toujours pareil. Il faisait l'amour à une autre qu'elle. Elle voulait en finir. Elle n'en avait pas la force. Elle ne voulait plus vivre, elle n'avait pas la force de mourir. Elle était prise d'un mal étrange dont elle avait l'impression que jamais elle ne guérirait. Elle se sentait condamnée à une éternité de douleur et d'angoisse. Le vide, l'absence et la trahison. Elle errait dans le néant, rejetée par l'amour, par la vie.

Lorsqu'elle ne pleurait ou ne cauchemardait pas, elle fumait. À 4 heures du matin, elle décida de sortir dans la nuit. Elle alla jusqu'au Sacré-Cœur et s'assit sur le parvis. La vue de Paris l'apaisa un peu. En sanglots, adossée contre une rambarde, elle s'assoupit.

C'est le soleil qui la réveilla. Elle avait froid. Elle avait envie de se couvrir légèrement. Elle rentra chez elle et trouva un peu de repos. Elle passa son dimanche comme un zombie. Alternant les pleurs et les longs moments où son regard, qui fixait le vide, semblait s'accrocher à quelque chose qui n'existait pas. Qui n'existait plus.

~

Ce matin, elle avait pu absorber un café et manger un croissant. Les larmes étaient toujours aux aguets. Ses genoux entraînaient les jambes. Ses doigts n'arrivaient pas là où il fallait sur le clavier. Elle ne voyait même pas ses collègues. Elles s'étaient toutes rendu compte de son état. Elle n'entendit pas le silence qui accompagna son élan. Elle se leva et sortit un paquet de cigarettes d'une de ses poches. Elle en porta une à ses lèvres. Elle se dirigea vers la sortie.

Comme tous les lundis matin à la même heure, le chef de service était en train de lire les pages emplois du *Figaro*. Il allait intervenir lorsqu'il comprit que quelque chose n'allait pas chez Delphine Doridan.

Il vit toutes ses collègues le fixer d'un œil mauvais. Il retourna à sa recherche des salaires proposés aux gens de son rang.

Une fois dehors, elle l'alluma.

Désiré de Hautefrance avait fini le balayage des escaliers des sous-sols. Il allait attaquer les niveaux. Méthodiquement, imperturbablement. Il commencerait par le moins un, celui des labos d'analyse qui donnaient sur une cour intérieure avec puits de lumière, pour terminer par le moins quatre, celui du linge sale, de la morgue et de la salle de vivisection.

Il remarqua la démarche d'un zombie. Ça lui rappela son enfance. La démarche de son père qui n'avait que quarante-cinq ans lorsque le rhum avait détruit la totalité de ses neurones.

Il s'approcha gentiment du zombie et lui donna le bras. Elle avait allumé sa cigarette. Il l'emmena aux toilettes et ferma la porte du local à clé. Il lui enleva ses lunettes, jeta sa cigarette dans une cuvette de W.-C., fit couler de l'eau froide d'un lavabo. Delphine se laissa faire. Il lui épongea le visage avec une serviette. Il mit sa main gauche derrière sa tête et poussa légèrement dessus jusqu'à ce qu'elle atteigne le filet d'eau froide. Elle tourna la tête pour se dégager de la pression de ses mains. Il n'opposa aucune résistance. Elle se mouilla les cheveux. Le choc thermique provoqua un vomissement. Elle changea de lavabo, il ouvrit le robinet d'eau froide.

— Ça va mieux?

Elle pencha sa tête sur le côté pour le regarder.

— Je vais te chercher quelque chose à boire et à manger. J'en ai pour dix minutes. Faut pas fumer. Tu m'attends là, la dame.

Il avait à peine terminé sa phrase que la porte s'était déjà refermée derrière lui. Elle entendit le cliquetis de la serrure.

Le froid lui faisait du bien.

Des larmes se mélangèrent à l'eau. Elle ouvrit légèrement la bouche pour en laper.

13

IL NE MANQUAIT QUE LE RAPPORT et tout serait parfait. Kondarowski devait être en train de le rédiger dans son bureau de la salle de vivisection.

Cette salle était ainsi appelée car officiellement il s'agissait d'un bloc réservé à la vivisection d'animaux. Le centre de recherches de Worldpharma avait passé un contrat avec la clinique du Parc Orange qui avait la charge, sous la responsabilité de Kondarowski, de pratiquer les vivisections animales pour certaines recherches.

Il s'agissait d'un véritable bloc opératoire. Un visiteur pointilleux aurait pu s'interroger sur l'utilité d'un sas à son entrée principale.

C'était là que s'effectuaient les greffes d'organes. Des greffes clandestines pour une clientèle pressée, et aisée, qui n'avait pas à s'inscrire sur une liste d'attente. Lors des greffes, la petite porte de service était condamnée et la salle inaccessible par cette entrée. Le sas permettait de veiller à toute intrusion de curieux tout en offrant une sortie menant aux ascenseurs pour transférer l'opéré aux urgences en cas de nécessité. Les soirs de greffe, une salle de réanimation était spécialement réservée pour le greffé.

C'était l'activité la plus secrète de Worldpharma et de la clinique du Parc Orange. Bien plus secrète que toutes les recherches menées au sein du département Recherches et innovations. Bien plus que les recherches effectuées par Deweare pour la mise au point de l'Anoxydril. Activité dirigée et organisée par Langlet en personne.

Ces greffes coûtaient cher aux clients. Très cher. Non pas qu'elles étaient une source d'enrichissement extraordinaire, non. Mais Lucien de Breuil avait insisté pour qu'il y ait un bloc réservé aux VIP en dehors des installations officielles de la clinique. Ce bloc devait permettre d'opérer dans la plus grande discrétion les gens importants.

Lucien de Breuil avait entièrement délégué à Langlet la mise en place et l'organisation de cette activité secrète dont il ne voulait pas entendre parler. Lorsqu'un VIP devait être greffé, c'était à lui, et à lui seul, de s'en occuper.

La première fois, il avait bien tenté une sortie : « Ton ami, monsieur… » De Breuil avait été simple : « Je ne veux rien connaître des pathologies de mes relations. Mais tu sais que les gens que je t'envoie sont importants. Importants pour Worldpharma, donc, pour nous. Alors débrouille-toi, c'est à toi de régler les choses. Dans la plus grande discrétion… – Mais il… – Je t'arrête. Je ne veux rien savoir, tu es seul maître à bord en ce domaine. Tu fais ce que tu veux. Ce que tu peux. C'est à toi d'estimer jusqu'où tu dois aller. À qui tu dois faire plaisir, comment, avec quels moyens, à quels coûts, avec quel personnel… Il ne faut pas que cela apparaisse dans la comptabilité, c'est tout. Cette activité n'existe pas. À toi de décider de qui tu vas te faire un ennemi mortel en disant non. Mais ces gens sont influents, très influents… Ils peuvent faire beaucoup pour toi, pour nous, comme ils peuvent faire beaucoup contre toi, contre nous… »

Il avait mis deux mois pour constituer un réseau opérationnel avec ses correspondants dans toutes les parties du globe. Il découvrit à cette occasion que le trafic d'organes était très organisé. Dans tous les pays du tiers-monde, des enfants disparaissaient et mouraient pour leurs organes. Des enfants étaient vendus par leurs parents. Et des salauds gagnaient ainsi du fric, beaucoup de fric.

Les résultats venaient d'arriver. Il les lut en même temps que ceux du Leucotriene curare. L'ensemble était sans appel. Un impitoyable réquisitoire. Il ne lui restait qu'à le mettre en forme.

— Astucieux, pensa-t-il en relisant.

Science avait fait état de la grande spécialité de Deweare : le curare.

Du curare, Kondarowski considérait qu'il n'y avait quasiment plus rien à tirer depuis que Claude Bernard en avait parfaitement décrit les effets physiologiques au siècle dernier.

De plus, le curare n'était pas un anesthésique. Certes, les curares de synthèses étaient régulièrement utilisés par les anesthésistes, mais pas pour « anesthésier ». Non, ce rôle revenait aux hypnotiques qui plongeaient les patients dans un sommeil non physiologique, un coma, avec des produits comme le thiopenthal, plus connu sous le nom de Pentothal[64], également appelé sérum de vérité, propofal ou encore hypnomidale pour les anesthésiques injectables par intraveineuses. Pour les anesthésiques volatils, ils utilisaient des produits comme l'isoflurane, le sévoflurane ou l'halotane.

Les anesthésiques devaient endormir leurs patients, et les réveiller, mais ils devaient également éviter qu'ils souffrent. Pour cela, ils utilisaient des analgésiques, des antidouleurs, du genre morphiniques.

Le curare avait une tout autre fonction, et une seule jusqu'à ce jour, celle de bloquer les muscles en occupant les récepteurs des muscles striés. Sans ce blocage des muscles, peu d'opérations importantes étaient possibles. En bloquant le diaphragme, le curare bloquait également la respiration.

Jusqu'à ce jour, le rôle du curare se limitait à cela, que les muscles ne bougent pas afin que les organes restent en place et que les chirurgiens puissent intervenir. Et Deweare aurait découvert une autre fonction au curare. Une fonction anesthésiante. Il aurait découvert un anesthésique miracle tiré de cette substance… Kondarowski n'y croyait pas. Deweare, toujours prêt à se singulariser, axait prétendument ses travaux non pas sur des curares tirés d'une plante du genre Strychnos, [65] mais d'une grenouille. La rainette de Choco. Kondarowski n'avait jamais vu la moindre rainette de Choco dans les labos.

Kondarowski n'aimait pas Deweare. Il représentait trop ce qu'il aurait pu être lui-même si sa vie n'avait pas été cassée. Que Langlet cherche à s'en débarrasser ne le surprenait pas.

Pour lui, il ne s'agissait que de changer deux dates. Deux simples dates. De taper son foutu rapport, de signer et de s'envoler…

~

Il était dans le petit bureau de la salle de vivisection. C'était son bureau. Celui où il entreposait certaines affaires. C'était le coin le plus

---

[64] Pentothal®.

[65] Arbre ou liane de la famille des loganiacées, poussant en climat tropical. On tire le curare d'une liane de la forêt amazonienne. D'autres espèces, dont le vomiquier *Strychnos nux-vomica*, arbre d'Indo-Malaisie de plus de dix mètres de haut, fournissent la strychnine que l'on tire de la graine de la plante, la noix vomique.

tranquille de la clinique. Seul, de temps à autre, d'après un planning dont il n'avait pas encore saisi toutes les subtilités, un vieux balayeur noir venait officier. Il y avait aussi les quelques brancardiers qui lui amenaient les cadavres sortis des frigos de la morgue qui se trouvait juste à côté. C'était pour des prélèvements *post mortem.* Ils ne s'attardaient jamais.

Son bureau était encombré de dossiers et cassettes vidéo. Il filmait et enregistrait toutes ses vivisections ou autopsies, pratique imposée par le service juridique de la clinique. Les greffes aussi étaient filmées et enregistrées, mais pour une autre raison.

Il s'assit, sortit une clé de sa poche et ouvrit le troisième tiroir. Les sachets étaient là. Tous là. Il n'y avait pas meilleure cache.

Il avait touché quarante mille dollars US. Langlet payait bien. Il n'avait même pas eu à demander quoi que ce soit. « Une partie à 40 t'intéresse-t-elle ? » Il avait simplement hoché la tête. « Très bien, tout est là-dedans. » Il avait pris l'enveloppe kraft, l'avait glissée sous sa veste, et s'était tranquillement dirigé vers l'avenue de Saint-Ouen qu'il empruntait souvent à pied pour regagner sa chambre d'hôtel, non loin de la place Clichy. Tout près du cimetière Montmartre. C'est une fois refermée la porte de sa chambre qu'il ouvrit l'enveloppe. L'enveloppe d'une mort annoncée. Les quarante mille dollars étaient dedans, ainsi que les instructions concernant un rapport d'autopsie qu'il devait remettre lundi midi. Il devait faire analyser quelques tissus musculaires.

~

Grâce aux petits sachets qu'il avait ensuite achetés, ses quarante mille dollars allaient se transformer en cent vingt mille. La transaction devait se faire à 16 heures dans son bureau de chirurgien, au dernier étage du bâtiment. Ensuite, il se rendrait directement au cimetière Montmartre pour y cacher son nouveau magot qui irait rejoindre les cent quatre-vingt mille qui représentaient quelques années de fraudes fiscales et de rémunérations occultes pour les greffes.

Il avait creusé une cavité qu'il rebouchait avec une pierre du caveau. Il était impossible de voir quoi que ce soit. Inutile de prendre des risques. Un cimetière était bien plus sûr qu'une banque, et surtout beaucoup plus silencieux et totalement imperméable à toute commission rogatoire.

Demain soir, il irait, comme tous les mardis, chercher sa fille Vanessa à la sortie de son école. Ils passeraient tous deux au cimetière Montmartre, il retirerait l'argent, il transvaserait le contenu des urnes de ses sœurs dans des boîtes de talc, et ils iraient gare du Nord prendre le Shuttle pour Londres. Arrivés à New York, ils traverseraient les États-Unis en voiture jusqu'à la frontière mexicaine qu'ils passeraient sous leurs nouvelles identités avec des passeports argentins. De Mexico, ils iraient à Belize. Quinze jours de vacances. De là, ils se rendraient au Chili, Santiago puis Punta Arenas d'où ils prendraient la route pour Rio Gallegos en Argentine. Ils y resteraient quelques jours, il ne voulait pas fatiguer Vanessa, avant de rejoindre Comodo Rivadavia d'où ils monteraient jusqu'à Sarmiento. Ils traverseraient le lac sur un petit vapeur et trouveraient enfin la propriété qu'il avait achetée au nord du lac Colhué Huapi. Une nouvelle vie l'attendait. Une vie où il espérait bien trouver le bonheur, pour Vanessa, au cœur de la Patagonie.

~

Il se mit à son ordinateur. Par lequel commencer ? Il hésitait. Il décida de commencer par celui qui peut-être, un jour…

~

« Nous, Simon Kondarowski, chirurgien, titulaire d'un certificat en médecine légale, avons effectué les investigations sus-énumérées sur le corps sans vie de la dénommée Alice Clerk.

» Il ressort de nos investigations les faits suivants :

» — Le décès de Mme Clerk remonte à la nuit du dimanche 14 au lundi 15 septembre 1997 à 4 heures 57 et fait suite à plusieurs arrêts respiratoires et cardiaques.

» — L'anesthésiste-réanimateur de garde, dont l'intervention fut pourtant rapide, a tenté en vain de réanimer Mme Clerk. Il diagnostiqua une complication postanesthésique.

» — Mme Clerk avait été hospitalisée le jeudi 11 en vue d'une appendicectomie, l'intervention a eu lieu le vendredi 12. Elle fut anesthésiée par le docteur Deweare.

» — Le dossier médical personnel fait apparaître que la patiente était atteinte d'une myasthénie.

» — Les Leucotrienes curares ont révélé une allergie au curare, qui par conséquent ne devait pas être utilisé pour l'anesthésie.

» — Nous avons effectué, en vue d'analyses et de recherches de traces de curare, divers prélèvements sanguins, de tissus musculaires (muscles striés), pulmonaires et cardiaques.

» — Les résultats de ces analyses se sont révélés positifs.

» — Le décès de Mme Clerk est donc imputable à l'injection de curare qui lui a été pratiquée alors qu'elle y était allergique, ce que les tests préopératoires avaient révélé.

» — Il ressort des premiers résultats des différentes analyses pratiquées ce jour à 9 heures très précises que le curare a été injecté moins de dix heures avant lesdites analyses (cf. comptes rendus du laboratoire joints en annexe), soit dans la nuit du dimanche 14 septembre au lundi 15 après 23 heures.

» — Si Mme Clerk est effectivement décédée suite à une injection de curare pratiquée dans la nuit du 14 au 15 septembre, après 23 heures, et dont l'exacte nature ne pourra être déterminée qu'avec des investigations supplémentaires d'après les échantillons ci-joints, cette injection est totalement étrangère à l'anesthésie réalisée par le docteur Deweare le vendredi 12 septembre dans la matinée.

» — À la demande de M. Langlet, directeur financier du groupe Worldpharma, et en échange de quarante mille dollars US versés en espèces le 14 septembre par ledit Langlet, je réaliserai un deuxième rapport, qui sera également joint en annexe, et qui passera sous silence tous les points innocentant le docteur Deweare, que Langlet souhaite manifestement écarter de son futur poste de directeur du département Recherches et innovations de Worldpharma. »

Kondarowski relut plusieurs fois ce qu'il venait de taper. Il n'y avait rien à ajouter ou à changer, excepté le :

« Fait à Paris le 15 septembre 1996. »

~

Il était songeur.

Celle-là, tu étais loin de t'en douter. Comment un pauvre type comme moi oserait te faire ça, à toi, toi qui t'es toujours montré si généreux et compréhensif... T'en reviens pas, hein, sale con ! Tu pensais me tenir à vie. Tu croyais que nos petits trafics nous étaient à tous deux bénéfiques. Que j'étais tellement une épave que jamais je ne me relèverais. Que l'appât du gain nous liait à jamais. Je te méprise. Je t'ai toujours méprisé, depuis le premier jour où je t'ai vu dans cette cellule pourrie de ce commissariat pourri. Pauvre mec. Tu t'es adressé à moi comme à un rat pris dans un labyrinthe, tu t'es targué de me sauver la mise. Tu m'as promis un avenir radieux à tes côtés si j'acceptais de faire faire de grands pas à la médecine, en suivant tes instructions sans jamais avoir quelque chose à redire. Tu as fait de moi un valet alors que tu aurais dû t'incliner comme devant un maître. Contre toi, j'ai réussi à me passer de cette saloperie de dope que tu me fournissais sans compter... Je t'ai toujours méprisé, pauvre mec. J'étais un grand médecin, moi, petit minable. Tu ne t'es jamais demandé pourquoi je n'ai jamais discuté la moindre de tes demandes. Parce que je n'étais d'accord avec aucune. Pauvre con, maintenant, c'est moi qui te tiens...

~

Il ne rêvait plus. Il s'attaqua à la rédaction du deuxième rapport. Seule la fin changeait :

« [...]

» — Les résultats de ces analyses se sont révélés positifs.

» — Le décès de Mme Clerk est donc imputable à l'injection de curare qui lui a été pratiquée lors de son anesthésie alors qu'elle y était allergique, ce que les tests préopératoires avaient révélé.

» — Il est manifeste, vu le dossier médical de sa patiente, atteinte de myasthénie, et le résultat aux Leucotrienes curares qui ont révélé une allergie au curare, que l'anesthésiste-réanimateur n'aurait jamais dû utiliser de curare lors de son anesthésie. Ce qu'il fit en dépit de toutes les contre-indications qui ont été portées à sa connaissance.

» Fait à Paris, le 15 septembre 1996. Simon Kondarowski. »

~

Il agrafa en annexe deux copies des analyses des tissus et des prélèvements sanguins qu'il avait ordonnés. Certaines dates avaient été modifiées par ses soins. Le laboratoire appartenait à la nébuleuse Worldpharma. Nul doute que Langlet s'était couvert de ce côté pour que les mêmes rectifications de dates soient effectuées dans leurs archives.

~

Et pourquoi, peut-être un jour ? Pourquoi pas maintenant ? Après tout, dans deux jours... Pourquoi, peut-être un jour ? Dans deux jours, pauvre mec, je m'appellerai Rodriguez, Sancho Rodriguez, médecin diplômé de la faculté de médecine de Tegucigalpa, dont une grande partie des archives ont été détruites pendant la guerre civile, chirurgien hors pair. Spécialiste en chirurgie cardiaque. Je n'ai rien oublié. Je serai le grand sorcier de Sarmiento. Mon domaine, où je brillerai comme un soleil, sera la Patagonie, toute la Patagonie... Quelle tête tu ferais si jeudi matin on venait te cueillir à ton bureau. Mieux, au lever du jour chez toi, j'aimerais voir la tête de ta femme quand ils te passeront les bracelets, comme ils disent, ces ignares. Le mieux serait encore qu'ils viennent le dimanche chez toi, lorsque ton cher et si précieux beau-papa est là... Il faudrait qu'ils lui montrent ma photo, mais il ne doit même pas se souvenir de ma gueule, ce monsieur. Que suis-je pour lui, un paillasson ? Un paillasson qui lui a greffé un rein... Sans trop chercher à savoir d'où il venait ce rein arrivé par avion d'Italie. Sarajevo ? Inde ? Manille ? Brésil ? C'était un beau rein, un jeune rein, de jeune homme... Combien le rein ? Tout s'achète, hein, pour les gens de ton espèce ? Même les reins. Il n'y a pas de liste d'attente pour vous, pas d'interminables dialyses... Combien ensuite ? Moi, le grand spécialiste de la microchirurgie de la main, qui le jour réparais des doigts et la nuit greffais des reins. J'ai compté. Dix-sept exactement... T'inquiète pas, je ne vais pas signer ton arrêt de mort, je ne suis pas débile, je sais très bien que ce serait également le mien. Où que je sois. Quel que soit le nom que je porte.

Ce sont les tiens, les valets de ton espèce qui ont conduit ma perte. Sans eux, je serais ce que je devais être. Un génie reconnu des siens. Je parcourrais le monde de conférence en conférence, je serais le chirurgien des puissants de cette terre. C'est moi qui réparerais leurs cœurs. On m'appellerait de partout. Kondarowski, le grand chirurgien en cardiologie. Tu ne les as pas oubliés mes talents de chirurgien du cœur. Espèce de salope ! M'obliger, même pas m'obliger, me laisser faire ça sur de pauvres gamins. Tu crois que je n'ai pas compris ton jeu ?

Tu crois que je ne savais pas que t'en as rien à foutre des autistes et des endocardites infectieuses ? Et mes assistantes, tu crois que je ne sais pas que tu les as fait assassiner ? Tu n'es qu'un monstre contre lequel je n'ai jamais pu m'élever. Parce que s'attaquer à toi, c'est s'attaquer aux puissants que tu sers, et contre eux, *no way*. Là, je me tire, bonhomme. Tu vas plus m'avoir sous la main. Tu sauras jamais où je serai. Alors. Alors si j'envoyais, juste avant de partir, ces rapports avec une petite note explicative à la presse... Française, belge, suisse, australienne... Avec un petit double au procureur... Qu'est-ce que t'en penses, p'tit gars ? Ce serait chouette, non ? Comme cadeau d'adieux.

Le problème, pauvre mec, c'est que si je fais ça, ça sauve Deweare... Ça le blanchit. Et Deweare, son mépris teinté de commisération m'a toujours été insupportable. Plus je m'enfonçais et plus il s'élevait. À ma place ! Oui, à ma place ! Le Nobel, c'est moi qui aurais dû être en lice un jour ! Pas lui...

~

Il fut pris d'essoufflements. Ses mains s'agitèrent et firent tomber à terre quelques cassettes 8 mm du caméscope surplombant la table de vivisection, juste à côté du micro.

Le bruit de la chute le ramena au présent. Il était là dans son bureau, à trois mètres du corps de Clerk qui attendait d'être recousu. La dernière version de son rapport était affichée sur l'écran. Les feuilles de résultats d'analyses, originaux et copies modifiées, plus vraies que les vraies, sous ses mains. Il fallait qu'il se ressaisisse. Il avait encore du pain sur la planche, revoir ses rapports, recoudre Clerk, préparer l'échange de ses sachets. La journée risquait d'être longue.

~

Désiré parcourait les couloirs souterrains. Sur le sol, il y avait des lignes de différentes couleurs avec des inscriptions en français. Désiré ne savait pas lire le français. Pas plus qu'une autre langue. Il parlait français et créole, en avait gardé cet accent étrange qui ne connaissait pas la prononciation des *r*. Son accent ne le dérangeait pas, il n'appartenait pas à ces jeunes générations gavées de téléfilms américains où les Noirs, éduqués et formés aux meilleures universités, parlent avec le même accent que les Blancs. On voyait qu'ils avaient oublié leurs origines. C'était pas bien pour Désiré. C'était perdre son âme. Il suivait la ligne rouge, il savait qu'au troisième croisement il devrait prendre la verte, puis deux croisements plus loin, la jaune. Là, il monterait un étage et arriverait aux cuisines par la porte de derrière. Par l'entrée des chambres froides.

~

Charles, son neveu qui devait son prénom aux sentiments gaullistes de sa mère, était aux détritus et à la plonge. Juste à côté de l'entrée de la chambre froide.

L'entrée des chambres froides donnait sur une grande porte coulissante qui s'ouvrait sur une rampe externe où les camions frigorifiques qui apportaient les tonnes de viandes, de fruits et légumes, de produits congelés, arrivaient. Il avait la responsabilité de l'ouverture et de la fermeture de cette porte. Il devait l'ouvrir et la refermer à chaque arrivage signalé par un appel des vigiles et confirmé par les caméras de surveillance. Elles diffusaient les images de la rampe en permanence sur l'écran d'un petit moniteur fixé en hauteur face à la plonge. C'était pratique pour lui.

Grand consommateur de haschich et autres substances du même type, il avait souvent besoin de sortir. Il y avait en moyenne deux arrivages par jour. Il ouvrait cette porte cinq ou six fois. Il avait trouvé un angle mort pour la caméra dans le virage de la rampe. Il n'était pas visible des écrans de contrôle des vigiles et il pouvait tranquillement fumer ses joints. La rampe était ornée d'un petit talus de terre où ne poussaient que des mauvaises herbes. Les jardiniers ne s'aventuraient jamais là, pas plus que quiconque à part les chauffeurs de camion qui se concentraient sur leur conduite afin d'amorcer leur virage en pente. Il avait semé quelques plans d'herbes diverses et faisait régulièrement sa récolte. C'était moins dangereux que chez lui, à Saint-Denis, où les flics faisaient régulièrement des descentes en se foutant pas mal du Code de procédure pénale. Il n'y avait pas que les flics, il y avait aussi ses copains et ses cousins qui n'hésitaient pas à se servir dans sa réserve personnelle. Pendant un an, il avait utilisé des pots sur le rebord de la fenêtre de sa chambre. Il y avait quatre pots qui avaient donné de magnifiques plants. Il n'eut que le plaisir de les voir pousser et de risquer à tout moment la perquisition. Dès que les feuilles furent à maturité, ses quatre pots disparurent comme par enchantement.

C'est ce jour-là qu'il choisit de changer de lieu de plantations.

L'été, lorsqu'il faisait trop chaud, le chef de cuisine lui demandait d'ouvrir la double porte en permanence. Ça n'arrangeait pas ses affaires. Tous les fumeurs des cuisines se retrouvaient sur la rampe. Il avait trouvé la riposte. Il allait fumer ses joints dans la chambre froide. Il s'y était aménagé une cachette avec réserve d'herbe et blouson polaire, il pouvait tenir quatre minutes avant de ressentir les effets du froid. Plus qu'il ne lui en fallait.

Il avait obtenu sa place grâce à Désiré, le frère de son père, qui était resté en contact avec sa mère. Son père s'étant remarié plusieurs fois depuis sa naissance, il avait dix-sept demi-frères et sœurs. Désiré était allé voir Aimé Césaire. Huit jours après, il était convoqué à Paris avec un billet d'avion sur Air France. Il voulait être infirmier et préparait le concours. Il en avait marre de vivre en banlieue et rêvait de trouver une Blanche qui travaille et chez qui il puisse vivre. Au moins le temps de ses études. Faire l'école d'infirmières, c'était bien, mais il fallait quand même manger tous les jours... Et il n'avait pas envie de faire des études tout en travaillant. Avec un peu de chance, il obtiendrait une bourse.

Il sortait depuis trois semaines avec Juliette, la concierge d'un immeuble du haut de la rue Hermel. C'était une Kabyle qui avait déjà deux enfants. Il aurait aimé qu'elle soit blonde. Ses cheveux étaient crépus. Elle ne voulut jamais se teindre mais elle accepta de se faire lisser. Elle habitait sa loge, une pièce au rez-de-chaussée, avec une cuisine et une petite pièce avec un W.-C. et un lavabo, donnant sur les escaliers de la rue. Ses enfants dormaient dans la petite pièce.

Il l'avait connue en boîte à Pigalle, la Locomotive. C'est elle qui l'avait dragué. Ils avaient dansé un slow. Elle collait son bas-ventre sur son sexe et le remuait. Il ne lui fallut pas une minute pour bander. Après la danse, sa première phrase fut: « T'as vu, t'as pas pu résister longtemps. » Charles ne voulait pas résister. Il avait craqué toutes ses économies dans la soirée en lui payant à boire. Elle buvait de tout et n'importe quoi. Vodka, Marie-Brizard, Cointreau, whisky. Elle accepta qu'il la raccompagne chez elle. Il dut s'arrêter devant chez elle. Elle lui ferma la porte avec un grand sourire: « Il ne faudrait pas que tu me prennes pour une pute. Tu croyais quoi, que t'allais me sauter comme ça, pour trois verres ? »

Il allait devoir rentrer à pied, il en avait au moins pour une heure. Il était devant la porte d'entrée de l'immeuble lorsqu'il entendit une fenêtre s'ouvrir. C'était elle qui se penchait pour fermer les volets.

— T'es toujours là ? Tu comptes dormir devant la porte comme un chien ?

— C'est dur de te quitter comme ça. Tu ne m'as même pas laissé t'embrasser.

— Ah ! Parce que tu voudrais m'embrasser ?

— Ben oui, je voudrais t'embrasser. Moi, j'aime bien embrasser les femmes.

Il s'approchait tout en lui répondant à voix basse.

— Les femmes, t'as qu'à aller les retrouver tes femmes, tes putes.

— Mais doucement, j'ai pas dit que j'avais des femmes, j'ai dit que j'aimais bien embrasser.

— Ouais… On les connaît, les mecs comme toi. C'est là, ça fait le joli cœur, ça couche et après ciao. Vous êtes tous les mêmes. Je suis sûre que t'es comme les autres, toi.

— Ça, c'est pas vrai. Je ne t'autorise pas à parler de moi comme ça. Avec des termes si mauvais.

Il était rendu à sa hauteur. Ses bras tendus, les mains sur les volets qu'elle avait cessé de tirer. Son buste était légèrement penché et mettait en valeur sa poitrine.

— Ah oui ! Tu ne m'autorises pas. Pour qui que tu t'prends ? Tu crois que j'ai besoin qu'on m'autorise quoi que ce soit à moi ? Tu sors d'où, toi ? De la campagne, non ? T'es à Paname ici, mon gars, « je ne t'autorise pas… »

— Mais dis donc, t'es très agressive, toi. Moi, je suis très gentil avec toi et toi, tu deviens méchante. Mais ça va pas, ça. Qu'est-ce qui se passe ?

Il était maintenant assis sur le rebord de la fenêtre, il sentait son odeur qui l'avait enivré toute la soirée.

— T'étais vachement gentille en boîte, on a beaucoup dansé tous les deux. Il ne faut pas se parler comme ça. Comme des ennemis. Moi, je t'ai simplement dit que j'aimais embrasser les femmes. Je voulais dire que j'aimerais bien t'embrasser toi.

À l'intérieur de la pièce, il y avait un miroir sur le mur qui lui faisait face. Il réfléchissait une télévision qui était en marche. Il ne s'attarda pas tout de suite dessus.

— Tu parles beaucoup, toi, mais tu fais pas grand-chose.

— Tu veux dire que tu veux bien que je t'embrasse ?

— Mais il est bête ou quoi ? Depuis quand il te faut la permission des dames pour que tu les embrasses ? Tu essayes, si ça marche, c'est bien pour toi, si tu prends une baffe, c'est bien aussi, t'avais qu'à pas essayer.

— Mais moi, je veux pas prendre une baffe.

— Eh bien tu risques de rien prendre du tout. Tu sais que parler, toi.

Son regard retourna vers le miroir. D'abord, il pensa rêver, mais non, c'était bien un film porno qui passait à la télé. Elle se rendit compte qu'il était absorbé par autre chose qu'elle et se retourna.

— Ah, voilà ! Canal Plus. Ça va te donner des idées, hein ? Tu vas pas arrêter de m'emmerder après, c'est ça ?

Elle se pencha vers lui. Il la regarda tout en se mettant à bander.

— Mais moi, j'ai jamais emmerdé personne.

— Bon, écoute, si tu me promets de ne pas m'emmerder, tu peux rentrer un peu, je te ferai un café et tu pourras attendre ici que le métro ouvre.

— Ah ça, c'est promis alors !

Elle le fit passer par-dessus le rebord de la fenêtre. Elle ferma enfin les volets derrière lui. Il y avait une table ronde, un buffet verni, un canapé qui devait faire lit et une télé en haut d'un meuble. Il ne put s'empêcher de regarder l'écran. De dos, un mec enfilait une nana dont on voyait le visage de profil, gros plan sur la pénétration.

— Tiens, assieds-toi là.

Elle lui indiqua un fauteuil à côté de la table.

— Bon, je vais faire le café. Et tu fais pas de bêtises en regardant ces cochonneries, hein ?

Elle passa dans la cuisine installée dans un couloir qui donnait sur une cour intérieure. Il la suivit du regard et s'obligea à ne pas regarder l'écran de télé ou le miroir dans lequel il se reflétait. Elle prit moins d'une minute pour préparer le café qui coulait déjà et revint ver lui.

— Mets-toi à l'aise, donne-moi ta veste.

Elle s'installa sur une chaise, celle qui était sous l'écran de télé, et posa ses coudes sur la table. Il ne pouvait pas ne pas voir en second plan la blonde plantureuse qui se dessapait dans un strip langoureux. Un mec était assis en face d'elle un verre à la main, elle ouvrait sa bouche et sortait sa langue qu'elle tournait autour de ses lèvres. Juliette voyait la scène dans le miroir et faisait comme si de rien n'était. Elle se leva pour aller chercher le café qu'elle servit dans deux verres. Elle reprit sa position en se penchant légèrement. La fille était à genoux et s'approchait du mec qui ne bougeait pas autre chose que son bras droit pour porter son verre à la bouche. Elle se redressa et dégrafa son corsage d'où deux splendides seins sortirent, elle les prit dans ses mains et joua un peu avec, en essayant de les lécher avec sa langue qui avait pris la forme d'une tête de vipère. Ils burent leur café par petites lampées en soufflant dessus. Charles avait du mal à se concentrer, il aurait bien aimé parler mais n'y arrivait pas. Elle était maintenant au milieu de ses jambes et approchait ses mains de sa braguette. Elle posa son verre sur la table, écarta les jambes et laissa tomber ses bras.

— Tu aimes les films porno toi.

— Mais écoute, ça, c'est excitant.

— Qu'est-ce que tu trouves d'excitant ?

— Là, elle va lui faire une pipe, moi ça me fait bander.

— Tu bandes simplement en regardant une salope qui montre ses seins.

— Dis-moi, là elle montre plus ses seins, là elle est en train de sortir sa queue de son pantalon.

— Et tu bandes ?

— Ça se voit pas ?

— Mon ancien mec, il en avait une qui faisait vingt et un centimètres. Lui, quand il bandait, ça se voyait.

— Mais dis donc, tu me provoques, là. Tiens, regarde, elle est en train de commencer à le sucer. C'est très excitant, ça, c'est normal que je bande.

— Tu parles beaucoup toi.

— Je peux te montrer si tu veux.

— Oui, mais pas de saloperies, hein !

— Tu m'as fait bander toute la soirée, je peux quand même un peu me caresser, et puis tu me regardes.

— Tu crois qu'elle va avaler ?

— Non, dans les films porno, le mec éjacule toujours en dehors.

Charles avait sorti sa queue. Elle ne faisait pas vingt et un centimètres mais tenait la distance.

— Ouais, acceptable...

Il commençait à se caresser. Elle le regarda.

— Enfin, quand une femme suce et qu'elle avale, c'est qu'elle aime vraiment le mec, non ? Tu ne penses pas ?

— C'est-à-dire ?

— Pour qu'une femme accepte d'avaler le sperme du mec, c'est qu'elle l'aime, non ?

— Tu sais, moi j'aimerais bien que tu me suces, ça serait bon... Viens !

— Tu crois peut-être que je vais me déplacer ? Eh bien là, tu peux courir.

Il se leva, elle le prit dans une main et commença à le branler un peu avant de le mettre dans sa bouche et de le sucer farouchement. Elle se déchaîna et il ne résista pas plus d'une minute. Il haletait comme s'il venait de courir un cent mètres. Ses muscles se contractèrent, elle accueillit son sperme dans sa bouche et l'avala en une seule fois.

~

Ils s'étaient revus à trois occasion depuis, et à chaque fois elle s'était refusée. Il la traitait comme une reine avec le secret espoir de pouvoir un jour emménager chez elle.

~

Désiré, son oncle, quittait la verte pour emprunter la jaune. Il lui fallait du rhum blanc, un jaune d'œuf, du sel, du poivre, un peu d'huile d'olive avec de la moutarde. Il sortit sa blague à tabac de sa poche et vérifia le contenu. Il lui restait suffisamment de sa potion magique. Elle serait en transe pendant dix minutes, il faudrait qu'il lui parle beaucoup, et ensuite elle devrait se reposer pendant une heure ou deux. Il l'accompagnerait voir son chef de service pour lui expliquer la situation. On ne pouvait pas laisser une jeune gazelle comme ça dans la souffrance des esprits. Elle pouvait en mourir.

~

Leblanc monta au premier. Prenzi avait bien fait les choses. Un salon particulier. Le chauffeur était au rez-de-chaussée, juste à côté des escaliers qui montaient à l'étage. Il pouvait ainsi prévenir toute tentative de fuite. L'addition allait être salée. Son sort devait déjà être scellé. Il avait du mal à se faire à l'idée d'un hypothétique dernier repas. Il ne se gênerait pas. Huîtres, il prendrait des huîtres. Des belons triple O, ensuite un poisson, le turbotin aux petits légumes. Les profiteroles au chocolat feraient un excellent dessert.

Prenzi. Quoi qu'il doive se passer, il arriverait avec le sourire. C'est comme ça avec les Corses, ils sourient toujours.

Les questions. Quelles questions poserait-il ? Tout était dans les questions. Et encore, il avait beau être patron de la crime, il n'était qu'un exécutant. Comme tous les types placés aux postes clés de l'administration, il devait faire preuve d'une toute particulière docilité pour les affaires dites « sensibles ». Comme Corse, il devait souvent lui arriver de faire du zèle dans les phases opérationnelles, d'anticiper sur les désirs de ses protecteurs, de flinguer ou de faire descendre lorsqu'une simple correction aurait suffi. Mais en aucun cas il ne devait prendre l'initiative, se positionner en responsable. Non, les seules questions qu'il serait autorisé à lui poser seraient les questions relatives à ses éventuels complices, à ceux qu'il avait informés. Là, c'était dans ses cordes, là il excellerait sans doute. Donc, il arriverait avec le sourire, il parlerait jusqu'au fromage d'organisation du service, de promotions, de retraite, de politique pénale, de la Corse. Au dessert ce serait les femmes, pas très longtemps, et au fromage les choses sérieuses commenceraient.

~

Cela faisait vingt minutes qu'il attendait. Il vérifia pour la cinquième fois son flingue. On n'avait même pas pensé à le lui confisquer. La sécurité était enlevée. Il imaginait déjà les titres des journaux du lendemain. « LE PATRON DE LA CRIME TUÉ PAR SON SECOND. Hier, un peu avant midi, dans un restaurant connu des Champs-Élysées, le commissaire Leblanc, numéro 2 de la brigade criminelle, a tué, en lui tirant une balle dans la tête à bout portant, son supérieur hiérarchique direct, le commissaire Prenzi, avant de se donner la mort avec son arme de service.

» Très dépressif, le commissaire Leblanc faisait l'objet d'une enquête administrative pour corruption et tentative d'extorsion de fonds. Son supérieur l'avait invité à déjeuner pour lui annoncer sa prochaine comparution devant la commission paritaire de discipline du ministère de l'Intérieur, première étape de sa future révocation de la police nationale. Le commissaire Prenzi était son dernier soutien psychologique dans l'institution policière qui, sous la houlette du ministre de l'Intérieur en personne, a décidé de "faire le ménage une bonne fois pour toutes en se séparant de toutes les brebis galeuses". Le commissaire Prenzi était grand-croix de l'ordre national du Mérite. Lire en page 17 l'article que nous consacrons à cette affaire, qui risque d'être à l'origine de divers rebondissements dans les heures à venir, ainsi que le communiqué du ministre de l'Intérieur. »

C'est comme cela que les choses s'écriraient. Dans les jours à venir, on ferait tomber Hallier, qui se suicidera sans doute selon la version officielle, ses collaborateurs seront tous mutés dans un premier temps, descendus par la suite ou radiés de la police nationale. *Le Figaro* perdra l'un de ses principaux dirigeants, sans doute dans un accident de la circulation. Les choses rentreraient dans l'ordre.

Leblanc ne regretta même pas d'avoir mouillé tant de types bien qui risquaient d'y passer sans la moindre raison.

La vérité méritait bien quelques sacrifices. Elle n'avait que faire de l'innocence ou de la culpabilité, seul son triomphe importait désormais.

14

IL REFERMA DOUCEMENT LA PORTE DU JARDIN. Les douleurs à l'estomac se firent de plus en plus vives et le ramenèrent à la réalité. Il ne venait pas de quitter tranquillement sa maison en y laissant dormir sa femme et ses enfants. Il venait d'assister à une partie de jambes en l'air entre sa femme et son amant.

Son amant…

Qui ?

Combien de temps ?

Pourquoi ?

Un amant ! Son amant !

Il était sur le trottoir de la rue Saint-Vincent et entamait la descente vers le Lapin agile. La douleur l'arrêta. Il se courba. Son souffle était court et saccadé. La douleur s'accentua et le plia en deux. Une personne âgée qui promenait son chien l'obligea à se redresser et à céder le passage. Les vignes lui faisaient face et profitaient du soleil. Leurs feuilles frémissaient sous la légère brise de mer qui venait de l'ouest. Elles ondulaient comme une petite houle océanienne. Il s'assit sur le muret qui bordait le trottoir côté maisons, et colla ses bras sur son ventre.

Son inconscient d'abord, son regard ensuite, s'arrêtèrent sur la voiture. C'était la voiture d'un frimeur. La voiture de Langlet. Elle était là, bien en vue, sur le trottoir d'en face. Elle était là, comme une provocation. Elle était là comme un panneau qui indiquait : « Ici je baise la femme d'un autre » Comme un panneau qui indiquait : « Ici, cocu ».

Il ne sentit pas la douleur disparaître. La haine au ventre, il fit demi-tour. Son cerveau bouillonnait. Langlet ! Langlet et Nathalie. Il marchait comme un automate et se dirigeait à nouveau vers la porte du jardin.

Elle lui en avait parlé à Houat. Il occupait son esprit. Il était dans ses pensées. Elle pensait à Langlet, son amant, en sa présence. Elle était amoureuse. C'était à Langlet qu'elle pensait à l'Auberge bretonne !

Ce qu'elle lui avait fait, c'était pour lui. Il n'avait été qu'un instrument de substitution. Il n'avait rien vu venir. Il ne s'était douté de rien. Jamais.

Dupé, il se sentait dupé. Naïf, il était naïf. Petit, il avait cru au Père Noël et à l'enfant Jésus, fils de Dieu. C'est bien après les enfants de son âge qu'il comprit que tout cela n'était que mensonges.

Nathalie avait un amant. L'abominable Langlet. Depuis quand ? L'étaient-ils avant cette soirée ? Cette fameuse soirée où Langlet n'avait pas hésité à l'humilier.

~

Il s'approchait de la porte du jardin.

Que faisait-il ? Où allait-il ?

Il allait rentrer chez lui de force pour les surprendre ! Et après ? Lui casser la tête ? Le tuer ? Pourquoi ?

Pourquoi souffrait-il ? Parce qu'elle avait un amant ? Ou parce que cet amant s'appelait Langlet.

Son cerveau allait-il reprendre le dessus ? Allait-il accepter de raisonner ? Pour l'instant, il n'était que le simple jouet de son corps qui fonctionnait en totale autonomie.

Son cerveau reprenait le dessus sans qu'il puisse le maîtriser vraiment. Ligne directrice. Pensée. Mode de raisonnement.

Son cerveau lui disait : tout cela est ridicule. Nathalie a un amant, un point c'est tout. Que ce soit Langlet ou Tartempion, qu'est-ce que cela change ?

Son corps n'était pas d'accord. Son corps se révoltait, il se sentait trahi. Son orgueil prit le relais. Son orgueil de mâle blessé et trahi qui le poussait vers chez lui, vers cette porte. Stupide orgueil ! Il s'arrêta, imposa avec force une question que son cerveau finit par accepter.

Pourquoi se laisserait-il faire sans réagir ? Langlet pouvait lui annoncer qu'il perdait son job. Langlet pouvait baiser sa femme. Il n'aurait rien à dire. Il n'aurait rien à faire. Il ne le lui ferait pas payer ?

Il était devant la porte. Sa main allait-elle se poser sur la clenche ? Sa main devenait autonome. Sa main dirigeait son corps. Allait-il faire demi-tour ? Il fallait que ses jambes l'emportent. Sa main. Ses jambes.

Nathalie pouvait-elle l'humilier, le trahir, sans payer ? Elle devait payer !

Son cerveau revenait. Et alors ? Elle avait pris un amant. Il n'avait pas su être attentif à ses désirs. Elle le trompait ? Elle n'était pas épanouie.

Il ne l'avait jamais trompée. Et alors ? Était-ce une raison ? Tout cela n'était qu'une question de circonstances. D'occasions et de vanité. À certain moment, lorsqu'il était seul pendant plusieurs semaines, n'aurait-il pas cédé ? Aurait-il voulu pour autant tout casser ? Divorcer ? Ne plus voir les enfants ? Certainement pas ! Si elle l'avait appris, surpris, même. Qu'aurait-elle fait, elle ?

Elle aurait souffert. Elle aurait souffert en silence et se serait vengée en faisant de même. Rien de plus, rien de moins. Nathalie n'était pas stupide. Nathalie n'était pas ridicule.

~

Qu'allait faire sa main ? S'il franchissait cette porte, ce serait fini à jamais entre elle et lui. Cela signifiait divorce, absence des enfants. Il ne les verrait qu'une fois tous les quinze jours.

Juan, Elaine. Le divorce. Pourquoi ? Parce que Nathalie se faisait sauter par un autre ? Cela méritait-il de détruire une famille ? En quoi Juan et Elaine étaient-ils responsables ? En quoi devaient-ils payer ?

La douleur revint sans prévenir. Son cerveau passa le relais à son estomac. Sa main droite se porta sur sa poitrine. Le mal le transperçait du bas des omoplates jusqu'au-dessus du sternum. C'était atroce, comme si on le triturait à vif de l'intérieur avec un scalpel. De l'hydroxyde d'aluminium et de magnésium et cela ne serait plus.

Il n'ouvrirait pas cette porte. Son cerveau, sa main, son estomac et ses jambes l'avaient décidé !

Il trouverait une pharmacie dans le haut de la rue Custine. Il ne se vit pas monter dans l'Austin et démarrer. Il n'aperçut pas la Twingo qu'il croisa rue Caulaincourt et ne reconnut pas son conducteur, Langlet. Il n'était plus que ses mains, ses jambes et son estomac. Le reste de son corps n'agissait que par automatisme et avait perdu toute fonction sensorielle.

« Rapidement à la clinique. » « Dîner ce soir. » « Je prends votre « on verra » pour un oui. « Elle avait envie de l'envoyer balader depuis longtemps, mais l'heure de la rupture n'avait pas encore sonné.

Elle dînerait avec lui. Il prendrait cela pour un acte de soumission et c'était tant mieux. Il ne fallait pas qu'il soit inquiet. Elle avait encore besoin de lui, de son soutien.

Par le passé, elle avait secrètement rêvé qu'un jour il lui annonce : « J'ai décidé de tout dire à ma femme et de demander le divorce. Alors si tu veux bien de moi pour un peu plus que deux soirées par semaine… », très vite elle comprit que Langlet ne quitterait jamais sa femme. Non pas qu'il y soit particulièrement attaché, mais une rupture avec elle signifiait la perte de sa situation. Et ses bonnes relations avec de Breuil n'y changeraient rien. Les lois de l'*establishment* sont impitoyables.

Elle ne pouvait pas rompre avec Langlet, sauf à devenir la maîtresse de Lucien de Breuil, mais c'était une autre paire de manches. Les types dans son genre et de son milieu se tapaient éventuellement des putes, mais pas le personnel, question de standing.

Langlet voulait qu'elle aille sonder Deweare, qu'elle intervienne pour l'aider dans son opération de déstabilisation. C'était ce qu'elle avait à faire de mieux, de mieux et de plus excitant. Elle ne voulait pas rater la chute du preux chevalier. Elle comptait prendre une leçon. Comment allait-il se sortir de cette nasse ? Comment allait-il gérer cette crise, subir cet échec ? Son échec ! Elle ne voulait manquer aucun épisode. Elle voulait toutes les réparties. Du début à la fin. Elle y serait.

Elle avait détourné les lignes directes sur le standard général de la clinique. Seuls les appels de la direction et des services de sécurité lui arriveraient. Deweare n'était pas réapparu. C'était mieux ainsi, elle aurait eu du mal à affronter une nouvelle fois son regard. Elle ne savait pas quoi faire. Chastain, la directrice administrative, avait appelé. Elle voulait des nouvelles de Deweare. Elle devait la prévenir dès son retour. Elle ne le ferait pas. Langlet avait fait de même.

Qu'allait-il se passer ? En principe, le successeur de Deweare, son nouveau patron, devait arriver dans huit jours. Les contrats étaient signés, elle les avait elle-même classés. Elle ne pouvait pas enlever les affaires de Deweare. Il y avait tous ses dossiers à classer, ses frais généraux à enregistrer. Non, elle ne voulait pas toucher la moindre feuille, elle ne voulait pas. Elle avait envie de partir et de prendre quelques jours de congé.

Elle pourrait lui être utile. Ne serait-ce que par sa présence. Il allait passer une dure journée, peu de gens seraient de son côté. Il avait toujours été extrêmement délicat avec elle, jamais un mot plus haut que l'autre, jamais un geste de mauvaise humeur, jamais une parole déplacée. Il lui avait proposé de le suivre dans ses nouvelles fonctions. Trop de voyages à l'étranger de prévus. Le mieux était qu'elle reste là à attendre son retour. Qu'elle fasse comme si de rien n'était. Qu'à son arrivée, elle soit occupée à taper à la machine et qu'elle n'ait même pas à le regarder. Elle ne pourrait pas retenir ses larmes. Mais elle serait là. Elle pourrait lui rendre service, ne serait-ce qu'en lui apportant un café, s'il lui en demandait un, ce qu'il n'avait jamais fait jusque-là.

L'avion venait d'atterrir. Il lui restait une heure avant de prendre sa correspondance pour Dublin. Ses yeux étaient toujours gonflés. Elle portait ses lunettes de soleil.

Son premier coup de fil était pour ses parents. Elaine répondit. Son père allait bien. Les médecins étaient optimistes et pensaient pouvoir éviter une intervention chirurgicale. Elle parla également à Juan et à Peter qui confirma les dires d'Elaine. Elle ne put retenir de nouvelles larmes, de joie cette fois. Peter serait à l'aérodrome avec les enfants. Tout allait bien du côté de l'Irlande.

Elle composa le numéro de la ligne directe de Pierre.

— Vous êtes au standard madame, si sa ligne nous est renvoyée c'est qu'il n'est pas disponible... C'est un anesthésiste, il est peut-être au bloc.

— Excusez-moi.

Elle raccrocha et composa le numéro de sa secrétaire. Au bout de quatre sonneries, on décrocha.

— Vous êtes de nouveau au standard, madame...

— Excusez-moi, mais comment puis-je joindre le docteur Deweare ?

— Si sa ligne est renvoyée au standard...

— Comment pourrais-je faire ?

— Essayez de rappeler un peu plus tard, madame...

— Mais je ne pourrai pas, je dois prendre un...

— Madame, je suis obligée de vous laisser, rappelez plus tard, bonne journée...

— Au revoir, mais pourrais-je lui laisser un...

Elle n'eut pas le temps de terminer sa phrase que la standardiste avait déjà raccroché.

Langlet faillit avoir une attaque. Ce n'est qu'au dernier moment qu'il reconnut la caisse de Deweare. Il n'y avait pas d'autre itinéraire, mais la probabilité de le croiser était quasiment nulle. Soit son piège avait fonctionné et il devait déjà être parti depuis pas mal de temps, soit il était entré dans la maison et il devait être dans un état semi-conscient, paralysé par les gaz. Cette deuxième hypothèse n'était pas pour lui déplaire. La réalité n'était pas celle-là. Deweare conduisait tranquillement son Austin pourrie vers il ne savait quelle destination.

Que s'était-il passé ? Il était inutile qu'il appelle Allison, dans moins de cinq minutes, il serait arrivé.

Il se gara derrière sa BMW.

Allison fut prévenue par John de son arrivée. Tout avait été préparé pour « réceptionner » Deweare s'il était totalement revenu sur ses pas. Son travail était fini, tout avait été photographié, répertorié, classifié. James et John effaçaient toutes les traces de leur passage.

Allison trouva plus prudent d'aller à sa rencontre. Elle demanda à James et à John de regagner leur hôtel à pied et d'y attendre ses instructions.

— Je vous ai ramené votre voiture.

— Tout s'est bien passé, mais vous avez commis une imprudence en venant jusqu'ici. Vous avez failli vous croiser et tout faire tomber à l'eau. C'est comme ça que vous dites, non, en français ?

— Vous disiez que cela s'était bien passé ?

— Oui, il doit être convaincu d'être cocu. C'est comme ça que vous dites en français, je crois.

— Êtes-vous certaine qu'il a bien vu ma voiture, qu'il est persuadé que c'est moi l'amant de sa femme ?

— Lorsqu'il s'est rendu compte qu'il s'agissait de votre voiture, il a fait demi-tour et a failli entrer dans la maison. Seul, apparemment, un sursaut de civilité l'en a empêché. Il est convaincu d'être trompé par sa femme, et il est également convaincu que l'amant de sa femme, c'est vous...

— Félicitations...

— Je vous en prie. C'est amusant, ça. Il est persuadé que sa femme le trompe, ce qui n'est apparemment pas le cas, quand tant d'autres sont convaincus de la fidélité de la leur, alors que...

— Chacun ses illusions. Je retourne à la clinique, nous gardons la même procédure de contact téléphonique.

— Quand pouvons-nous décrocher ?

— Il est fort probable que nous ayons encore besoin de vos services d'ici demain. Profitez des prochaines heures pour vous reposer, mais soyez opérationnelle avec votre équipe dès cette nuit, on ne sait jamais...

— OK.

Il monta dans sa BMW. John et James étaient déjà sur le chemin de leur hôtel. Ils veillaient à ne pas marcher dans des merdes de chien.

Elle avait gardé la tête sous l'eau froide. Ses yeux étaient fermés et enflés, de la morve se mélangeait au filet d'eau.

Il laissa un seau avec une éponge et un balai-brosse devant la porte qu'il ferma à clé de l'intérieur, non sans avoir accroché, côté extérieur, un panneau « Temporairement hors d'usage ». Il lui retira doucement la tête du lavabo et essuya ses cheveux.

Il l'assit sur la cuvette de W.-C. Elle se laissait faire. Elle pleurait sans force. Il ouvrit délicatement sa bouche en pressant sur la mâchoire inférieure.

— Il faut que tu boives. Ça va te faire chaud dans la bouche, puis dans le ventre, et après dans tout le corps. Tu vomiras aussi. Mais n'aie pas peur. Il faut que tu battes les mauvais esprits. Il faut réussir à les chasser de toi. Ils risquent de te tuer. T'es trop belle pour mourir.

Elle regarda la bouteille.

— N'aie pas peur, tu verras. Après tout ira mieux… Tu vas boire ça. Je t'emmènerai ensuite là où tu pourras te reposer un peu. Une heure ou deux suffiront.

Elle émit quelques grognements. Il ne chercha pas à savoir s'ils étaient de protestations. Il mit le goulot de sa bouteille entre ses lèvres et le pencha légèrement. Le liquide coula lentement et arriva sur sa langue.

La sensation de douceur fit rapidement place à la chaleur qui lui envahit le palais. Elle ne sentait plus le liquide entrer dans sa bouche. Elle parvenait à suivre sa progression à la chaleur qui l'envahissait. C'était étrange. Ni douleur ni bien-être. C'était chaud et cela irradiait toutes les parties de son corps.

~

Désiré lui fit boire la moitié de la bouteille qu'il avait préparée, plus d'un demi-litre.

Son corps se contracta à plusieurs reprises. Elle ressentit des décharges électriques au niveau des oreilles et des yeux. Ses paupières se fermèrent. Son ventre et ses jambes se contractèrent. Elle se leva de la cuvette des W.-C. et s'appuya contre le mur. Elle allait faire ressortir une partie des mauvais esprits. Ceux qui étaient dans son ventre et dans ses membres. Désiré la prit par la taille, essuya avec une serviette le rebord des W.-C., l'agenouilla, noua ses cheveux en arrière. Un premier jet sortit de son estomac. Une odeur nauséabonde envahit la pièce, ça puait le dégueulis et le rhum. L'acidité se répandait dans l'air et attaquait les yeux et le nez. Il se passa le visage sous le robinet, la laissant à ses vomissements. Plus rien ne sortait de sa bouche.

— Mets ta main dans la bouche, c'est pas assez…

Elle s'assit au pied de la cuvette. Ses jambes se contractèrent à nouveau. Sa nuque se raidit, toute sa colonne vertébrale était en feu. Elle se redressa d'un seul coup et redégueula. Elle passa quinze minutes à essayer de faire sortir de son ventre ce qui n'y était pas. Seule de la bile sortait à chaque contraction.

Désiré lui passa à nouveau la tête sous l'eau. Ses yeux désenflaient, son visage se décongestionnait.

— Les mauvais esprits ont quitté ton corps. Mais il en reste dans ton âme… Ce sont les plus féroces…

Elle se cramponna au lavabo. Elle entendait ses paroles. Elle comprenait ce qu'il lui disait. Il lui parlait depuis son propre cerveau. Sa voix lui arrivait d'elle-même, avec lenteur.

— Il faut te reposer. Ne t'inquiète pas. J'irai prévenir ton patron. Je vais m'occuper de toi.

La force revenait en elle. Elle tenait debout. Elle se regarda dans la glace. Ne se reconnut pas.

— Ça va mieux, tu vois. Prends ton temps, il va falloir que nous marchions un peu. Tu n'as pas fini de te battre. Ils vont revenir. Tu pourras t'allonger pour lutter encore contre les esprits du mal. Il ne faudra pas vomir. Il faudra que tu te battes dans ton âme. Tu seras seule. Toute seule.

Il lui fallait encore récupérer de l'énergie pour qu'elle puisse descendre deux étages, par les escaliers. Inutile qu'ils croisent d'autres employés. Il l'emmenait là où personne n'allait jamais. Dans le local à linge sale.

Prenzi était satisfait. Il quittait le bureau du directeur de cabinet du ministre de l'Intérieur. Il n'aurait pas à s'occuper, ce qui ne lui aurait fait ni chaud ni froid, de la neutralisation[66] de Leblanc qui avait, pour l'instant, sauvé sa peau. Son blanc avait intrigué le ministre en personne. Son blanc avait intrigué pas mal de monde.

La présence d'un membre du secrétariat particulier de Matignon et celle d'un conseiller de l'Élysée et de quelques représentants de divers services plus ou moins secrets, démontrait que les plus hautes sphères de l'État s'intéressaient à cette affaire.

Prenzi était satisfait. Il avait été admis dans le cénacle des coups pourris où il y avait toujours quelque chose à gagner, argent, faveurs, invitations, promotions…

Une voiture du cabinet du ministre le mènerait au Fouquet's. Il devait prévenir l'équipe qu'il avait mise en place de décrocher discrètement, sans se faire repérer. Leblanc était armé.

Prenzi n'aimait pas les risques. Prenzi tenait à sa peau. Son équipe personnelle, tous des Corses du même village, membres de la police

[66] L'élimination physique d'une personne, son assassinat.

nationale et des cercles de jeux parisiens, l'aurait évacué du Fouquet's par la porte de service. Un enlèvement à la Ben Barka[67].

Il sortit son téléphone portable et laissa sonner trois fois. Il raccrocha et recommença deux fois.

~

Leblanc avait décidé de se rendre aux toilettes du sous-sol afin d'inspecter la salle du bas. Il passa devant le chauffeur qui fit semblant de ne pas le regarder. Il s'arrêta au comptoir et demanda un J&B au barman. Il emprunta l'escalier. Il avait dénombré cinq Corses, sans doute des flics. Les autres clients étaient en terrasse. Il remarqua le chauffeur interroger des épaules et du menton un serveur.

Prenzi était susceptible de ne pas venir et ces pourris de Corses susceptibles de lui faire la peau. Il s'enferma dans un chiotte et ressortit son arme. Il sortit le deuxième chargeur. Il n'avait, pour tout armement, qu'un neuf millimètres semi-automatique et deux chargeurs. Chaque chargeur contenait neuf balles. Dix-huit balles plus une qu'il mettait, d'après une technique toute personnelle, dans la chambre de percussion. Dix-neuf balles, pour au minimum six adversaires. Il lui fallait, selon sa position, entre une et cinq secondes pour changer de chargeur. Il s'y entraîna dans le noir cinq fois. Il était déterminé, il ne donnerait pas sa peau sans se battre. Ses possibilités de fuite étaient minces. Une fois au premier, il lui faudrait traverser deux couloirs, ouvrir une fenêtre, sauter sur les auvents de la terrasse et espérer retomber sain et sauf sur le trottoir, avant de piquer un cent mètres jusqu'au métro.

Et après ? Où aller et que faire ? Leblanc n'appartenait à aucune bande, aucune mafia : club, syndicat, parti politique. Il n'était pas franc-maçon et avait très peu d'économies. Elles étaient sur son compte en banque. Il devait prendre une décision rapidement.

Si Prenzi s'amenait, la partie continuait. Il ne pouvait pas appeler du renfort.

---

[67] Leader de la *Tricontinentale* qui rassemblait les forces révolutionnaires de trois continents en ébullition (Afrique, Asie, Amérique du Sud). Il sera enlevé au drug-store Saint-Germain par des membres du SDECE (contre-espionnage français), dont Antoine Lopez. Il devait rencontrer de Gaulle. On pense qu'il a été torturé avant d'être exécuté. Le sinistre général Oufkir était peut-être présent. Nous étions en 1965.

Ne pas monter dans le salon particulier. Rester au rez-de-chaussée! Aller au milieu de la terrasse. Non! Provoquer l'affrontement. Rester au bar, boire tranquillement un verre, faire semblant de sortir son portefeuille et défourailler en alignant les uns après les autres. Effet de surprise. Commencer par ce macaque de chauffeur. Risque de tuer des clients ou du personnel. Et si Prenzi se pointe malgré tout? Les dés n'étaient peut-être pas encore jetés. Si Prenzi se pointe, leur mission est annulée, s'il téléphone, c'est que tout est joué. Pas certain. 60 %. Probabilité trop faible. Rester au bar, attendre. Les laisser prendre l'initiative. Ils ne pourront pas le descendre comme cela. Rester au bar et attendre. Ne réagir que sur une attaque.

Les escaliers grincèrent. Il prit son flingue dans la main gauche, il tirait aussi bien de la main gauche que de la main droite, il ouvrit la porte du chiotte d'un coup sec. Le serveur eut un haut-le-corps et continua son chemin vers les pissotières.

Il entama sa remontée. Le chauffeur le regardait. Il porta la main à son verre. Un signe. Il faisait un signe à ses complices. Du style, voilà le pigeon qui remonte, préparez les petits pois et le gros sel. Leblanc mit son flingue, qu'il ne lâcherait pas, dans la poche gauche de sa veste. Il s'arrêta en face du verre qui devait être le sien.

— Un J&B pour monsieur… Le barman lui confirma la chose.

Leblanc regarda le verre. Un doute l'envahit. Ils pouvaient avoir mis un narcotique ou une de ces substances chimiques qui vous terrassent en une demi-seconde. Le verre se retrouva renversé et son contenu se répandit sur le comptoir.

— Excusez ma maladresse…

— Monsieur reprendra la même chose?

— Un Aberlour, un double.

— Sans glace?

— Évidemment.

Les Corses n'avaient pas bougé. Ils s'ignoraient. Il y avait quelque chose qui les unissait malgré eux. Un style. Un style flic-maquereau des faubourgs. Ils devaient être des mœurs, chargés de la rue Saint-Denis et avoir quelques studios à eux dans lesquels une dizaine de filles faisaient des passes.

L'ambiance avait changé. Le bruit typique des brasseries s'élevait. Chacun pouvait s'isoler au milieu d'un joyeux vacarme indéfinissable. Le charme des brasseries parisiennes était là. On pouvait côtoyer des étrangers au coude à coude sans comprendre le moindre mot de leur conversation.

— Vous ne préférez pas attendre monsieur le directeur au salon qu'il a spécialement réservé pour vous ? lui lança le chauffeur en s'approchant.

— Eh non, mon lapin, je ne préfère pas. Tu vois, je préfère attendre là tranquillement qu'il arrive, Prenzi. Oh ! Excuse-moi mon chou, monsieur le directeur. Tu vois, je suis bien là, mon mignon. Je suis bien là à siroter un bon whisky et à parler avec toi... Ma puce.

Le chauffeur ne réagit pas. Leblanc eut froid dans le dos. Cela confirmait toutes ses craintes. Un simple Corse ne se serait jamais laissé parler comme ça sans réagir. Il la jouait genre : « Vas-y, cause toujours. Fous-toi de ma gueule, merdeux. Qui va crever dans dix minutes ? C'est pas moi, mais toi... Alors vas-y, défoule-toi... »

— Au fait, je ne t'ai pas demandé, mignonne, tu prends quelque chose ?

Le chauffeur s'approcha encore de lui. Il lui coupait toute possibilité de fuite. C'était exactement ce que voulait Leblanc. Qu'il vienne tout près. La première balle serait pour sa gueule. Il tomberait en se pliant en deux. Il le ferait pivoter et se placerait derrière lui pour allumer les autres. Il se servirait de son corps comme d'un gilet pare-balles. Enfin, il pourrait toujours faire cela. Il le ferait ! Le premier à trinquer serait celui-là !

— Mais, monsieur le commissaire, pourquoi me parlez-vous ainsi ? Je ne suis pas commissaire comme vous, mais je suis quand même fonctionnaire et nous sommes de la même maison...

— Te bile pas, ma louloute, tout le monde le sait – Leblanc se tourna légèrement en direction des autres et haussa le ton – que tous les Corses sont des pédales... Allez, te bile pas. Qu'est-ce que tu prends ?

— Il y a quelque chose qui ne va pas ? Vous avez un problème ? Monsieur le commissaire est fatigué ? Je n'ai rien entendu et je prendrai volontiers un Perrier. Service oblige. Pour trinquer avec vous.

— Eh bien tu vois, ça c'est une boisson de mec. Tu veux une rondelle avec ?

— Non, sans rondelle, monsieur le commissaire. Vous savez, on vous respecte à la crime...

— Un Perrier rondelle. Bien monsieur, rétorqua le barman.

La sonnerie d'un portable retentit. Elle venait de la veste d'un des cinq types qui ne réagit pas. À la troisième sonnerie, il le sortit. Elle s'interrompit.

Les regards des quatre autres étaient sur lui.

Leblanc s'adressa au chauffeur.

— Eh bien, tu ne vas pas rejoindre tes petits copains ?

— Monsieur le commissaire ?

— Tu prends des risques en restant près de moi, mon gros.

Lui tirer une balle tout de suite dans sa grosse paillasse ou attendre ? Les autres n'avaient pas bougé. Le téléphone allait forcément sonner à nouveau. Ils attendaient. Ils n'avaient eu que la moitié du code. Il leur manquait l'autre moitié. Non, il ne tirerait pas sur le chauffeur. Il ne tournerait pas le dos au chauffeur. Il but calmement.

La sonnerie retentit.

Il posa son verre sur le comptoir. Il serra son semi-automatique. S'approcha du Corse au téléphone.

— Eh bien alors, on ne répond pas ?

Les quatre autres s'étaient levés. La sonnerie retentit pour la troisième fois. Leblanc s'assit. Il était entre lui et ses sbires. Il faisait face au chauffeur qui avait une main sous sa veste. Le chauffeur ne le regardait pas. Il regardait les autres.

— Alors, tu ne réponds pas ?

— Je vous ai invité ?

— Monsieur le commissaire ! Je vous ai invité, monsieur le commissaire ! Petit merdeux, sac à merde ! On dit monsieur le commissaire...

Le sonnerie s'interrompit. Le Corse rangea son téléphone dans la poche intérieure de son blouson. Leblanc aperçut une crosse en nacre, style Yasser Arafat. Le Corse esquissa un mouvement pour se lever. Leblanc le retint par la manche.

— Eh bien alors, on te téléphone et tu ne réponds pas...

— Laissez-moi partir, s'il vous plaît...

Les quatre autres s'étaient levés et venaient à eux. Le chauffeur sortit son flingue. Personne ne remarquait la scène, les clients étaient tous en terrasse et les serveurs regardaient ailleurs. Le chauffeur leur coupa la route en les braquant.

— On se calme, messieurs...

L'autre leur fit signe de la tête.

— Tout va bien, attendez-moi dans la voiture.

~

Leblanc s'était trompé sur le compte du chauffeur. Il empoigna le Corse par le col de son blouson, sortit son semi-automatique et lui colla sur un genou.

— Alors crevure, tu voulais te faire un flic ? T'es Corse, non ?

— Arrêtez, commissaire !

— Mais comment y me cause, celui-là ? Arrêtez ? Dis-moi, petit tas de merde, rien ne t'autorise à employer l'impératif avec moi.

Il remonta son flingue au niveau du bide et exerça une pression.

— Vous n'allez pas vous faire un collègue au Fouquet's, quand même ?

— T'es flic, hein ? Fumier va… Tu travailles pour qui ? Quel service ?

Il descendit son flingue au niveau de son genou droit.

— Tu sais où on les mute les boiteux ? Aux archives ! T'as rien à me dire ?

— Arrêtez vos conneries. Notre mission a été annulée, on doit vous foutre la paix…

— Votre mission ? Tu sais que je vais tirer.

Le chauffeur avait rengainé. Il s'approcha de Leblanc.

— Monsieur le commissaire, monsieur le directeur arrive, il serait peut-être bon de remettre cet entretien…

Prenzi arrivait. Il s'était arrêté devant l'entrée et un des Corses lui parlait.

— Vous avez raison. Prenez les coordonnées de monsieur. Je passerai lui dire un petit bonjour, un de ces jours.

Le chauffeur se pencha.

— Allez !

L'autre sortit sa carte de flic. Le chauffeur tapa sur la table et l'autre lui remit son portefeuille. Il se leva et quitta la salle par la porte de côté.

~

Leblanc reprit sa place au bar. Le chauffeur l'y retrouva.

— Deux Aberlours… Vous n'êtes pas Corse ?

— J'ai mal tourné. Je suis syndiqué…

Il lui sourit.
Prenzi arrivait.
Il trinqua avec le chauffeur. Il était toujours dans la partie.

15

« CE N'EST PAS CE QU'ON VEUT VOUS FAIRE CROIRE. VAMP » Ce n'est pas ce qu'on veut vous faire croire... L'e-mail était bref. Toujours signé d'une soi-disant Vamp. Le X-412 reprenait ses virements de bord dans le cadre étroit de l'écran d'ordinateur.

Afin de stopper les sécrétions acides qui attaquaient ses parois stomacales, il absorba du chlorhydrate de ranitidine qu'il avait acheté dans la pharmacie de la rue Custine avec de l'hydroxyde d'aluminium et de magnésium. Ses douleurs à l'estomac s'estompèrent.

Il avait garé son Austin près du hall d'entrée de la clinique pour rejoindre son bureau par l'escalier de secours. Il ne croisa personne en chemin. Sa secrétaire ne le regarda pas arriver, tout occupée qu'elle était à taper sur son ordinateur.

~

« CE N'EST PAS CE QU'ON VEUT VOUS FAIRE CROIRE. VAMP »

Ce n'est pas ce qu'on veut vous faire croire... Qu'est-ce que cela pouvait bien signifier ? Qu'est-ce qu'on voulait lui faire croire ? Là, ici, à la clinique, à Worldpharma. On n'a rien cherché à lui faire croire. On lui a tout simplement annoncé que sa dernière patiente était morte. Morte par sa faute. C'est cela, par sa faute. Et comment pourrait-il en être autrement ? Alice Clerk avait été anesthésiée par lui, et par lui seul. Elle est morte alors qu'il avait la responsabilité de son sommeil et de son réveil. Il n'avait commis aucune erreur. Il n'était pas coupable. Alors qui l'était ? Qui ? Quelle importance, il n'était pas coupable, il était responsable. Le responsable !

On ne voulait plus de lui à Worldpharma ! Qu'allait devenir sa vie ? Il y avait moins d'une heure, sa vie aurait très peu changé. Nathalie, les enfants. L'amour de Nathalie. Mais maintenant? Là aussi, « on » ne voulait plus de lui! Qu'importe. Devait-il souffrir? Pourquoi? Pour Nathalie?

Il n'allait pas pleurer pour une femme alors que la planète en compte plus de deux milliards...

Vamp, Vamp... Il regarda sa secrétaire. Elle tapait sur son clavier. Il se dirigea vers elle.

— Vamp... dit-il doucement. Elle ne se retourna pas. Elle ne pouvait pas ne pas avoir entendu. Ce n'était pas Vamp. Elle n'avait pas un tel contrôle émotionnel. Il y avait chez elle une névrose du travail très bien fait. Une névrose voulait dire inhibitions, culpabilité et craintes. Craintes d'être surprise en faute, d'être démasquée. Sa secrétaire n'était pas Vamp.

Mais alors qui était Vamp? Un mystère qu'il pourrait essayer d'éclaircir pour s'occuper l'esprit. Vamp! Avec un nom pareil, ce ne pouvait être que Leroy. Qu'essayait-elle de lui dire, pourquoi? Pourquoi comme cela?

Elle se remit du rouge à lèvres, coiffa ses cheveux, replaça sa barrette pour bien faire apparaître sa frange, remonta ses bas et tira sur la jupe de son tailleur pour que l'ourlet lui arrive aux genoux. Un dernier regard dans le miroir des toilettes du personnel, elle avança légèrement ses lunettes sur le nez. Elle vaporisa sur la veste de son tailleur un peu de Guerlain. Cela allait lui plaire.

Les âmes pures aiment s'imaginer que leur pureté n'a d'égale que celle des femmes de qualité qui ne se donnent qu'aux passions les plus extrêmes, celles qui se vivent dans l'éternité. Des femmes qui attendent dans l'abnégation et l'abstinence.

Cela faisait des mois qu'il ne l'avait pas vue autrement qu'en blouse ou en tenue de bloc.

Isabelle Leroy avait l'air d'une première communiante. Les talons de ses escarpins Chanel résonnaient sur le carrelage.

La porte donnant sur le couloir s'ouvrit.

— Un coup de fil urgent, puis-je utiliser...

Elle n'avait pas fini sa phrase qu'elle avait déjà saisi le combiné et qu'elle composait un numéro.

« Je vous en prie… », répondit la secrétaire. Deweare reconnut l'assistante de Langlet. Il n'eut pas l'indélicatesse de baisser son store. Il préféra lui donner pleine vue sur son dos et se dirigea vers la fenêtre.

Vamp, il ne devait penser qu'à Vamp. Il pouvait se tromper.

Langlet allait emprunter la voie qui menait au parking de la direction et du corps médical lorsque la sonnerie de son portable retentit.

— Langlet.

— Nous avons reçu votre pli en urgence… L'assistante savait qu'il comprendrait que le pli en question était Deweare.

— Très bien, il y a longtemps ?

— Il est dans votre bureau, juste en face de la fenêtre. Pareil, elle savait qu'il comprendrait qu'il était dans son bureau à lui.

— Il est dans son bureau, en face de sa fenêtre… J'arrive. Kondarowski vous a transmis les résultats ?

— Non, pas encore. Voulez-vous que je m'en occupe ?

— Non, je vais le faire moi-même.

Il composa le numéro de Kondarowski.

— Alors docteur, ces résultats ?

— Je viens de terminer mon rapport qui confirme les premières constatations et qui s'appuie sur les résultats d'analyses des prélèvements. Le docteur Deweare n'aurait jamais dû utiliser de curare.

— C'est vraiment terrible…

— Eh oui, le succès lui sera monté à la tête…

— Vous pourriez être un peu plus compatissant vis-à-vis d'un de vos confrères…

— Je vous ferai parvenir trois exemplaires signés.

— Je serai dans mon bureau dans quatre minutes.

— Je vous envoie un projet par fichier…

— Merci docteur, et je compte sur votre discrétion. Je préfère annoncer cette terrible nouvelle moi-même à Deweare. Il faut du tact et il faudra qu'il soit psychologiquement soutenu.

— Nous pouvons vous faire confiance, monsieur le directeur.

Il raccrocha et laissa le parking sur sa droite. Direction l'entrée principale de la clinique, celle qui donnait juste sous la fenêtre de Deweare. Il devait faire le tour du quartier et cela lui prendrait environ deux minutes. Avec un peu de chance, Deweare le verrait arriver.

Il ne se retourna pas sur le bruit de pas. La voiture de Langlet venait de passer l'entrée principale. Langlet était au volant. Il regarda sa montre, 11 heures 30. Il ne voulait plus penser à Nathalie, mais Langlet arrivait. Elle allait peut-être répondre au téléphone maintenant !

Le parfum lui fit dresser la tête. Une main caressa sa nuque. Il ne sursauta pas.

— Je viens d'apprendre… C'est impensable… Que s'est-il passé ?

Leroy lui faisait face. Elle était belle, terriblement belle. Il pensa immédiatement à Nathalie et ses yeux retournèrent dans le vague.

— Je ne sais pas…

Le téléphone sonna. Son cœur s'accéléra. Elle leva les yeux au ciel. Elle aurait dû partir lorsqu'il en était encore temps. La bouche de Leroy devait être à cinq centimètres de celle de celui qui était encore son patron. Elle n'avait jamais supporté cette Leroy qui se prenait pour la huitième merveille du monde. La sonnerie continuait. Elle regarda de nouveau le combiné. La sonnerie retentissait toujours. C'était l'heure de vérité qui sonnait. Le sursis était passé. L'heure de vérité.

Pour une bonne nouvelle, ils l'auraient bipé. Ils passaient par elle pour le conditionner. Leroy collait toujours Deweare. L'envie lui prit de se lever et de partir. La sonnerie cessa. Elle reprit sa frappe. La sonnerie reprit. Deweare avait entendu, elle ne put faire autrement que de décrocher.

— Allô ?

— Chastain à l'appareil. Prévenez le docteur Deweare qu'il est attendu dans mon bureau par MM. de Breuil et Langlet. Il y aura également le docteur Leroy et moi-même.

— Oui, madame le directeur.

— Dites-moi, j'ai essayé de vous joindre et personne ne répondait.

Vous pouvez vérifier que votre poste fonctionne correctement ?

— Bien sûr, madame le directeur.

— Il ne faudrait pas que cela se reproduise.

Chastain n'attendait pas de réponse. Chastain voulait simplement prévenir Deweare qu'il était attendu. C'était pire que ce qu'elle redoutait. Si Leroy devait être présente, c'est qu'il ne s'agissait plus seulement de l'accident concernant Clerk. Il devait également s'agir de l'Anoxidryl. Leroy allait prendre la place de Deweare ! Elle en était convaincue.

Cette Leroy qui le collait. Le baiser de Judas. On est toujours trahi par les siens. La haine montait. Elle lui donna la force de se lever. Elle fixait avec mépris Leroy. Elle partait en croisade. Sa croisade à elle.

Il avait repris sa position face à la fenêtre. Elle toussa en franchissant le seuil de la porte et s'arrêta. Il se retourna et comprit. Elle voulait lui parler seul à seul. Il la suivit jusque dans son bureau. Elle se cacha de la vue de Leroy.

— Vous êtes attendu chez madame le directeur.

— Ça y est donc…

— Il y aura Langlet, Lucien de Breuil, Chastain et… Leroy.

— Leroy…

— Cela ne me regarde pas, mais méfiez-vous de cette peste, elle ne pense qu'à prendre votre place.

— Ne vous inquiétez pas, je n'ai pas besoin d'une place… Je n'ai besoin de rien.

Leroy s'était approchée. Son bip retentit. Leroy s'approcha du téléphone.

— C'est pas la peine. T'es convoquée avec moi. Ils ont les résultats.

Elle s'arrêta en plein mouvement et se retourna pour le fixer droit dans les yeux. Elle se voyait à douze ans. Son regard de douce ingénue lui avait souvent sauvé la mise. Elle avait douze ans.

— Je n'ai rien à voir avec cela.

Il n'avait pas émis le moindre soupir, il n'avait pas cligné des sourcils.

Elle reprit.

— Dis, tu me crois ?

Elle avait saisi ses doutes. Quel jeu jouait-elle exactement ? Il fallait qu'elle paraisse contrôler la situation. Il devait être le faible.

— T'es pourtant convoquée…

Désiré ouvrit la porte avec son passe. Il la maintenait contre lui. Ils n'avaient croisé personne.

— On est arrivé. Tu vas boire un peu. Tu as chassé les mauvais esprits de ton corps, il faut que tu les chasses de ton esprit.

Elle ne pouvait répondre, elle ne pouvait que se laisser faire sans rien dire. Elle se sentait vidée, vidée de tout.

— Tu vas voir des tas d'images, tu devras te battre. N'aie pas peur.

Voilà qu'il lui disait qu'elle devrait battre du beurre. « Mais comment pourrais-je lui expliquer que je ne sais pas battre du beurre, que je n'ai jamais battu du beurre. »

— Je devrais te laisser, il faut que j'aille dire à ton patron…

« Un baiser ? Il veut un baiser comme un savon. Il doit être un peu saoul ou un peu fou. Un baiser. Et pourquoi est-ce que je lui ferais un baiser ? J'ai jamais fait de baiser à mon patron. Après tout, s'il veut un baiser, je lui en fait un, mais sur les joues. »

Elle colla un peu plus sa tête contre la sienne et lui fit un petit baiser sur l'oreille.

« Tu vois, tu l'as ton baiser. Bof, qu'est-ce que tu veux que cela me fasse à moi que je te donne un baiser, hein, qu'est-ce que tu veux que cela me fasse ? »

— T'es triste encore. Tu as besoin d'affection, dis, ma gazelle. Mais concentre-toi. Après, tu pourras fumer. Mais attention, uniquement cette cigarette.

Désiré lui montra une cigarette qu'avait confectionnée Charles.

Elle était presque endormie. Elle serait tranquille. Personne ne viendrait dans ce local. Les blanchisseurs passaient prendre les sacs le mardi et le vendredi, et personne d'autre, à part lui, n'entrait ici. Il pourrait veiller sur elle, il avait tout le couloir à balayer, la boucherie – il nommait ainsi la salle de vivisection – et les locaux techniques. Ce seul niveau lui prenait tout son après-midi, il était très consciencieux.

Le local était composé d'une pièce en forme de L. La petite barre du L donnant sur le couloir servait de salle de stockage, la grande barre était la salle de réception des sacs qui tombaient depuis les étages à travers de larges tuyaux dans des containers en aluminium. Les deux salles étaient séparées par un simple rideau dont on avait du mal à saisir l'exacte utilité. L'un des containers était rempli. Il le tira légèrement pour qu'il ne soit plus sous le tuyau.

— Tu vois, je te fais un vrai lit.

« Mais j'ai pas envie de faire pipi, qu'est-ce qu'il me raconte ? Ça va pas, la tête. »

Il l'assit sur une chaise le temps de tout installer.

— Dès que tu seras couchée, je te ferai boire le reste de la bouteille. En principe tu ne dois pas vomir. C'est dans ta tête que tout va se passer. Si tu as envie de vomir, c'est pas grave, tu te mets sur le côté et tu vomis sur les sacs.

« Pourquoi il veut me punir ? Mais, je n'ai rien fait, moi. J'ai quand même le droit d'en aimer un autre, non. Toi, je t'aime pas. Non, je t'aime pas. Mais si je t'aime. Allez, je disais ça pour rire. »

Il la saisit par la taille et la hissa sur le haut du container. Elle s'allongea sans rien demander. Elle se mit en position fœtale. Il lui redressa la tête, lui ouvrit la bouche et glissa le goulot de la bouteille entre ses lèvres. La première gorgée la fit se redresser. Elle faillit tout recracher. Il eut le réflexe de lui enlever le goulot des lèvres. Il lui caressait les cheveux.

— C'est normal, n'aie pas peur. Bois tout… Allez…

Elle pencha la tête en arrière. Elle réussit à tout boire. Son ventre ne la brûlait pas. Elle n'eut pas envie de vomir. Elle reprit sa position fœtale. Sa respiration se stabilisa, elle mit un pouce dans la bouche. Désiré la laissa. Il referma la porte à clé et prit la direction de la cafétéria du personnel.

Il devait y retrouver Charles qui lui apportait son repas qui n'avait rien à voir avec celui des autres employés. Désiré avait droit au repas des cuisiniers. Meilleures viandes, toujours des légumes, de la charcuterie artisanale et un petit bourgogne déclassé. Charles ne faisait que passer, toujours à la même heure, juste avant midi.

— Excusez mon retard.

— Je vous en prie, monsieur le directeur.

Le chauffeur porta son verre à la bouche, manière « J'vais le descendre d'un seul coup », Leblanc lui retint le coude.

— Prenez tout votre temps, cher ami.

Il se tourna vers le directeur.

— Vous savez que la police nationale a failli perdre un de ses commissaires ? Savez-vous que, sans l'intervention de cet homme, je serais peut-être mort ?

— Comme vous y allez, rétorqua Prenzi en souriant.

— Comme j'y vais... Expliquez-moi ce que foutaient ces cinq Corses ici ?

— Comment voulez-vous que je le sache ?

— Il y en avait au moins un qui vous connaissait...

— Et alors ? Faites pas chier, Leblanc. Je viens de vous sauver la mise, peut-être la vie même. Alors me cherchez pas des poux dans la tête.

Le chauffeur termina son verre et alla s'asseoir quatre tables plus loin. Leblanc ne le retint pas. Le directeur reprit.

— On se le fait, ce gueuleton, oui ou non ?

— Comment pourrais-je refuser une si charmante invitation ? Toutefois, ne préférez-vous pas que nous nous installions ici ?

— Si vous voulez.

Ils choisirent la table la plus éloignée des autres clients.

— Cela n'a pas été facile, mais votre rapport a été estimé cohérent et intéressant. Je ne vous cache pas que j'ai mis tout mon poids dans la balance. Je vous fais confiance, Leblanc. Pas d'entourloupette, hein, je saute moi.

— Je vous en remercie, monsieur le directeur.

— Arrêtez ce formalisme moqueur, vous voulez bien ?

— Très bien.

~

Un maître d'hôtel s'approcha.

— Finalement vous préférez la salle à votre salon habituel ?

— Vous n'êtes pas obligé de faire état de mes habitudes devant mon adjoint. Il va penser que je passe ma vie ici.

— Seulement une partie... ajouta le maître d'hôtel.

— Mon adjoint préfère être en salle.

— Je vous apporte la carte.

— Moi, je sais ce que je veux, j'imagine que vous avez eu le temps de vous intéresser à la carte.

— Oui, je prendrai une douzaine de belons, des triples O suivie d'un turbotin. Pour le dessert, je n'ai pas encore arrêté mon choix.

— Vous avez du goût…

— N'est-ce pas ?

— Pour moi, ce sera la même chose. Et servez-nous un riesling.

— Vous êtes attendu chez le directeur du cabinet du ministre en personne, à 13 heures.

— Ce rendez-vous est maintenu ?

— Plus que jamais. En fait il apparaît que des tas de points resteraient à éclaircir, en particulier ceux touchant au trafic de drogue. Enfin, selon ce que j'ai compris. Tout ceci n'est plus de mon ressort. Vous verrez cela avec le directeur de cabinet. Mon rôle, qui a consisté à vous sauver la mise, est terminé. Ma mission remplie.

— Je vous en remercie vivement, sans vous…

— Mais ce n'est rien. C'est la moindre des choses. Enfin, vous revoilà en selle. Lorsque vous m'aurez succédé, vous verrez, vous vous sentirez responsable du destin professionnel de chacun de vos hommes. Et bien souvent, personnel, aussi…

Les huîtres arrivèrent sur un plateau qui prenait la moitié de la table.

Le chauffeur s'était commandé une omelette qui n'apparaissait pas sur la carte. Vu la fonction de son patron, on lui préparait ce qu'il désirait – ses désirs étaient raisonnables – et la maison ne lui faisait pas payer. On lui servit également un demi. D'habitude il ne buvait pas, on ne savait jamais, un accident était si vite arrivé. Son angoisse était de lire un jour dans les journaux : « Accident de la circulation. Le chauffeur, ivre, du patron de la brigade criminelle, écrase une vieille dame. « Et si cela arrivait et que la presse en parle, son syndicat ne pourrait même pas le soutenir. Avec le double whisky qu'il s'était enfilé avec Leblanc, un drôle de type, ce Leblanc, il avait de toute façon dépassé le taux d'alcool juridiquement admis dans le sang. Alors, un petit peu plus, ou un petit peu moins, ne changerait rien à l'affaire et ne l'aiderait pas à empêcher les journalistes de parler s'il écrasait une vieille dame.

~

— Ce sont des vraies. De celles qui sont affinées dans la rivière Le Belon, pas de celles qui ne font que passer par là en camion pour recevoir les certificats sanitaires.

Leblanc n'avait pu se retenir.

— Vous êtes un vrai connaisseur…

— J'ai passé plusieurs vacances à Riec-sur-Belon et à Rozbras, qui donne sur l'Aven.

— Ah, la Bretagne ! J'ai toujours aimé la Bretagne. On dit qu'il y pleut tout le temps, mais à chaque fois que j'y suis allé, il y faisait presque aussi beau que chez nous… Je veux dire, qu'en Corse.

Les dés étaient jetés. Ils n'avaient plus rien à se dire de particulier. Tout le repas serait ainsi. Le jeu allait reprendre. Plus tard, ailleurs…

— Il faut réagir rapidement si on veut éviter la catastrophe. La vérité…

Langlet se tut à leur arrivée. De Breuil tenait le dossier. Chastain regardait son écran d'ordinateur. De Breuil salua Leroy d'un hochement de tête. Deweare eut droit à une poignée de main. Il lui remit le dossier qui contenait le rapport de Kondarowski.

— Les craintes de Langlet étaient justifiées. Cela ne peut même pas passer pour un accident…

« Les craintes de Langlet étaient justifiées… » Tout était dit. Que faire ? Il regarda le dossier, n'eut même pas envie de consulter le rapport. À quoi bon ? Tout était dit.

Langlet s'adressa à lui sur un ton amical.

— À la vérité, il nous faut réagir vite. Les rapports d'analyses sont accablants. Nous sommes tous solidaires et nous vous soutenons. Qui, ici, n'a pas commis au moins une fois une erreur dans sa vie professionnelle ? Nous avons mal évalué la pression qui était sur vos épaules. Nous aurions dû insister pour que vous renonciez au bloc depuis bien longtemps.

Deweare croyait rêver. Celui qui se tapait sa femme était en train de jouer au protecteur.

— On doit vous protéger. On ne peut pas vous laisser en première ligne.

— Qui n'a pas fait d'erreur dans sa vie ? L'important est de gagner du temps. L'affaire se tassera d'elle-même, s'il y en a une, renchérit de Breuil.

Il n'avait pas fait d'erreur. Partir en vacances. C'est ce qu'il ferait. Il fallait qu'il repense sa vie, qu'il pense aux enfants. Un divorce, il les verrait encore moins... Des vacances, ce ne serait pas vraiment des vacances. Une retraite.

~

— C'est un trop gros risque pour tout le monde... Il faut retarder votre nomination, ainsi vous serez à l'abri, et dans quelques mois...

— Vous trouverez le poste qui vous revient, vous serez nommé à la tête du département Recherches.

Deweare n'avait toujours pas sorti un mot.

— Pour l'intérim...

Langlet s'interrompit et sollicita de Breuil du regard. C'était lui, le boss, après tout.

— Mademoiselle Leroy a toutes les qualités requises.

— Elle a été votre doublure, et vous n'avez pas eu à vous plaindre de son excellent travail à vos côtés.

Lucien de Breuil interpella Chastain.

— Vous pouvez ouvrir une de vos meilleures bouteilles. En l'honneur de mademoiselle Leroy, notre futur directeur du département Recherches.

« Le roi est mort, vive le roi ». Ils n'attendent même pas mon enterrement pour fêter cela... « Champagne ! »

C'est bien une bouteille de champagne que Chastain sortit de son armoire-frigo-bar. Il y avait également une vingtaine de flûtes. Elle en prépara cinq. Lucien de Breuil déboucha la bouteille. Tous s'approchèrent du buffet improvisé. Peut-être pas si improvisé que cela, pensa Deweare.

— Au nouveau directeur du département Recherches...

Lucien de Breuil leva sa flûte et mena la danse du rituel de la trinquette pour ramassis d'hypocrites. Deweare pensait à voix basse. Rien dans ses mimiques ou dans son attitude ne laissait transparaître quoi que ce soit sur son état mental. La trinquette, cette voile de tempête que l'on met à l'avant lorsque la mer se déchaîne. Sur un voilier, il aimerait être sur Dionysos. Voilà sa retraite. Il allait faire une transat en solitaire sur Dionysos... Son rêve d'enfant allait enfin se concrétiser. Dionysos, l'océan. Qu'ils trinquent, trinquons.

Tous tenaient leur flûte en hauteur, Langlet un peu plus haut que les autres. Il adressa un sourire appuyé à Leroy, du genre : « Ça y est, tu vois, on l'a eu… Bien eu… »

Leroy porta sa flûte à ses lèvres et alla la poser sur le bureau de Chastain. Deweare la colla. Il lui passa la main dans les cheveux.

— Toutes mes félicitations, sincèrement.

Son regard n'exprimait que cela, de la sincérité. Leroy en était troublée. Elle vivait sur un nuage mais ne le montrait pas. Le poids des responsabilités lui avait déjà forgé le dos qu'elle redressait fièrement.

Elle lui sourit et ne put s'empêcher de l'embrasser. C'est dans l'oreille qu'elle lui chuchota :

— N'aie aucune inquiétude… Je serai à la hauteur. Mon intérim sera sans tache, je ne changerai rien à ton programme…

Il se contenta de poser sa flûte à côté de la sienne. Il lui adressa un dernier sourire, hocha la tête en direction des autres et se dirigea vers la sortie, le rapport à la main.

~

Lucien de Breuil guettait cet instant. Il se devait de lui dire quelques mots.

— Permettez que je vous accompagne.

Il lui ouvrit la porte et le suivit dans le couloir qui menait aux ascenseurs.

— Le pot de ce soir est maintenu, et en votre honneur. Nous parlerons simplement de votre nomination en tant que conseiller de la présidence.

Deweare se contentait de ne pas presser le pas. Il laissait faire, il laissait dire. Il était déjà sur les ponton de la Trinité-sur-Mer, il enjambait le bastingage. Quelle route prendrait-il ? Celle de Tabarly, le froid, la brume, les rollers ou les alizés ?

— Restez souriant ce soir et comptez sur moi. Après tout, le conseil est souverain. En nommant Leroy à votre place, il passera pour avoir voulu marquer son autorité face à son président en refusant de se laisser imposer un candidat…

Sur cette phrase, de Breuil s'arrêta face aux ascenseurs et lui tendit la main. Il avait déjà fait demi-tour. Deweare appuya sur le bouton d'appel. Il avait avec lui le fameux rapport accusateur. Qu'allait-il en faire ? En quoi cela pouvait-il lui être utile maintenant ? Sa décision était prise. Ce serait la route nord.

Ce sont ses jambes qui décidèrent. Il rattrapa de Breuil, lui tapa sur l'épaule comme à un vieux pote de fac. De Breuil, pas surpris, se retourna, un sourire chaleureux au visage.

Deweare lui tendait le rapport.

— Tenez, gardez-le.

— Cela ne vous intéresse pas ?

16

LA ROUTE NORD, ce serait la route nord. C'était en 1964, Tabarly était un inconnu. Il affronta les glaces et le brouillard et fut fêté en vainqueur à Newport.

Prendre la route nord. Le Dionysos est équipé pour. Newport ! Arriver à Newport toutes voiles dehors. New York ensuite. Entrer dans New York sous spi. Manhattan. Remonter la Hudson River sur plus de cent milles. Longer Sing-sing...

L'ascenseur le sortit de ses rêveries. Deweare était maintenant déterminé. Le soir même, il quitterait à jamais la clinique du Parc Orange. Il inviterait Nathalie à dîner, lui expliquerait qu'il entamait une transat préparatoire à leur tour du monde et rejoindrait directement la Trinité-sur-Mer.

Il préparerait *Dionysos*, ferait escale à Saint-Mary's, aux Scilly, avant Port Láirge, en Irlande du Sud. Il gagnerait Killarney en voiture, resterait quinze jours avec les enfants et reprendrait l'océan. Il ne lui manquait qu'une balise argos.

~

Sa secrétaire était partie déjeuner. Il en profita pour rassembler ses affaires personnelles. Portraits de Nathalie et des enfants. Documentation scientifique, chemises, crayons de papier, stylos. Une caisse était préparée pour le transfert de ses affaires à Worldpharma. C'était avant le décès de sa dernière patiente. Sa patiente, ses patients. Il regarda une dernière fois leurs dossiers. Avant combien de temps en aurait-il de nouveaux ?

~

Une balise argos et de la nourriture déshydratée. Du vin, quelques bouteilles de vin. Où l'emmènerait-il dîner ? Il ne voulait pas traverser tout Paris. C'était un dîner important, un dîner d'adieu. Le Beauvilliers, rue Lamarck ferait l'affaire. Il raccompagnerait Nathalie et prendrait la direction du périphérique. Il ne s'arrêterait qu'à la Trinité.

Ses affaires s'empilaient. Il n'avait rien oublié. Il ne lui restait plus qu'à nettoyer le disque dur de l'ordinateur.

Il avait le temps. Le pot en son honneur n'était qu'à 18 heures. Il jouerait le jeu comme le lui avait demandé de Breuil. Il lui remettrait sa démission après, en tête à tête.

Le bruit d'une déferlante retentit. Son modem recevait un message. Le X-412 était en mouvement, il réalisait un empannage pour changer de bord et faire un demi-cercle. Il recevait un *e-mail.*

Vamp, il l'avait oubliée. Que pouvait-elle encore avoir à lui dire ? Elle voulait savourer sa victoire jusqu'au bout. Étaler son triomphe, l'humilier.

« LA VERITE EST UN MENSONGE QU'ON N'A PAS ENCORE DECOUVERT. VAMP. »

Il pouvait répondre. Il ne savait pas à qui, mais il pouvait répondre. Il n'avait pas faim.

La vérité est un mensonge qu'on n'a pas encore découvert. Il se ressassait cette vieille blague kagébiste en vogue chez les trotskistes dans les années soixante-dix. À quoi jouait-elle ? Que voulait-elle dire ? Qu'à la vérité il était nul. Si nul que sa dernière patiente en était morte. Qu'avant cette mort la vérité faisait de lui le premier, le meilleur, mais ce n'était que mensonge... Perfide, cela lui ressemblait. Cela ne pouvait venir que d'elle.

Il tapa « TOUTES MES FELICITATIONS, MES SINCERES FELICITATIONS. VOUS ETES LA MEILLEURE. LAMBERT[68]. » Il envoya l'*e-mail* et resta songeur. Lambert, c'était pour vérifier sa culture

---

68 Pseudonyme d'un leader d'une tendance trotskiste de la IVe internationale. Les lambertistes sont regroupés au sein d'une organisation qui changea plusieurs fois de nom : Organisation communiste internationaliste (OCI), Mouvement pour un parti des travailleurs (MPPT), etc. Deux autres organisations en France se réclament du trotskisme, la Ligue communiste révolutionnaire (LCR) dirigée par Alain Krivine et Lutte ouvrière dirigée par Arlette Laguiller.

trotskiste. Vamp… Elle devait bien rigoler. C'était son jour, sa journée. Le pot du soir sacrerait sa victoire. Sa victoire à un combat qu'il n'avait pas mené.

Du jura et du bordeaux. Il fallait qu'il en achète à Paris. Inviter Nathalie, il devait lui téléphoner. Pas une bonne idée. Le téléphone n'était pas sûr. Il pouvait s'emporter, se laisser aller, parler de Langlet. Lui demander comment avait été sa matinée. Il ne lui téléphonera pas. Il rentrera sagement, et, prétextant une grande nouvelle à lui annoncer, l'emmènera dîner. Lui parlerait-il de Clerk ? C'était gênant. C'était se placer en position de fuite. C'était jouer l'autruche. « On m'accuse d'avoir tué ma dernière patiente, non je ne veux pas savoir comment, non je n'ai pas lu ce rapport qui m'incrimine, non je ne me défendrai pas, je n'ai rien à voir avec cette mort. Oui je pars faire une transat ce soir. » Elle n'accepterait pas un tel jeu.

Elle remuerait ciel et terre pour qu'il renonce à sa transat et qu'il essaye de lutter, sinon de comprendre. Elle le croirait lorsqu'il lui dirait qu'il n'a rien à voir avec cette mort et elle entamerait le combat qu'il ne veut pas mener. Un combat pour prouver son innocence.

Parler de Clerk ou ne pas parler de Clerk…

~

Le bruit de la déferlante se fit de nouveau entendre. Un nouvel *e-mail* arrivait.

« NE VOUS MEPRENEZ PAS. VOUS AVEZ 24 HEURES POUR PROUVER VOTRE INNOCENCE. SAVEZ-VOUS LIRE ? VAMP »

Prouver son innocence. Elle le savait innocent. Comment aurait-il pu en être autrement ? Quel jeu jouait-elle ? Cette victoire ne lui suffisait-elle pas ? Elle considérait son abandon comme un refus du combat. C'est une mise à mort qu'elle voulait. Elle avait besoin de sang, il fallait qu'il lutte, qu'elle le mette à terre. C'était une sanguinaire, elle l'avait toujours été. Rien ne devait lui résister. Sa victoire à un combat auquel il n'avait pas participé manquait de panache. Être nommée à titre intérimaire devait lui être insupportable. Il fallait qu'il y ait une tempête, que cette tempête démontre qu'elle seule était capable de maintenir le navire à flot.

Cela ne le concernait plus. Il irait voir Leroy et l'informerait de sa démission.

Du jura, du bordeaux et du bourgogne. Parler ou ne pas parler de Clerk. Et pourquoi attendre, pourquoi ne pas l'appeler de suite, pourquoi ne pas y aller et lui dire ses quatre vérités : « T'es qu'une salope et tu ne mérites même pas la baffe que je vais te donner. » Lui foutre une baffe, pourquoi pas ? Elle n'a jamais dû en prendre de sa vie. Lui foutre une vraie baffe appuyée sur le nez. Voilà ! Lui casser le nez. Lui foutre une vraie baffe pour lui casser le nez. Comme ça, en guise de représailles pour sa trahison. Quelle tête elle ferait, tiens ! Deux, deux baffes, la première sur l'oreille droite, pour lui crever le tympan, et la seconde sur le nez. Bien placée sur le nez. Elle en aurait pour deux mois à s'en remettre.

Dans certains pays, l'adultère est encore sévèrement réprimé. Il y en a qui lapident pour moins que ça.

Deux simples baffes. Elle s'en tirerait bien...

~

Des larmes humidifièrent ses yeux. Il s'imaginait lui avoir donné les deux baffes en question et il la voyait souffrir en silence. Elle ne pleurait pas.

C'est lui qui pleurerait. Il pleurerait de honte et lui demanderait pardon. C'est lui qui l'aurait frappée, c'est lui qui lui aurait fait mal et c'est lui qui pleurerait. Et ça, elle ne pardonnerait jamais. Pourquoi ce soudain désir de violence ?

Il ne lui donnerait pas de baffes. Il n'en avait jamais donné qu'en état de légitime défense. Et encore, au bout de la quinzième qu'il avait reçue. La dernière, c'était Leroy qui l'avait prise. Il ne giflerait pas Nathalie.

~

Divorcer ? Il y avait les enfants. Il les verrait encore moins qu'avant. Comment faire ? Lui dire, tout lui dire. À quoi cela servirait-il ? C'est elle qui demanderait le divorce. Elle lui a caché sa liaison avec Langlet pour préserver quelque chose avec lui. Au prix du silence, du mensonge et de la trahison. Les baffes n'étaient pas une bonne idée, mais elles se méritaient. Il ne pouvait pas imaginer rentrer chez lui et faire comme si de rien n'était. Lui faire l'amour. Il ne pourrait plus lui faire l'amour. Elle était souillée, à jamais. Leurs vies allaient nécessairement changer.

Il fallait lui faire accepter ce changement sans qu'elle demande le divorce. Pas avant que les enfants ne soient majeurs et que rien ne puisse les empêcher de voir leur père à leur gré.

Désiré passerait son après-midi au dernier sous-sol. Il voulait être près de la gazelle. Il hésitait. Devait-il prévenir son chef de service ? Que lui dirait-il ? C'était un coup à avoir des ennuis. Le mieux était de ne rien dire. La gazelle saurait se débrouiller.

Il avait bu un peu plus de bourgogne déclassé que d'habitude. Il devait aussi lutter contre les mauvais esprits. Le combat de la gazelle était également le sien. Il se pouvait que les mauvais esprits, pour se venger, viennent l'habiter après. Il faudrait qu'il veille, qu'il prenne garde.

Charles lui avait apporté une autre cigarette de sa fabrication. Pour elle, ou pour lui. Tout dépendrait de la force des mauvais esprits.

Il ouvrit la porte. Elle était en nage et avait un sommeil très agité. Ces combats réveillaient des forces étranges, surhumaines. Il arrivait que les mauvais esprits l'emportent et qu'ils utilisent le corps de leur hôte pour se venger. Ils lui faisaient tuer tout le monde d'une manière atroce.

Tout allait dépendre de l'animal qui était son double, son protecteur. C'était l'animal qui était important, c'est lui le guide qui offrait ses pouvoirs magiques.

Ce serait la route nord et il n'avait plus rien à faire là jusqu'au pot du soir. Il n'avait pas réglé son problème. Il ne savait que dire à Nathalie. La déferlante se fit à nouveau entendre.

« SAVEZ-VOUS LIRE ? VAMP. »

Elle voulait son combat. Elle ne renonçait pas.

La route nord, le vin, Newport, Manhattan, Hudson River… Et après ? Les enfants, Juan, Elaine, un tour du monde avec eux. Il faudrait qu'il trouve une équipière. Il faudra préparer les escales en fonction de la disponibilité de Nathalie et de ses parents. Comment pourra-t-il convaincre Nathalie de laisser partir les enfants en croisière pendant un an ? Comment lui expliquer qu'il ne souhaitait plus faire ce tour du monde avec elle, mais seulement avec eux ? Avec eux et avec une équipière...

~

« SAVEZ-VOUS LIRE ? VAMP. »

Leur scolarité. Il faudra qu'il s'occupe, son équipière aussi, de leur scolarité, lecture, écriture, mathématiques, histoire, langues et musique.

Elle n'acceptera jamais. Elle ne pourra pas accepter. Il n'accepterait pas. S'il part maintenant, s'il prend la route nord, il ne pourra jamais faire son tour du monde avec Juan et Elaine, sauf à les enlever. Ce n'était pas possible. Ils lui en voudraient toute leur vie. Jamais ils ne lui pardonneraient.

Divorcer. Cela veut dire organiser sa vie en fonction des enfants. Il faudra qu'il soit là où ils seront. Un week-end sur deux, la moitié des vacances scolaires. C'était plus que ce qu'il ne les voyait actuellement. La situation n'était pas la même. Il les avait régulièrement au téléphone. Il devrait peut-être les appeler. Il avait l'impression d'être avec eux en permanence. Là où ils étaient, c'était avec son accord, son autorisation. Là où ils seront, ce sera sans son avis. Il y aura une déchirure, une grande déchirure.

Divorcer. Et si Nathalie partait avec les enfants...

Elle pourrait faire traîner la procédure trois ans, changer de pays tous les trois mois. Matériellement, il ne pourrait jamais suivre. Il ne pourra pas travailler et changer de pays tous les trois mois. Travailler... L'affaire Clerk risque de lui péter au nez. Ils pourront le griller partout.

Nathalie, qu'il aimait comme un fou quelques heures plus tôt. Elle était tout sauf haineuse. Elle aimait les enfants. Comment pouvait-il penser de telles horreurs sur son compte ? Pourrait-elle lui faire du mal ? Elle ne serait pas seule, il y aurait ses conseils, sa famille, ses amis, leurs amis. Leurs amis. La moitié allait choisir son camp à elle. L'autre moitié le sien. Il perdrait la moitié de ses amis. Et dès qu'il aurait une nouvelle aventure sérieuse, il en perdrait une autre moitié. Sur le quart qui lui resterait, la moitié essayerait de lui tirer sa nouvelle femme.

La route nord. Le vent, le brouillard, la nuit, le vent, les étoiles, l'univers, les embruns. La route nord. Il serait loin de tout cela. Ça n'allait pas être la guerre avec Nathalie. Elle était capable de le trahir, elle devait être capable de bien pire.

Faire comme si de rien n'était. Elle comprendrait au premier regard que quelque chose était cassé, elle comprendrait dès le premier regard qu'il avait compris, qu'il savait. Elle prendrait l'initiative de la bataille. Il engageait une partie d'échecs avec les noirs et il avait déjà perdu deux pions.

La route nord l'attirait, c'était la solution du moment. Le refus du combat. Le refus du combat. Pouvait-il se le permettre ? Pouvait-il envisager sa vie sans ses enfants ? Il ne tenait plus qu'à eux. C'était trop pour être un homme libre. Un homme libre de partir et de refuser le combat.

Les noirs, avec deux pions de perdus. C'était une partie impossible. La mer lui avait souvent montré qu'il n'y avait jamais de partie gagnée avant d'avoir franchi la ligne d'arrivée. On peut être en tête, avoir un mille d'avance et casser son mât. Il n'y a pas de partie perdue tant que le premier n'a pas franchi la ligne. Quel combat mener ?

~

Il prit sa caisse et se dirigea vers les ascenseurs. Il appuya sur le bouton d'appel, jeta un regard en arrière. Le bureau de sa secrétaire était vide, comme en attente. Il y avait une table basse avec un bouquet de fleurs dans le couloir. De ces fleurs exotiques qui ressemblent à des oiseaux et à des arbres. L'ascenseur n'arrivait pas. Il fit demi-tour, prit une fleur et alla la poser sur son bureau. Il prit un stylo et écrivit : « En attendant un vrai bouquet, en remerciement pour votre dévouement. Deweare ». La déferlante se fit de nouveau entendre. L'ascenseur n'arrivait toujours pas.

« AVEZ-VOUS LU LE RAPPORT ? PENSEZ À LA MORGUE, NE RENONCEZ PAS. VAMP. »

Leroy voulait son combat.

« SANS MOI » fut le message qu'il envoya avant de retourner, sa caisse sur les bras, vers les ascenseurs.

Du vin et la route nord.

17

— LA VENGEANCE EST UN SENTIMENT HUMAIN. Votre cas m'a personnellement touché. Ce que vous avez vécu est terrible.

Leblanc était debout, l'huissier venait de quitter le bureau. Il n'avait rien à répondre, aucune question ne lui avait été posée.

— Asseyez-vous, je vous en prie.

Il s'assit.

— Votre femme, regrettable... La raison d'État justifie parfois de passer sous silence certains actes, certains faits. Vous croyez Kondarowski coupable de trafic de stupéfiants ?

— C'est plus qu'une croyance, monsieur le directeur.

— J'ai fait ressortir son dossier et ai interrogé personnellement Hallier. Rien de tel dans le dossier. Hallier m'a affirmé vous avoir informé qu'il avait poursuivi sa surveillance pendant plusieurs mois et qu'il semblait que Kondarowski ait définitivement renoncé à la drogue...

— C'était il y a de nombreuses années, monsieur le directeur.

— Certes, certes... Mis à part vos soupçons, quels faits matériels ?

— Les faits matériels, je comptais justement m'y intéresser. Mais...

— Mais votre photo en présence d'agents de la CIA surveillant le directeur financier du plus grand laboratoire pharmaceutique français et européen a semé le trouble chez vos collègues du contre-espionnage...

— C'est le moins que l'on puisse dire...

— Vous êtes un grand flic, tout le monde le sait. Si vous portez des soupçons aussi graves sur quelqu'un, ce n'est quand même pas en ayant regardé dans une boule de cristal...

— Monsieur le directeur, nous savons reconnaître un délinquant en le regardant. Simplement en le regardant. Nos motards savent arrêter les automobilistes en infraction avec le Code de la route uniquement en les regardant. Ils ne se trompent que très rarement...

— L'intuition, n'est-ce pas ? Et nous sommes à l'ère des satellites et d'Internet... De la police scientifique...

— La police scientifique n'est là que pour confirmer ce qui au départ n'est qu'un simple soupçon, une simple intuition...

— Vous n'avez rien de concret sur Kondarowski ?

— À part une certitude fondée sur mon expérience, rien.

— Et pour Langlet ?

— Idem.

— Que pouvons-nous faire ? Si le procureur de la République apprend que vous tournez autour de la clinique du Parc Orange, il va prendre cela comme un pied de nez...

— Cela ne concerne pas les morts accidentelles des assistantes.

— Vous connaissez la susceptibilité des magistrats. Il s'agit du procureur de la République de Paris...

— Je ne peux que le déplorer, tout comme vous...

— Il est jeune ce procureur, fraîchement nommé... À ce propos, vous connaissez sa carrière ?

— Pas le moins du monde. Il a été nommé pendant mon congé annuel. Je n'ai pas été présent aux cérémonies et n'ai pas lu la presse... Pourquoi ?

— Propos tout à fait anodin, c'est un jeune blanc-bec, voilà mon sentiment. Mais blanc-bec ou non, il est procureur de la République de Paris, et nous devons faire avec !

— Bien sûr...

— Il ne faudrait pas qu'il y ait d'interférences. D'un autre côté, on ne peut pas laisser prospérer un réseau de trafiquants de drogue sous prétexte qu'il ne faut pas heurter la susceptibilité du procureur de la République...

— C'est également mon sentiment, monsieur le directeur.

— Pourriez-vous, de manière absolument officieuse, exercer une surveillance à ce sujet ? Voir s'il y a matière à ouverture d'enquête préliminaire ou transmission aux stups ?

— C'était mon intention, monsieur le directeur.

— Cela veut dire que vous assurez par ailleurs normalement vos fonctions et que vous ne pouvez être aidé par aucun fonctionnaire...

— Cela va de soi.

— Comment comptez-vous vous y prendre ?
— Surveillance rapprochée et peut-être écoutes.
— Écoutes ? Votre service peut...
— Oui, mais je ne passerai pas par mon service, aux Invalides[69]...
— Très bien, mais vous ne pourrez pas les surveiller en même temps.
— Kondarowski est chirurgien, il travaille en permanence. Cela me prendrait trop de temps et il me faudrait une équipe. Pour Langlet, c'est beaucoup plus simple.
— Bien raisonné.
Le directeur de cabinet du ministre se leva. Leblanc comprit que l'entretien était clos. La partie était relancée. Il était à nouveau en piste. Langlet les intéressait.
— Je vous renouvelle mes félicitations pour votre travail.
— Très touché.
— De la discrétion, n'est-ce pas ? De la discrétion. Si le procureur de la République tousse, je ne suis au courant de rien. Vous serez seul. Pas de vague.
— Comptez sur moi...
— Dans le même état d'esprit, il n'est peut-être pas nécessaire d'informer Prenzi. Que cela reste entre nous. En cas de découverte de faits nouveaux, ne passez pas par le directeur de la PJ. Tenez-moi personnellement informé de toutes vos découvertes.
Il sortit de sa veste une carte.
— Ma ligne directe. Bon travail.
Leblanc n'avait plus qu'à regagner son bureau et à attendre. Il se passerait forcément quelque chose. Il devait être là.

Des tremblements succédèrent aux larmes. Désiré devait l'attacher, c'était le moment le plus dangereux pour elle, et pour lui. Il sortit deux draps d'un sac de linge sale.

---

[69] École militaire où se trouve en sous-sol le centre d'écoutes administratives et policières pratiquées la plupart du temps dans la plus grande illégalité et bien souvent au nom des intérêts personnels des dirigeants politiques. Michel Rocard, Premier ministre socialiste, augmenta considérablement le personnel du centre d'écoutes ainsi que sa dotation en matériel... François Mitterrand, à l'instar de ses prédécesseurs à la tête de l'État, en fit un usage tant personnel qu'illégal.

Il noua un premier drap aux poignées des containers, il le passa au niveau de sa poitrine. Un second sur son bassin et un troisième sur ses chevilles. Il prit deux serviettes et attacha ses poignets aux draps. Elle en avait pour quinze minutes.

Il ne risquait plus rien des mauvais esprits, d'une visite impromptue, beaucoup.

Ses tremblements reprenaient. Il devait rester près d'elle.

~

L'aigle volait dans le ciel. Elle était sur la plage. Les images et les sons disparurent lentement.

~

Son corps était calme. Elle ouvrit les yeux. Elle se redressa, le vieux balayeur noir était en face d'elle et il lui souriait.

— Ça va, ma gazelle ?

— Où suis-je ?

— Tout va bien, n'aie pas peur. Tu étais prise par les mauvais esprits. Tu as gagné… L'animal ? Dis-moi, c'était quel animal ?

— L'animal ?

— Oui, ton guide, celui qui t'a donné ses pouvoirs pour que tu gagnes contre les mauvais esprits ?

— Les mauvais esprits ?

— Tu n'as pas rêvé ?

— Si, je crois, un oiseau, un aigle…

— Un aigle…

Désiré sortit les cigarettes que lui avait apportées Charles. Il les lui tendit.

— Si c'était un aigle, tu devras fumer deux de ces cigarettes… Tiens.

Il lui alluma la première et sortit un paquet de tabac à chiquer. Il en fit une boule qu'il avala pour la mâcher.

— Un aigle… Ce devait être beau… Tu as dû voir de la neige… Ce devait être beau…

— De la neige ?

~

L'ascenseur allait arriver. La question financière n'était pas sans importance. En cas de lutte avec Nathalie, s'il était fauché, il ne pourrait jamais suivre. Juan et Elaine, il ne pouvait se résigner à l'idée de les perdre. Juan et Elaine. L'argent. Un malade arriva le visage bandé. Il venait des chambres de l'aile droite, juste après le bureau de Leroy. Il fit demi-tour.

L'ascenseur arriva, il prit place à l'intérieur. L'argent.

~

« NE RENONCEZ PAS ! »

L'argent… Les portes de l'ascenseur allaient se refermer. Il mit son pied au centre. Elle s'écartèrent.

Il regagna son bureau et réinstalla ses effets personnels. Elle voulait une mise à mort. Il avait besoin d'argent. S'il prouvait son innocence, son contrat était précis, Worldpharma devrait lui verser des royalties…

~

Chastain releva légèrement la tête de son écran. Langlet et de Breuil discutaient au centre de la pièce. Il entra sans frapper. Leroy alla vers lui et le coupa dans son élan.

— Qu'est-ce qu'il y a ?

— Je viens terminer ma flûte…

— Tu viens terminer ta flûte…

— Pourquoi ? La réception est déjà finie ?

Langlet et de Breuil s'étaient interrompus. Deweare prit sa flûte sur le bureau de Chastain. Le champagne ne pétillait plus. Le rapport était sur le bureau. Il le prit et se dirigea vers de Breuil.

— Vous aviez raison, ça doit m'intéresser…

Lucien de Breuil hocha simplement la tête et le regarda se diriger vers la sortie.

~

Langlet n'était pas certain d'avoir réussi à cacher son émotion. L'irruption de Deweare ne lui disait rien qui vaille. C'était une question d'état d'esprit. S'il avait lu le rapport lorsqu'on le lui avait remis, ces objections auraient été balayées par les faits. Et par la mort de Clerk. Qu'il arrive à terme ou non à prouver son innocence ne changeait rien. Il aurait dû s'incliner, il se serait incliné au nom de la raison.

Là, il y avait une nouvelle donne. Deweare n'avait plus le profil d'un type abattu.

Qui d'autre à part lui avait compris dans cette pièce ? Leroy, sans doute. Leroy le regardait.

— Il faudrait que vous souteniez moralement votre collègue et confrère, madame le directeur…

— Je n'ai pas fait psychiatrie, monsieur le directeur. Mais nous allons voir ce que nous pouvons faire…

De Breuil ne releva pas. Il n'avait jamais été friand de ce genre d'humour. Que Langlet et Leroy s'y adonnent ne le surprenait pas. Question de milieu. Il en profita pour quitter la pièce en saluant de la tête. Il avait d'autres choses à faire.

~

Langlet craignait le pire. Deweare pouvait être redoutable.

Qu'il revienne comme cela n'était pas normal. C'était la démarche d'un type déterminé. D'un type prêt à se battre. Que s'était-il passé ? Quel était l'élément qui lui avait fait changer d'avis ? Quelque chose lui avait donné la volonté de lutter. Le pire des scénarios. Deweare pouvait être nuisible. Que pourrait-il faire ? Où était le danger ? Où se situait le risque ?

Kondarowski. Le seul risque était Kondarowski. Sans Kondarowski, Deweare pourrait toujours hurler qu'il n'avait pas utilisé de curare, cela passerait pour une piètre défense et jetterait définitivement la suspicion sur lui.

Langlet sortit d'une poche de sa veste le portable des tueurs. Il appuya sur le 1.

— Bonjour, je voulais avoir de vos nouvelles… Joyeux anniversaire !

Il raccrocha sous le regard haineux de Leroy.

Elle se demandait à qui était destiné ce coup de fil. « Joyeux anniversaire ! » Il téléphonait à quelqu'un, à une salope, pour lui souhaiter joyeux anniversaire. Jamais il ne l'avait fait pour elle, ni par téléphone, ni par lettre, jamais le moindre cadeau. C'était un petit minable qui ne perdait rien pour attendre.

Elle quitta le bureau sous le regard de Chastain qui venait de comprendre l'exacte nature de leurs relations.

~

Langlet ne s'était pas rendu compte de l'effet dévastateur de son coup de fil. Il avait cinq minutes pour rejoindre son bureau et recevoir l'appel qui allait lui donner le numéro qu'il devrait rappeler depuis une cabine. Il devrait soustraire 1, 2, 3, 4 aux quatre derniers chiffres du numéro qu'un des tueurs lui donnerait. 1, 2, 3, 4.

~

Elle le vit se diriger, rapport à la main, vers le restaurant du personnel. Que préparait-il ? La partie était perdue pour lui. Quoi qu'il fasse, c'était trop tard. Il n'aurait rien à arguer face aux analyses des prélèvements, rien. Il allait se jeter dans un combat inutile et perdu d'avance. Il allait s'y épuiser bêtement. Il allait y risquer... Cette simple idée la fit frémir. C'était stupide... Il allait peut-être y risquer sa vie.

~

Du curare ! De synthèse en plus ! Il n'en revenait pas. Il avait beau lire et relire les pages, il n'en revenait pas. Ce rapport était une véritable mise à mort. Aucun expert ne pourrait le défendre, tout était cohérent. Tout était vrai... Tout était vrai, sauf qu'il n'avait pas utilisé de curare dans l'anesthésie de Clerk. Il y avait complot. Monté par qui ? Pourquoi ?

Ses royalties. On voulait l'empêcher de toucher ses royalties. Monté par qui ? Lucien de Breuil ? Impossible... Était-il seulement au courant ? Parler à Lucien de Breuil. Quand bien même le croirait-il que cela ne changerait rien à ce rapport accusateur. Kondarowski, c'était Kondarowski qui s'était chargé des basses besognes. Kondarowski... Il termina son café d'un geste sec et s'en retourna.

~

Leroy lui barrait le chemin, il fit un pas de côté pour l'éviter.

— Tu es là.

Sa voix était douce, elle collait parfaitement à sa tenue de première communiante.

— J'ai l'impression que tu m'en veux...

Il ralentit.

— Mais pas du tout.

Elle le retint par la manche. Il se retourna.

— Excuse-moi, il faut que je vérifie quelque chose.

Il se dégagea de sa pression et fit quelques pas à reculons.

— Dis-moi, t'es une vraie vamp comme ça ! Ça te va bien...

Son visage s'obscurcit, elle se rapprocha de lui et sa voix devint grave.

— Qu'est-ce que tu racontes ? Où vas-tu ? Ça te fait chier, hein, tu veux foutre ta merde ?

Il ne lui répondit pas et prit la direction des ascenseurs. Il trouverait Kondarowski.

— Nous serons là dans cinq minutes... Dernier sous-sol, salle de vivisection. Entendu. Soyez dans le hall d'entrée, près des ascenseurs et ayez la photo avec vous, nous nous occuperons du reste. Dans cinq minutes...

Langlet raccrocha l'appareil d'une cabine du hall d'entrée de la clinique. Il n'avait plus qu'à attendre. La photo de Kondarowski était déjà dans une enveloppe. Il y aurait bien ajouté celle de Deweare, mais le ministre avait été formel, on ne touchait pas physiquement à Deweare !

Kondarowski rêvait. La salle de vivisection lui faisait face avec ses blocs et ses deux issues, la principale avec sas à double porte, par où les corps transitaient, et la petite, donnant sur le couloir de service. Il aimait cet endroit pour ces portes. Elles étaient lourdes, à hublots, comme dans un cargo.

Il regardait le contenu du tiroir. Les sachets de cocaïne étaient là. Il ne lui restait plus qu'à recoudre le corps de Clerk. Il en aurait pour quinze minutes maxi. Il regagnerait son bureau de consultations. Son dernier patient viendrait avec une sacoche identique à la sienne. Il la regarda, elle était au pied du bureau. Prête à accueillir les sachets.

Deweare ne savait pas pourquoi il y avait un sas. Il fallait attendre que la première double porte se referme avant de pouvoir ouvrir la seconde. Il en profita pour regarder à travers le hublot. Kondarowski était là. Dans le petit bureau du fond. Il regardait l'intérieur d'un tiroir. La première double porte venait de se fermer. Il appuya sur le bouton d'ouverture de la seconde.

Il leva la tête tout en repoussant le tiroir. Il n'avait pas le temps de tourner la clé. Le voyant lumineux du sas annonçait une visite. Il reconnut le visiteur. Il s'était pourtant psychologiquement préparé à une telle confrontation. Il eut l'impression que son sang s'était vidé de son corps. Il entendait les battements de son cœur. Il eut beaucoup de mal à se lever.

Langlet avait été précis : pour toute observation, que Deweare s'adresse à la direction administrative.

Il retrouva son sourire, et c'est déterminé qu'il alla à sa rencontre. Ils s'arrêtèrent tous deux à côté du cadavre de Clerk. Un plateau contenait le nécessaire de chirurgien : bistouri, ciseaux, écarteurs, fil, agrafes, gants.

— Tu fumeras celle-là dans dix minutes, il faut que tu attendes dix minutes… Un aigle et de la neige…

— Qu'est-ce que cela signifie ?

— Que ton cœur est pur et que tu as retrouvé la raison… Mais il faut que tu te reposes encore un peu. Attends dix minutes, fume cette cigarette et après tu pourras retourner à ton travail.

Toute souffrance avait disparu. Elle ne pensait même pas à lui. Elle l'imagina avec cette fille, cela ne lui fit rien. Cela ne lui fit rien.

— Comment tu t'appelles ?
— Désiré. Et toi, ma gazelle ?
— Delphine.
— Qu'est-ce que tu m'as fait ?
— Rien, je t'ai fait boire une potion magique.
— Une potion magique ?
Désiré se mit à rire.
— Oui, comme dans *Astérix*. C'est pour cela que tu as pu affronter les mauvais esprits qui te dominaient.
— Les mauvais esprits ?...
— Tu aurais pu mourir, ou souffrir de longues années si tu ne les avais pas affrontés.
— Mourir ?...
— Tu ne te souviens pas ?
— Si, ce matin, cette nuit, mais j'ai l'impression que c'était il y a dix ans. Ou plutôt que ce n'était pas moi. Je souffrais, je ne dormais pas, je pleurais, je vomissais...
— C'est comme cela que je t'ai trouvée ce matin dans les toilettes où tu vas fumer en cachette.
— La potion ?
— Oh ! Tu sais, c'est une médecine de Noirs. De chez mes ancêtres en Afrique. De Noirs. Enfin, il n'y a plus beaucoup de Noirs qui aiment cette médecine...
— Une médecine ?
— Une médecine pour chasser définitivement les mauvais esprits, une médecine pour les affronter sans peur...
— Et ces cigarettes ?
— Tu n'en parles à personne. Tu me le jures ? À personne, hein, je ne veux pas d'ennuis...
— À personne...
— C'est des herbes, pour te détendre, pour que ton corps se détende, pour qu'il soit en harmonie avec ton esprit...
— De la drogue ?
— Les Blancs disent ça...
— Mais je ne t'ai jamais vu fumer...
— C'est mon neveu, Charles. Je peux te le présenter si tu veux. Il est jeune, beau et intelligent. Il aime les femmes...
— Tu veux le marier ?

— Mais non. mais c'est important qu'une femme connaisse un homme jeune et beau… C'est important, le lit, à ton âge…

Pour la première fois depuis de nombreux jours, Delphine sourit.

— Il me faut un peu de repos. Mais remercie ton neveu.

— Il faut que je te laisse, je dois terminer de balayer ce niveau. Je ne referme pas la porte à clé derrière moi. Dès que tu as fini ta deuxième cigarette, tu attends cinq minutes et tu peux retourner à ton travail. Je ne suis pas allé dire à ton chef que tu étais malade, il m'aurait demandé trop d'explications. Il faudra que tu penses à une excuse.

Désiré prit son seau, sa pelle et son balai. Il y avait le couloir en angle et puis la salle de vivisection qui lui faisaient face. Machinalement, il reprit consciencieusement son travail et balaya, sans oublier les coins. Désiré le grand sorcier Noir était redevenu un technicien de surface.

— Tiens, je m'occupe de ta cliente…

Deweare leva le rapport en l'air et fit un pas menaçant.

— C'est de toi, ça ?

Il bouscula Kondarowski et entra dans son bureau.

— C'est de toi, cette merde ?

Kondarowski se précipita à sa suite. Il fit tomber une cassette vidéo. Deweare donna un coup de pied, elle alla se glisser sous l'armoire, près du bloc. Il se trouvait face aux tiroirs, Kondarowski comprit le danger et fit un bond. Deweare le retint avec sa main gauche. Avec la droite, il ouvrit le tiroir.

— Mais qu'est-ce que tu cherches ? Qu'est-ce que tu cherches ? Tu dois t'adresser à la direction administrative, pas à moi…

Kondarowski bougeait comme un diable, il poussait de toutes ses forces. Deweare avait un mal fou à le retenir. Son rapport tomba à terre.

Il poussa Kondarowski qui recula de deux mètres, mais c'était pour mieux prendre son élan. À l'aveugle il glissa sa main droite dans le tiroir et sentit des sachets en plastique. Il en saisit une dizaine. Kondarowski chargeait comme un taureau, il se redressa à temps pour l'éviter.

Il reconnut immédiatement la cocaïne grise. Kondarowski se trouvait derrière lui. Deweare en profita pour retourner dans la salle de vivisection. Il s'approcha du lavabo, ouvrit un robinet.

Kondarowski comprit. Il prit le dossier qu'il avait préparé pour le procureur, en sortit le simple rapport d'autopsie et d'analyses des prélèvements.

— Y en a pour combien ? Cinq, six cent mille ? Dis-moi, c'est ta prime ?

Kondarowski arriva à saisir la main droite de Deweare.

~

Désiré vit comme un jeu d'ombres à travers la vitre du hublot donnant dans la salle de vivisection. Il s'en approcha.

~

Deweare pivota et réussit à tenir à bonne distance Kondarowski. Il approcha les sachets du filet d'eau. Kondarowski cessa de bouger. Il arriva à reprendre son calme.

— Arrête tes conneries ! Parlons...

Deweare réussit à crever un sachet, il l'approcha du filet d'eau...

— Arrête, j'avais pas le choix... Arrête !

Sa voix avait changé. Deweare continua.

Kondarowski se dirigea vers son bureau.

— Arrête, je vais te donner le vrai rapport, arrête !

Il revint en courant.

— Tiens, le voilà ! Arrête, maintenant...

Deweare le prit avec sa main droite et leva sa main gauche.

Kondarowski s'approcha du robinet qu'il réussit à fermer. Le filet d'eau cessa de couler. Deweare alla directement à la dernière page. Il ne lui fallut pas plus de dix secondes pour lire les vingt lignes de conclusion.

Il jeta le rapport sur le plateau à instruments et se rapprocha du lavabo. Il ouvrit le robinet, l'eau jaillit à grands flots.

Kondarowski crut devenir fou.

— Mais qu'est-ce que tu fais ?

— Qui ?

— Mais tu as ce que tu voulais... Arrête !

Deweare avait laissé tomber le sachet déchiré sous le filet d'eau. La cocaïne rejoignait le tout-à-l'égout. Kondarowski était atterré. Il se recula et se tut. Deweare écarta sa main du filet d'eau.

— Qui ?

Ni Deweare, ni Kondarowski n'avaient vu le voyant de la porte du sas s'allumer. Ni l'un ni l'autre n'avaient remarqué le caméscope et le magnéto qui s'étaient enclenchés automatiquement. Ni l'un ni l'autre ne soupçonnaient qu'un vieux balayeur noir était le nez au hublot de la porte de service. Ils étaient les acteurs d'une pièce regardée par deux spectateurs. Ils croyaient jouer pour eux-mêmes, ils avaient un public.

18

JOHN ÉTAIT EN COUVERTURE DANS LE COULOIR. Il avait bloqué l'accès par les ascenseurs et par l'escalier menant du premier au dernier sous-sol ainsi que toutes les issues de l'aile nord. Il ne fallait pas que James soit surpris. L'escalier de service de l'aile sud restait libre pour permettre la fuite de celui qu'ils ne devaient ni tuer ni blesser.

James ne comprenait pas l'utilité du sas. Les premières doubles portes se refermaient doucement. Il allait pouvoir observer les lieux et intervenir au moment opportun. Il sortit son flingue.

~

— Qui ?

Deweare avait reprit son attitude menaçante et rapprochait les derniers sachets du jet d'eau. Kondarowski était abattu.

— Tu veux ma peau ? Ils vont me descendre... Arrête, avec ce rapport ils ne peuvent plus rien contre toi.

Kondarowski recula, s'appuya sur le bloc où reposait le corps de Clerk dont le bras gauche se mit à pendre vers le sol. Il était tétanisé. Une nouvelle fois, sa vie, son destin, était entre les mains d'un autre. Pourquoi avait-il traîné ? Si Deweare bousillait ses sachets de coke, tous ses plans tombaient à l'eau... S'il lui donnait des noms, c'était un homme mort, s'il ne l'était pas déjà...

— Qui ?

— Ils vont me tuer...

Kondarowski laissait parler l'enfant encore en lui. L'effet fut immédiat. Deweare quitta le lavabo et s'avança vers lui, presque compréhensif.

— Et elle ? Ça t'est égal ?

Il montrait le corps de Clerk.

— Mais elle, je n'y suis pour rien. Je ne suis au courant de rien dans cette histoire. Je n'ai tué personne…

— Qui, et pourquoi ?

~

James avait le doigt appuyé sur le bouton d'ouverture de la porte intérieure. Pour l'instant, cela ne servait à rien. Les deux mecs étaient dans la même trajectoire et trop proche l'un de l'autre, il risquait de les tuer tous les deux. Ce qui serait une faute professionnelle grave, on respecte le contrat. Il avait arrêté son plan. Dès qu'ils ne seraient plus dans le même axe, il appuierait sur le bouton d'ouverture. Dès que la porte s'ouvrirait, il la bloquerait avec son pied, resterait dans le sas et alignerait le chirurgien. Il resterait à couvert, l'autre ne le verrait pas et aurait peur. Il arroserait autour pour le faire fuir.

Il enfila un bonnet et un masque de chirurgien. Lentement, il fit glisser ses doigts dans les gants.

~

Kondarowski reprenait confiance en lui. Tout n'était pas perdu. Pour qui se prenait ce prétentieux ?

— Tu te crois fort, la vedette…

Deweare n'en revenait pas, trente secondes plus tôt il avait affaire à un pauvre gosse réclamant sa mère… Là, c'était un morveux provocateur.

— Tu te croyais arrivé, hein ? Ils t'auront aussi…

Deweare se dégagea de Kondarowski et se retrouva les fesses collées au bras de Clerk et la main droite contre le plateau à instruments.

— Qui, vas-y, qui ? Qui va m'avoir ?

Deweare saisit le bistouri sur le plateau à instruments. Il le leva en l'air et le pointa comme une arme en direction de Kondarowski.

— C'est moi qui vais te tuer, si tu ne dis rien…

Kondarowski éclata de rire. D'imaginer Deweare l'assassiner avec un bistouri le rendait hilare. Son hilarité laissa vite la place à la colère. Ce prétentieux de Deweare allait réellement tout faire foirer.

— Pauvre con, tu te crois plus fort… Tu te crois encore le plus fort… Pauvre mec !

~

Il était en protection d'une réunion du Skulland Bones à Yale. Le club le plus secret et le plus puissant du monde. On y trouve Georges Bush. Bill Clinton aussi sans doute. Ils y étaient peut-être ce soir-là. Personne ne connaissait la liste exacte des participants. Le bâtiment bénéficie de la protection des meilleurs systèmes électroniques, les cheminées et les sorties d'égouts sont grillagées. Le type franchissait le mur d'enceinte, personne ne l'avait signalé, l'électronique était défaillante. Les ordres étaient stricts : personne ne devait pénétrer dans l'enceinte du bâtiment. Il se jouait là l'avenir du monde libre, l'influence des puissants sur on ne sait quelle partie. Son micro ne marchait pas. Trois fois il demanda des ordres, aucune réponse. Le type était maintenant sur High Street, pas de réponse. Un tir suffit, il s'écroula, mort. C'était un étudiant qui avait voulu réaliser un exploit. L'affaire fut étouffée. Mais lui fut tenu responsable d'une grave bavure. On ne descend pas un étudiant de Yale. Cela faisait cinq ans et jamais depuis il n'avait réutilisé ce flingue à rayon laser. Et jamais depuis il n'avait été sollicité pour des missions sur le territoire des États-Unis d'Amérique.

Kondarowski était maintenant en face de Deweare. Ils n'étaient plus dans le même axe. Il dressa son flingue, le visage de l'étudiant réapparut, il appuya sur le bouton d'ouverture de la porte, la bloqua en s'agenouillant et en collant son épaule contre.

~

— Déjà à la fac, t'étais comme ça, puant de vanité. Cette fois tu vas perdre, et c'est bien fait pour ta…

Il n'eut pas le temps de finir sa phrase. Une tache rouge apparut sur le front, une autre sur la poitrine, au niveau du sternum. Il s'écroula, Deweare eut le temps de le rattraper avant que son corps ne s'affaisse et ne tombe à même le sol. Kondarowski émit son dernier râle dans les bras de Deweare.

~

Des morceaux de plâtre tombaient du plafond. Il était à terre, il entendait des plocs, plocs. Le corps de Kondarowski eut une dernière convulsion. C'était pas du cinéma. Les plocs continuaient, du plâtre tombait du plafond. Il leva les yeux, le voyant rouge de la caméra signifiait que la scène était filmée. Une balle fit tomber la caméra à terre, de l'autre côté du bloc. Le boîtier s'ouvrit, la cassette s'en échappa et alla se glisser sous l'armoire. Il ne pouvait s'empêcher de regarder le cadavre de Kondarowski. Il était assis, adossé contre le bloc, le bras de Clerk lui pendait sur l'épaule. Le rapport, le vrai, celui qui l'innocentait, était à un mètre de ses pieds, à côté des sachets de cocaïne.

~

Désiré avait le front collé au hublot. Il avait failli entrer dans la pièce lorsque Deweare avait levé le bras en l'air avec un bistouri. Mais c'était une affaire de Blancs, et le docteur Deweare avait été sympathique avec lui. S'il levait le bras en l'air, c'est qu'il avait raison, l'autre le méritait forcément. Il se penchait au maximum pour voir d'où pouvaient venir les coups de feu dont il n'entendait pas le bruit, il pensa aux films où les gentils ont quelquefois besoin de tuer les méchants. Il était tétanisé, accroché à la porte qu'il maintenait fermée pour empêcher le danger de le rattraper.

~

Deweare tenta d'amener à lui le rapport avec son pied gauche. Il vit une tache rouge sur sa chaussure, il bougea le pied, l'impact eut lieu, la balle ricocha sur le sol et alla se loger dans le mur. Une microseconde de plus et son pied était touché. Le tueur utilisait un flingue à visée laser. Le rapport.

Juan, Elaine, l'argent. Il lui fallait ce rapport. Kondarowski mort, rien, plus rien ne serait possible sans ce rapport.

Il regarda la petite porte de service dans le prolongement du deuxième bloc. Si elle était fermée à clé, il pourrait essayer de l'enfoncer. Le rapport. La porte. Il essaya de tendre à nouveau son pied, fit un simple mouvement d'approche et retira sa jambe. L'impact fut immédiat, le tireur savait viser et avait du réflexe. Il n'arriverait jamais au rapport avec son pied, jamais, à moins d'être blessé et immobilisé...

Il n'arriverait jamais. Il regarda à nouveau la porte de service et crut voir une ombre derrière le hublot. Il n'aurait que trois pas à faire, abrité par le deuxième bloc, c'était sans danger. Il regarda le corps de Kondarowski, le sang avait cessé de couler. Il bougea le bras de Clerk qui le gênait. Il était raide. Il regarda le plateau à instruments où il avait remis instinctivement le bistouri. Le bras de Clerk, raide. Le bistouri. Que foutait le tireur, pourquoi restait-il en retrait ? Il pensait peut-être avoir affaire à quelqu'un d'armé. Combien de temps lui faudrait-il pour se rendre compte que ce n'était pas le cas. Peu...

~

« Le fait suggère l'idée, l'idée dirige l'expérience, l'expérience juge l'idée[70]... » Le bistouri. Il le saisit dans sa main droite. Il se souvint de ses cours d'anatomie et de ses premières vivisections. Il lui fallait combien ? Quinze, vingt centimètres. L'avant-bras suffirait. Le bistouri entra dans la chair. Il fallait qu'il sépare les deux os et qu'il coupe les nerfs sans casser le bistouri. Il devait passer derrière le coude pour arriver à la dépression antécubitale. L'avant-bras se détacha, seul un nerf le retenait au bras. Il enfonça le bistouri entre l'épiderme et la chair. Il ne lui restait plus qu'à se retourner sans s'offrir en cible au tueur. A l'aide de l'avant-bras, il amena le rapport à lui. L'impact eut lieu en bout de course, Deweare ne lâcha pas. Il ne mit pas une seconde pour être en position du cent mètres. Il était essoufflé et en sueur. Il n'en mettrait pas deux pour atteindre la porte. Plus s'il fallait la défoncer.

~

Désiré relâcha la pression. Il savait désosser les poulets et les lapins mais ne pensait pas qu'on s'y prenait de la même manière pour les humains. Il comprit que Deweare essayerait de sortir par cette porte lorsqu'il le vit se mettre en position de départ. Il essaya de l'ouvrir, elle était

---

[70] Bernard Claude (1813-1878), déjà cité. Physiologiste et philosophe français. Il découvrit la fonction glycogénique du foie, le rôle du pancréas dans la digestion des corps gras ; il étudia notamment le suc gastrique et l'action du curare. Son introduction à l'étude de la médecine expérimentale (1865) a pour credo : « Le fait suggère l'idée, l'idée dirige l'expérience, l'expérience juge l'idée. »

fermée à clé. Il prit son passe et tourna la clé dans la serrure. Il allait appuyer sur la clenche lorsque son instinct lui ordonna de se cacher. Si Deweare le voyait, il serait obligé de s'expliquer, et il ne le voulait pas. Faire demi-tour était impossible, même de dos Deweare le reconnaîtrait. Le placard à balais était là, suffisamment grand pour l'accueillir.

~

La porte s'ouvrit sans opposer de résistance. Deweare la referma aussitôt. En face de lui se trouvait un couloir avec un angle à quelques mètres. À sa droite une porte. Il regarda à travers le hublot, il avait une vue sur les deux blocs. Les sachets de cocaïne jonchaient le sol. Le cadavre de Kondarowski au pied du corps de Clerk auquel il manquait le bras gauche. Son souffle revenait.

~

Désiré, accroupi au fond du placard, s'accrochait à son balai. Cette journée serait à marquer d'un pierre blanche. Quand pourrait-il rentrer tranquillement chez lui ? C'était loin d'être fini, qu'allait-il se passer encore ? Il entendit le crissement de la clenche. Il ne manquait plus que cela. Un rai de lumière précéda l'ouverture de la porte. Seul la main de Deweare entra à l'intérieur. Elle cherchait à l'aveuglette l'interrupteur qui n'existait pas. Dans son mouvement elle heurta le manche à balai qu'il tenait. Il bloqua sa respiration. Cela ne finirait donc jamais.

~

Un simple placard. Au toucher du manche à balai, Deweare comprit qu'il ne s'agissait que d'un simple placard. Il prit dans sa main le rapport qu'il tenait entre les dents. Regarda de nouveau à travers le hublot. Rien n'avait bougé, ni les sachets de cocaïne, ni le corps de Kondarowski et ni celui de Clerk. Sa respiration redevenait normale, il allait pouvoir reprendre son chemin.

Il vit d'abord une masse surgir et reconnut immédiatement la tête d'un homme portant une coiffe et un masque de chirurgien. Son cœur repartit, il sursauta, lâcha ce qu'il tenait dans les mains et s'accrocha à la poignée de la porte. Le canon du flingue se colla sur le hublot juste face à sa tête. Il n'eut pas le temps de réagir. Il vit l'index droit du tueur tirer sur la gâchette, des gouttes de sueur perlaient sur son front, il plissa les yeux, comme si cela allait atténuer la douleur qu'allait provoquer la pénétration de la balle et des éclats de verre. L'index tira une deuxième fois sur la gâchette. Le canon fit plusieurs mouvement de haut en bas. Rien ne sortit. Le tueur bougea la tête de dépit et sembla lâcher une injure. Il poussa sur la porte pour l'ouvrir. Deweare se cramponna à la poignée.

~

La main de Deweare agrippa le manche de son balai. Par réflexe, Désiré le retint. La main de Deweare tira plus fort, Désiré lâcha et vit son balai sortir du placard.

~

Le tueur tirait de toute sa force sur la porte. Deweare réussit à la bloquer avec le balai. Le tueur leva son flingue en l'air et fit éjecter son chargeur. Il en présenta un nouveau dans le magasin. Deweare ramassa le bras de Clerk, le rapport, et courut vers le fond du couloir. Passé l'angle, il s'arrêta. Sur la gauche, une porte. En face de lui, la cage d'escalier menant au troisième sous-sol...

~

Désiré entendit les pas rapides de Deweare qui s'éloignait. Il attendit quelques minutes et sortit du placard. Son balai bloquait la porte de la salle de vivisection. Il regarda par le hublot. Le tueur se baissait pour ramasser des petits sachets en plastique. Il en laissa un sur le sol, en prit un autre, le déchira et répandit son contenu sur le corps du chirurgien. Ensuite, il se leva et se dirigea vers l'armoire, il se baissa pour retirer du dessous une cassette vidéo. Désiré se demandait s'il retirerait les deux. Non. Il se redressa, ouvrit l'armoire et en sortit un bocal. Un bocal que quelquefois Désiré nettoyait, celui sur lequel il était écrit en gros : Aldéhyde formique[71].

---

[71] Formol.

Il prit un paquet de seringues et se dirigea vers le corps qui était sur le premier bloc. En passant, il repoussa d'un coup de pied la tête de Kondarowski. Il posa le bocal entre les jambes du corps de la femme et sortit les seringues de leurs pochettes. Il remplit les seringues du liquide contenu dans le bocal et piqua le corps à différents endroits. Il jeta les seringues à terre et déversa le reste du bocal sur le corps de la femme. Désiré trembla. Le tueur venait vers lui. Il eut juste le temps de se baisser. Le tueur l'avait peut-être vu. Il avait une arme et avait tué.

Mais pourquoi était-il venu travailler ce matin ? La porte bougea un peu. Il essayait de l'ouvrir, la clenche était coincée par le balai. Le silence se fit. Désiré attendit encore quelques minutes, se redressa, regarda à travers le hublot, rien n'avait bougé, le tueur ne semblait plus être dans la salle.

Leblanc était à son bureau. Il avait convoqué Trang, le stagiaire. Il voulait qu'il reste près de lui, qu'il abandonne toute autre tâche. Il aurait besoin de quelqu'un pour la poursuite de son enquête dès qu'il se passerait quelque chose. Trang ne semblait pas de bonne humeur. Il voulait faire flic pour être investi d'une autorité supérieure à celle de ses concitoyens, et non pour être interrogé comme un vulgaire quidam par quatre malades de la DST qui ne l'avaient pas lâché pendant deux jours. Trang n'était pas content. Il n'était pas content mais il était respectueux de la hiérarchie. Il comptait en gravir rapidement tous les échelons, et alors, il ne supporterait pas la moindre marque de manque de respect. Il espérait que cet incident ne serait pas un frein à l'évolution de sa carrière, il voulait mettre les choses au point. Définitivement au point avec son patron.

— Donc patron…

Leblanc comprit à son air faussement souriant que Trang voulait régler des comptes. Il se leva et s'arrêta à vingt centimètres de lui.

— Un peu moins de familiarité, monsieur l'inspecteur stagiaire. Oublieriez-vous l'endroit où vous êtes et à qui vous vous adressez ? Vous êtes dans le bureau du directeur adjoint de la brigade criminelle de Paris. En France. Vous parlez au directeur adjoint de la brigade criminelle, monsieur l'inspecteur stagiaire.

Trang subit l'assaut de plein fouet. La rage lui monta à la tête, mais son sourire ne quitta pas sa face. Il avait quelque chose à dire, il le dirait.

— Monsieur le directeur adjoint...

— Voilà qui est mieux, mais les usages protocolaires exigent qu'on ne parle à son supérieur que lorsque qu'il vous y invite. Le directeur adjoint a droit au titre de directeur dans les échanges épistolaires ou oraux...

Trang ne se départit pas de son sourire. Il avait quelque chose à dire, il le dirait.

— Monsieur le directeur...

— Écoute, petit merdeux, tu sais comment on t'appellerait si tu te trouvais dans un autre bureau avec n'importe quel autre fonctionnaire de l'État français? Dis-moi merdeux, tu le sais?

Trang pâlit. Son sourire resta le même. Il baissa d'un ton.

— Mon...

— Ta gueule, niaquoué. Qu'est-ce qu'il veut la ramener, le jaune d'œuf? Y veut ma main sur la gueule?

Leblanc avait levé le bras. Il parlait d'une voix ferme et forte. Il voulait qu'il sache que tout l'étage entendait. Il voulait l'humilier.

~

Il lui avait parlé comme ceux de la DST. Les mêmes mots, les mêmes menaces. Trang comprit que le chemin vers le sommet serait plus long et plus difficile pour lui.

Deuxième dan de karaté, il n'aurait fait qu'une bouchée de Leblanc. Et il mettait par le même coup un terme définitif à sa carrière. Il serait rejeté par les siens qui n'aiment pas les vagues. Mais il avait quelque chose à dire, il le dirait.

— Monsieur...

L'absence de réaction de Leblanc le rendit muet. Il s'attendait à une nouvelle insulte, voire à être un peu bousculé, mais rien. Leblanc lui sourit et alla tranquillement fermer la porte. Il revint vers lui et lui tendit gentiment la main.

— Assieds-toi.

C'était la première fois que Leblanc le tutoyait, lui, Trang. Il allait la jouer paternaliste maintenant. Le bâton n'ayant donné aucun résultat, il essayerait la carotte. Il décida de s'asseoir, son sourire quitta sa face.

Leblanc s'assit à son tour. Il se pencha en arrière dans son fauteuil.

— Je peux te tutoyer ?

— Oui, monsieur le directeur.

— Tout ça, c'était du cinéma… Je t'ai joué ce numéro parce que je savais ce que tu avais dans la tête, et je pense que tu as tort. Tu te dis, Leblanc, c'est un enfoiré, un enculé…

— Monsieur le…

— Laisse-moi terminer. Tu te dis, Leblanc c'est un sale enculé. Il a essayé de m'utiliser pour je ne sais quelle opération et pour me faire porter le chapeau. Et en fait t'as envie de me faire la peau. Pas vrai ?

Trang ne sut quoi répondre. Sa face s'orna d'un nouveau sourire.

— Alors je te convoque et tu te dis, voilà, je vais lui régler son compte. Oh ! Tu voulais pas me faire la peau, tu tiens trop à ta carrière, mais tu vas me dire mes quatre vérités. Pas vrai ?

Trang gloussa légèrement.

— Et là, tu te serais trompé. Et quel est mon devoir lorsqu'un de mes hommes est sur le point de se tromper ? Mon devoir, c'est de lui parler et d'essayer de lui expliquer. Mais toi, t'arrives là avec tes certitudes, ton désir de vengeance, buté comme un âne et t'en oublies même à qui tu parles. Et tu en oublies même que n'importe qui d'autre que moi te saquerait et t'enverrait pour le restant de ta carrière à la circulation…

Trang pâlit et perdit son sourire. Leblanc était un type important dans la hiérarchie. Leblanc pouvait le casser. Et lui, il allait lui parler comme à un pauvre type sur lequel on peut s'asseoir… Il courba la tête en signe de soumission.

— Arrête tes rituels d'un autre âge, tu veux ? Je t'ai convoqué pour savoir comment tu allais. Pour te demander de bien vouloir m'excuser, je ne savais absolument pas que les investigations que je t'ai demandé de faire allaient déclencher un tel tollé. Je voulais te le dire. Je veux également te préciser que rien ne m'oblige à te présenter mes excuses, rien. Et enfin, sache également que j'ai été aussi emmerdé. Pas par les mêmes que toi, non, mais avec plus de risques que toi… Alors comment vas-tu ?

— Ça va, patron…

— Je suis vraiment désolé… Ils t'ont bousculé ?

— Pas grand-chose…

— Tu vois, tu découvres l'autre face de cet État. Il semblerait qu'on ait déterré un sacré lièvre…

Leblanc mit un doigt sur sa bouche et écrivit un mot sur un papier qu'il lui tendit. « Possibles écoutes, alors contente-toi de dire oui… On se retrouve dans dix minutes au Sarah Bernhardt[72] »

— Oui, patron.

— Une affaire simple en fait. Une affaire qui, si elle existe, ira aux stups.

— Oui.

Leblanc fit un geste de la tête et écrivit de nouveau sur un papier. « Pose-moi quand même des questions. »

— Mais patron, quelle affaire ?

— Il est possible que nous ayons affaire à un réseau international de trafiquants de drogue et de blanchiment d'argent…

— Et alors pourquoi la DST ?

— Parce qu'il se peut qu'un type important, important pour l'économie de notre pays, y soit mêlé… Je dis bien : il se peut…

— Oui, patron.

— Voilà, tu vois tout est de ma faute. Ainsi, si tu es d'accord et pour te remercier, je te prends avec moi sur ce coup.

— Oui, patron, c'est un honneur…

— Arrête tes salades…

Ils se levaient tous deux pour se rendre, chacun de son côté, place du Châtelet, lorsque Prenzi fit son entrée dans le bureau. Il avait brièvement frappé, ce qui était déjà un exploit, vu que dans tous les autres bureaux de la maison il ne frappait jamais.

En le voyant, Leblanc se dit que la chose s'était forcément produite… Plus vite qu'il ne le pensait… Il arriverait à éclaircir le mystère de la mort des deux assistantes de Kondarowski. Il en était maintenant persuadé.

— Il vient d'y avoir un meurtre à la clinique du Parc Orange…

— Une assistante de Kondarowski ?

— Pour une fois votre flair légendaire vous a trahi. Non, il ne s'agit pas d'une assistante de Kondarowski…

Leblanc resta dans l'expectative. Il avait voulu faire un trait d'humour, l'autre avait répondu sérieusement. Cela sentait le coup fourré…

— Il s'agit de Kondarowski lui-même…

---

72 Brasserie de la place du Châtelet.

Son cerveau se mit à travailler à la vitesse de la lumière. Ainsi Kondarowski était le suivant sur la liste. Après ses assistantes. Ça sent la tentative de chantage, d'extorsion, de pression… Langlet, Langlet savait forcément quelque chose…

— Vous vous demandez qui peut être le coupable, vous échafaudez déjà des hypothèses, allez, ne vous fatiguez pas. Cette affaire est simple, le coupable est connu, il s'agit d'un certain Deweare, anesthésiste de renom qui devait passer numéro 2 de Worldpharma.

Il sourit et se tourna vers Trang.

— Vous savez, ce labo qui vous intéressait tant, monsieur le stagiaire…

— J'enquêtais sur les ordres de votre adjoint, monsieur le directeur.

Prenzi prit un sourire encore plus ironique.

— Oui, bien sûr, vous n'avez fait que votre devoir…

Il se tourna vers Leblanc, toujours avec son sourire ironique.

— C'est cette multinationale dont le directeur financier se promenait du côté de la Bastille samedi soir, vous voyez ce que je veux dire ?

Leblanc reprit une pose protocolaire et se dressa en bon subordonné. Trang était aux anges. Il sentait la tension entre les deux hommes. Comment Leblanc allait-il jouer la partie en sa présence ? Leblanc était face à quelqu'un d'important, à un supérieur hiérarchique qui pouvait lui causer du tort. Pas la circulation, non, mais la retraite par exemple. Comment allait-il faire ?

— Parfaitement, monsieur le directeur…

— J'oubliais votre mémoire, votre satanée mémoire… Mais dites-moi, je pensais vous voir après votre rendez-vous d'après déjeuner…

— Je comptais bien venir vous saluer dans la journée, monsieur le directeur…

Ces deux-là se détestent, se disait Trang. Lequel croquera l'autre ? Il assistait à un combat terrible.

— La reconnaissance, Leblanc. La reconnaissance, c'est important, Leblanc…

Il l'appelait par son nom de famille devant un stagiaire et il lui faisait une leçon de morale. De quel rendez-vous parlait-il ?

— Vous citez là une grande valeur. Une valeur réservée aux gens de qualité et de confiance, monsieur le directeur…

Gonflé, Leblanc était gonflé mais ça ne pouvait que passer. Une valeur réservée aux gens de qualité et de confiance… Trang prenait une leçon, Leblanc lui montrait comment ne pas baisser sa culotte tout en ne prêtant pas le flanc. On ne pourrait jamais motiver une sanction sur une phrase pareille...

— Je n'ai jamais douté que vous en faisiez partie, Leblanc...

Piège redoutable. Il était si facile de rétorquer: « Ce qui n'est pas le cas de tous ceux qui sont ici... Ce qui n'est pas votre cas... » Et là, c'était l'engrenage qui menait forcément à la victoire du plus élevé en grade.

— La police a toujours été dirigée par des gens de qualité, monsieur le directeur...

— Eh oui, Leblanc. C'est bien que vous vous souveniez de cela. C'est probablement pour cela que vous prendrez peut-être ma place un jour...

— Cela m'honorerait monsieur le directeur, et je me rends compte à quel point il faudra alors que je redouble d'efforts pour être à votre hauteur. Pour que je sois un de vos dignes successeurs.

Quel coup! Trang aurait voulu prendre des notes...

— N'en faites pas trop quand même Leblanc, vous n'êtes toujours que mon adjoint.

~

Prenzi lui en voulait à mort. Leblanc n'était pas venu au rapport. Il n'avait même pas daigné lui téléphoner. Lorsque la secrétaire du directeur de cabinet l'avait appelé pour lui dire: « Ne quittez pas, je vous passe monsieur le directeur de cabinet de monsieur le ministre de l'Intérieur... », il s'était dit qu'il s'était fait un nouveau copain. Qu'il allait savoir, qu'il avait enfin intégré le cercle...

— Allô? Monsieur le directeur... Il avait prononcé ces mots avec un ton complice, du style « ça va, mon pote? » L'autre n'avait pas apprécié.

— Dites donc Prenzi, vous connaissez la Corrèze? Je suis en train de regarder le tableau des affectations, il y manque un directeur départemental de la sécurité publique. Un poste important, avec logement de fonction au commissariat de la préfecture, juste au-dessus des garages, ça vous dirait?

Prenzi avait pâli, ravalé sa salive sans arriver à sortir un son de sa bouche.

— Alors lorsque vous vous adresserez à moi, dorénavant, vous utiliserez un autre ton, c'est compris?

Il ne reconnut pas sa propre voix. Son accent avait disparu.

— Bien, monsieur…

L'autre le coupa.

— Il vient d'y avoir un meurtre à la clinique du Parc Orange. Un certain Kondarowski a été assassiné par un dénommé Deweare. Je viens d'en être informé par le ministre en personne. Vous envoyez sur place pour les premières constatations Leblanc, un bon élément, ce Leblanc. Il se peut que le suspect soit toujours sur les lieux. Il s'agit d'une clinique, propriété d'un ami du ministre, pour ce que j'en sais. Pas de fort Chabrol, pas d'évacuation. L'interpellation du suspect est secondaire. L'idéal serait qu'il puisse sortir de la clinique s'il y est toujours, et qu'ensuite on le recherche…

Prenzi se remettait, la pâleur faisait place au rouge vif, l'humiliation à la colère. Il retrouva son accent.

— Monsieur le directeur me suggère-t-il de laisser s'enfuir un suspect soupçonné de meurtre?

L'autre en resta muet.

— Parce que si c'est le cas, il me faut un ordre écrit de monsieur le directeur de la police judiciaire, monsieur le directeur de cabinet… Une telle audace le surprenait lui-même.

Il pâlit à nouveau, il avait envie de se foutre des baffes. Il venait de provoquer un des hommes les plus puissants de France. Un des hommes qui n'avait qu'un mot à dire pour lui faire beaucoup de tort… Il fallait qu'il se rattrape avant que l'autre ne décide de sa mise à mort.

— Prenzi, ça va pas être la Corrèze pour vous, mais la retraite, sans pension. Prenzi en avait des tremblements, il toussa… et lui coupa la parole.

— Vous comprenez, monsieur le directeur, qu'avec nos lignes sur écoute nous sommes obligés d'employer un ton protocolaire. On ne sait jamais quelle service est à l'autre bout, quel fonctionnaire a les écouteurs, à quel syndicat il appartient…

— Vos lignes sur écoute… Son ton avait changé. J'oubliais, monsieur le directeur de la brigade criminelle. Je vous disais donc, monsieur le directeur de la brigade criminelle, que l'ordre public commande de ne pas mettre en danger la vie des malades, il faut à tout prix éviter une prise d'otage ou l'assassinat d'un malade. Donc, donnez comme instructions à votre adjoint de s'occuper personnellement de cette affaire, qui nécessite un homme d'expérience et d'intelligence.

Vos fonctions vous interdisant d'aller sur le terrain, votre adjoint me paraît avoir toutes les qualités requises, monsieur le directeur de la brigade criminelle.

— Entendu, monsieur le directeur de cabinet... Il en sera fait selon vos instructions.

— Au fait, monsieur le directeur, je voulais personnellement vous informer que je vous avais inscrit sur le tableau des futurs titulaires de la légion d'honneur. J'espère avoir le plaisir de vous remettre moi-même cette distinction...

— Je suis très honoré, monsieur le directeur...

~

C'est fou de rage qu'il avait prit la direction du bureau de Leblanc, en regrettant de ne pas l'avoir fait descendre quelques heures plus tôt.

19

À GAUCHE, UNE PORTE. En face de lui, la cage d'escalier menant au troisième sous-sol qui devait regorger d'employés.

On avait tué Clerk pour l'éliminer. Certitude.

Pourquoi ? Mystère.

Pour ses royalties ? Qui que ce soit qui serait nommé à sa place les toucherait sans doute. Leroy ou un autre. Qui ? Qui le mènerait à pourquoi. Pourquoi était insaisissable, il ne pourrait que se perdre en conjectures hasardeuses. Pourquoi pouvait être multiple. Qui serait plus facile à identifier. Adossé au mur dans l'angle du couloir, il pencha légèrement la tête et regarda vers la salle de vivisection. La tête du tueur avait disparu du hublot. La porte du placard à balai s'ouvrit et le vieux balayeur noir en sortit. Que faisait-il là ?

On avait tué Clerk pour l'éliminer. Kondarowski venait de se faire descendre sous ses yeux alors qu'il allait lui révéler qui était derrière tout cela. La caméra avait tout enregistré, les gestes, les paroles. Le tueur devait avoir récupéré la bande vidéo. Un bon montage et il y aurait une preuve visuelle que c'était lui qui l'avait descendu.

Qui ? Un collègue jaloux, improbable. Ce serait à lui directement qu'on s'en serait pris, pas à Clerk, une patiente, ni à Kondarowski, un chirurgien qu'il ne fréquentait pas. Clerk et Kondarowski étaient morts. Pourquoi était-il toujours en vie ? Il reprenait lentement sa respiration. La route nord aurait sans doute été la bonne solution. Pourquoi était-il retourné chercher ce satané rapport ? On ne voulait pas de lui. Il n'avait qu'à partir. Juan, Elaine… Pour l'instant il y avait deux morts, Clerk et Kondarowski. Deux morts pour… Pourquoi ? Deux morts dans la clinique. L'inventeur du produit phare de Worldpharma mis en cause… Qui ? Langlet ?

Langlet était une pute, mais il n'était pas idiot. Il y avait plus simple que de tuer deux innocents. Il suffisait de le tuer, lui. Il s'épongea le front. Aucun bruit ne venait du couloir ni de la salle de vivisection. Il pencha à nouveau la tête. Le vieux balayeur noir avait récupéré son balai et il rentrerait dans la salle...

Que faisait ce type ? Il le lui aurait bien demandé.

Il avait le bras de Clerk, le rapport qui l'innocentait.

Aller voir de Breuil et tout lui expliquer ? Impossible tant qu'il ne saurait pas qui était derrière tout cela. Que pouvait-il prouver avec son rapport ? Rien, son auteur était mort. Il pouvait très bien l'avoir écrit lui-même. Tout était fait pour que la mort de Kondarowski lui soit mise sur le dos. Le vieux balayeur noir... Un témoin, c'est cela. Le vieux balayeur noir était le témoin oculaire de son forfait... Le bras de Clerk. Le bras de Clerk pouvait toujours être analysé, mais que révéleraient les analyses ? Le bras de Clerk pouvait toujours confirmer le rapport. Le rapport officiel s'appuie sur des résultats d'analyses. Elles avaient été truquées pour le mettre en cause. Un témoin était prévu pour l'accuser de meurtre. Sa respiration avait retrouvé son rythme normal, son cœur aussi.

La route nord ! Pourquoi ne s'était-il pas arrêté à la route nord... Juan, Elaine. Il avait soif, sa bouche était sèche, il fallait qu'il boive. Il n'avait pas faim. Une brûlure lui réveilla l'estomac, il se plia en deux. Il devait boire, qu'il prenne de l'hydroxyde d'aluminium et de magnésium et qu'il se repose un peu. Il fallait qu'il se repose, son corps était meurtri, son cerveau fatigué. Il fallait qu'il puisse souffler un peu. Qu'il se repose.

Le *jet lag* faisait son effet. Allison se sentait ailleurs. Elle avait du mal à se concentrer. Elle dormait et elle avait du mal à se concentrer. Elle n'avait jamais remarqué que son cerveau avait besoin de concentration en dormant. Elle passait d'états de veille à des phases de sommeil qu'elle ne différenciait pas. Elle était à Manhattan. À Brooklyn, Clinton Ave. Dans le Bronx, Arthur Ave, chez les ritals. Le dragon revenait. Luke apparaissait. Les Français de New Rochelle lui parlaient. Elle ne comprenait rien. Il se posa entre ses cuisses, elle disait non. Elle bougea la tête, il l'embrassa, elle serra les cuisses, il la pénétra, elle voulait hurler, hurler de plaisir. Le dragon revenait, elle était au sommet du World Trade Center. Elle avait six ans. Vas-y, oui viens. Il la retourna, elle offrit sa croupe, il la lécha. Elle regardait l'Empire State Building, elle avait la tête en arrière pour voir le sommet. Il lui pencha la tête en avant pour plaquer son buste contre l'arbre. Ses fesses étaient écartées, elle se caressait. Son anus était prêt, elle voulait qu'il vienne, qu'il entre, qu'il entre avec force. Il tournait sa verge sur ses fesses, le cercle rétrécissait, il allait la pénétrer, son anus le voulait.

Elle se redressa d'un seul coup. Elle ne savait plus où elle était.

C'est à la cinquième sonnerie qu'elle décrocha.

Elle n'écouta pas le standardiste du Concorde-Lafayette et appuya sur le contacteur du téléphone qu'elle posa sur la table de nuit. Elle pensait avoir ainsi coupé la communication et mis sa ligne en dérangement pour ne plus être dérangée.

Elle resta assise sur son lit et se passa la main droite sur sa toison mouillée. C'était la première fois qu'elle faisait un tel rêve. Qu'avait bien pu lui donner ce Luke ? Quel filtre avait-il mis dans ses moules ? Elle n'irait plus jamais dans un restaurant chinois. Elle écarta ses grandes lèvres, se caressa pour humidifier ses doigts. Elle remonta jusqu'à son clitoris et alla directement à son anus. Lentement, elle y en engagea un doigt. Son miel avait coulé jusque-là, elle le remua. Elle fit quelques allers-retours et engagea un deuxième.

~

Le standardiste n'en croyait pas ses oreilles. Cette nana prenait son pied. Toute seule. Personne n'avait demandé sa chambre et tous les clients qui étaient venus avaient demandé leurs clés. Cette nana était seule dans sa chambre et elle prenait son pied. Il se mit à bander et regretta de ne pas pouvoir la rejoindre. Il se serait bien branlé mais c'était impossible à moins de risquer la porte et les emmerdes. Il ne savait pas comment réajuster son sexe dans son pantalon. N'importe qui pouvait voir qu'il bandait. Il fallait qu'il arrive à redresser son sexe et à le mettre parallèle à sa fermeture éclair. Comment pouvait-il porter sa main à son pantalon sans que le concierge, la réceptionniste et la stagiaire qui était en face de lui ne le remarquent ?

Il croisa les jambes.

— Allô ?

— Oui…

— La ligne est occupée, monsieur. Souhaitez-vous laisser un message, rester en attente ou rappeler plus tard ?

— Je rappellerai.

— Bien, monsieur.

Sa jouissance fut immédiate. Son clitoris et son anus étaient enflammés. Des tas d'injures et de mots grossiers lui venaient au cerveau. Elle n'en revenait pas. Elle était trop excitée pour comprendre. Jamais elle n'avait imaginé que son anus pouvait lui procurer du plaisir. Elle rougit. Se redressa, haletante. Elle plia ses genoux et écarta ses cuisses. Elle ne pouvait même plus marcher de peur d'effleurer son clitoris qui avait besoin de retrouver une sensibilité normale. Elle regarda le combiné et rit. Avait-elle crié, avait-elle gémi ? Elle le saisit pour le reposer sur son socle. Instinctivement elle le porta à l'oreille, la ligne ne sonnait pas occupé.

— Allô ?

— Ici le standard, madame. Vous avez eu une communication mais votre correspondant vous rappellera.

— Il n'a pas laissé de message ?

— Non madame… Madame…

— Oui ?

— Tout va bien, madame ?

— Oui, pourquoi cette question ?

— Comme cela madame. J'étais en attente, j'ai entendu certains bruits et je me disais que vous aviez peut-être besoin d'aide…

— Besoin d'aide…

Allison sourit. Elle était encore tout excitée. Quelle tête pouvait avoir ce type ? Besoin d'aide…

— J'ai pu me débrouiller toute seule, moi, monsieur ! Mais je vous remercie pour votre proposition.

Il banda encore plus. Il avait des chaleurs et des vapeurs. Il n'osait plus regarder qui que ce soit. « J'ai pu me débrouiller toute seule, moi, monsieur ! Mais je vous remercie pour votre proposition. » La salope. Elle lui disait de faire comme elle… Il ne pouvait pas.

~

Elle s'allongea et se mit sur le ventre, passa ses bras sous l'oreiller. Son anus. Elle remuait légèrement son bassin. Se faire sodomiser... Dans certains États, comme le Texas, c'est une pratique sexuelle interdite... Des hommes et des femmes se retrouvaient en prison pour cela. Se faire sodomiser... Combien de temps resterait-elle à Paris ? Le coup de téléphone ne pouvait signifier qu'une chose, sa mission était finie et elle devait rentrer... Se faire sodomiser, il faudrait qu'elle y arrive. À New York il n'y a que les homosexuels, les catholiques et les juifs qui ont la réputation d'aimer ça. Son prochain amant serait catholique ou juif... Juif, elle préférait. Ils ont plus d'humour et sont plus intelligents. Juifs, ils ont le regard plus brillant et ne sont pas refoulés. Son prochain amant serait juif. Juif non religieux.

Elle ferma les yeux pour construire le corps de son futur amant. Elle savait où elle le trouverait. Il devrait être dominateur. Sexuellement dominateur.

Le téléphone sonna à nouveau. Elle laissa sonner trois fois. Une vieille habitude de célibataire vivant en studio.

— Allô ?

— Ici le standard, madame. J'ai une communication pour vous. Désirez-vous répondre ou préférez-vous que je mette en attente quelques instants ?

Ce type commençait à lui chauffer les oreilles avec son ironie déplacée.

— Je prends. Un peu moins de familiarité avec moi, s'il vous plaît. Je peux parler à la direction, vous savez.

Le standardiste eut de nouvelles vapeurs. Voilà qu'elle voulait se plaindre de lui maintenant. La vie était vraiment injuste. Cette nana était une vraie salope.

— Ne quittez pas, madame, je vous passe votre communication.

Il décida de rester en veille et d'écouter. Qui pouvait bien appeler une salope pareille.

— Allô ?

— Oui...

— Bonjour, alors quel temps à Paris ?

— Magnifique...

— Nous avons reçu vos clichés et nous sommes satisfaits. Nous tenions à vous féliciter.

— Je peux donc rentrer ?

— Oui, sans problème. Nous ne pouvons prendre en charge que votre billet en classe touriste. N'oubliez pas vos justificatifs de frais.

— Bien sûr. Je serai à Londres en soirée.

— Bonne journée et à demain.

— Au revoir…

Sa mission était terminée. Son patron ne voulait pas qu'elle prenne le Concorde. Elle devait passer par Londres. C'était une règle inviolable, on ne regagnait jamais les États-Unis directement. Il fallait toujours passer par un autre pays.

Elle se recoucha. Il lui restait quelques heures. Elle serait bien allée à Londres en train, avec ce train français qui va très vite. Mais c'était trop dangereux et elle ne serait pas contrôlée à la frontière comme dans un aéroport. Il fallait que son départ de France soit enregistré. Il fallait que son arrivée à Londres le soit aussi. Toujours ces règles de sécurité. Brouiller les pistes, il fallait brouiller les pistes.

Le serveur de la cafétéria du personnel administratif n'en croyait pas ses yeux. Un grand ponte venait de lui demander un café et il restait face à lui en attendant ! Cette cafétéria était faite pour le petit personnel, pas pour les grands pontes… Qu'est-ce que ça voulait dire ?

— Qu'est-ce qui vous prend ?

— Monsieur ?

— Je viens de vous demander un café et vous êtes là à me regarder sans rien faire… Vous avez une vision ?

Le service technique de radiologie se trouvait au premier sous-sol. Le personnel du service s'était aménagé un petit local à café, quelque fois à champagne et à whisky, dans une pièce en dessous, au deuxième sous-sol. Cette pièce était officiellement affectée au rangement des archives administratives du service, rapports d'interventions sur les machines, feuilles d'entretien de l'IRM[73] et du scanner. Ces archives devaient être conservées pendant cinq ans et elles n'avaient pas leur place au service comptabilité ni au service des achats. Un technicien affecté à l'entretien de l'IRM avait l'habitude d'y préparer le café pour ses collègues qui y venaient à tour de rôle du début au milieu de l'après-midi. Pour s'y rendre, il empruntait toujours l'escalier, l'ascenseur n'était pas sûr. Il ne tenait pas à rencontrer un administratif de la direction ou un agent de sécurité qui aurait pu lui poser des questions dérangeantes.

Les portes donnant accès à l'escalier était fermées à clé. Qui avait bien pu fermer ces portes ? Il se dirigea alors vers les ascenseurs et appuya sur le bouton d'appel dans le sens de la descente. Au bout de cinq minutes, il comprit qu'il y avait un problème.

~

— Allô, la sécurité…

— Le service de sécurité, monsieur. Bonjour, monsieur…

— Ici le service de radiologie, nous avons besoin de nous rendre dans notre local d'archives, au deuxième sous-sol, et tous les accès semblent condamnés. C'est normal ?

— Deuxième sous-sol… Qu'est-ce que vous voulez dire par condamné ?

— Les portes donnant sur les escaliers ne s'ouvrent pas et l'ascenseur ne vient pas lorsqu'on l'appelle. Nous sommes donc bloqués au premier sous-sol. Que faisons-nous si une urgence se présente en radiologie et que le scanner tombe en panne ? Et je ne vous parle pas de la possibilité d'incendie ou d'inondation…

— Oh, ça va, arrêtez un peu votre litanie ! Le ciel peut vous tomber sur la tête aussi. Vous me dites entre le premier et le deuxième sous-sol… Je n'ai rien sur mes écrans. Si c'est une farce…

— Jouez la un peu plus cool. Je suis pas le genre farceur moi, et d'abord, à qui ai-je affaire ?

— À qui ai-je affaire ? Je rêve. Vous avez affaire au chef du service sécurité. Et vous-même, qui êtes-vous ?

— Technicien scanner. C'est sérieux, je ne vous dérangerais pas pour rien.

---

[73] Imagerie par résonance magnétique.

— Ouais… On les connaît, les rigolos dans votre genre ! Donnez-moi votre numéro de poste, je vous rappelle après avoir vérifié votre identité.

— 627.

— Je vous rappelle.

Il raccrocha. Les agents du service de sécurité étaient tous d'anciens militaires. Même les pompiers. Le chef dirigeait son service comme une base commandos. Il donnait l'impression d'avoir la responsabilité de la sécurité du Pentagone. Il avait un physique de parachutiste et un regard à faire pleurer les enfants le soir de Noël. Il était suspicieux et voyait dans chaque personne qu'il croisait, au mieux, quelqu'un qui n'avait rien à faire là et qui avait abandonné son poste en laissant ses petits camarades sous le feu nourri de trois nids de mitrailleuses, au pire, à un agent d'une puissance ennemie qui méritait le peloton d'exécution avant même d'être jugé.

Son téléphone sonna.

— Monsieur Riquois, affecté à la maintenance du scanner ?

— Oui, c'est exact, monsieur…

— Alors reparlez-moi de votre problème. Et n'oubliez pas que j'ai votre dossier personnel sur mon écran. Vous êtes syndiqué, monsieur Riquois… Remarquez, les syndiqués sont des ennemis, mais des ennemis respectables. Nous ne sommes pas du même bord, monsieur Riquois. Sachez-le…

— Bon, écoutez, ne violez pas la liberté syndicale. Je ne suis pas sûr que ce soit bien légal que vous puissiez savoir que je suis syndiqué en regardant votre écran d'ordinateur…

— Qui vous dit que je le sais en regardant mon écran d'ordinateur, monsieur Riquois ? Vous êtes tous les mêmes, les rouges ! Vous instaurez des régimes sans droit et sans justice et vous invoquez la loi lorsque cela vous concerne…

Riquois n'osa pas l'interrompre. Il avait affaire au chef du service de sécurité. Ce mec pouvait lui faire des ennuis. Il valait mieux qu'il s'écrase, d'autant que s'il mettait les pieds dans le local des archives, cela allait faire du remue-ménage, ce type voudrait la peau du responsable.

— C'est facile de cracher dans la soupe ! Pourquoi vous n'allez pas en Chine ? C'est bien la Chine, vous boufferiez du riz matin, midi et soir. Y a pas de système juridique en Chine. Vous le saviez ça, monsieur Riquois ? On vous met une balle dans la peau après un procès sans avocat et sans défense… Ça vous plaît, ça, monsieur Riquois ? Et en plus ils envoient la facture de la balle à la famille ! Ça, c'est un régime politique, monsieur Riquois…

— Moi, je n'ai rien contre vous et je suis Français. Et si j'ai pu faire des erreurs dans ma jeunesse, j'ai près de quarante ans maintenant. Je suis de votre côté, moi…

— Un lâche en plus ! J'ai affaire à un lâche. Que faisait votre famille pendant la dernière guerre, monsieur Riquois ? Ne dénonçait-elle pas les gaullistes, les communistes et les juifs ? Et puis après, elle est allée applaudir de Gaulle, quinze jours après avoir fait la même chose pour Pétain ? Un lâche, vous n'êtes qu'un lâche, monsieur Riquois ! Bon, votre problème ?

— Dites, un peu de respect, s'il vous plaît, faudrait peut-être pas pousser trop loin…

— Votre problème, monsieur ?

— Il semblerait que les accès pour sortir du premier sous-sol soient condamnés.

— Je vais me déplacer personnellement avec deux de mes agents, monsieur Riquois. Personnellement, et on verra si vous ferez autant le malin.

— Un café. Tout de suite, monsieur.

Langlet s'adossa au comptoir et regarda l'escalier qui menait aux sous-sols et aux étages. Au premier étage se trouvait le service de sécurité. Dans deux minutes, il déclencherait l'alarme du troisième sous-sol. Il voulait être là lorsque la sécurité descendrait voir ce qui se passait. Il attendait que les deux tueurs réapparaissent. Ils avaient été précis. À la minute près.

Il écoutait le bruit de la tasse se poser sur le comptoir lorsqu'apparut l'un des deux tueurs, celui qui parlait le moins. Il regarda sa montre, cinq secondes d'avance… L'autre, le chef, n'était pas en vue.

Il prit sa tasse pour la porter à ses lèvres lorsque le chef de la sécurité fit son apparition. Il descendait l'escalier avec deux de ses hommes. Il arrivait au rez-de-chaussée.

L'autre tueur n'était pas remonté… Ils allaient se croiser. L'autre ne ferait pas de cadeau, il les descendrait tous les trois. Le premier s'était arrêté près d'un kiosque à journaux et observait. Il était en couverture. Il fallait à tout prix éviter le clash ! Il bondit vers le chef de la sécurité.

— Mangin !

— Monsieur le Directeur... Le chef de la sécurité s'arrêta et regarda Langlet en bombant le torse. Ses deux hommes s'arrêtèrent d'un seul pas.

— Dites-moi, ma secrétaire m'a dit que vous ne lui aviez pas remis les états de dépenses de fournitures de votre service.

— C'est possible, monsieur.

— Je profite de cette rencontre inopportune pour vous rappeler l'importance du respect des délais.

— Avant le quinze de chaque mois, bien monsieur...

Le tueur arrivait du premier sous-sol. Il faisait comme si de rien n'était. Il marchait comme s'il était tout à fait normal qu'il se trouve à cet endroit à cette heure-là. Le chef de la sécurité le regardait. Il allait l'interpeller. Langlet changea de ton.

— Qu'est-ce qui vous amène ici ?

— Un appel du service technique de la radiologie. Qui était ce type qui arrivait du premier sous-sol ? Il n'avait jamais vu cette tête là. Il savait qu'il avait affaire à un homme de l'ombre... L'appel de Riquois avait sans doute quelque chose à voir avec ce type. Ce type avait forcément quelque chose à voir avec un service secret militaire. Il ne regardait même pas Langlet et lui avait répondu en fixant l'arrivant. Il pensa au Mossad[74]...

— Monsieur le chef de la sécurité, je vous parle !

Langlet avait haussé le ton et s'était interposé entre lui et le tueur.

Le chef de la sécurité allait le bousculer lorsqu'il se souvint qu'il avait affaire à son supérieur hiérarchique. Il le regarda.

— Oui, monsieur. Un appel du service technique de la radiologique m'informant que tous les accès, par escalier ou par ascenseur étaient bloqués.

— Tiens donc ? Et vos tableaux d'alarme ? Que vous signale votre système de surveillance ?

— Rien, monsieur...

Il suivait l'autre du regard. Il s'évaporait dans l'immense hall d'entrée où se croisaient malades, personnels, visiteurs et fournisseurs... Il ne le retrouverait pas.

---

[74] Services secrets israéliens.

— C'est pourtant vous qui nous l'avez recommandé, ce système. Le système le plus sophistiqué, le plus sûr. Le plus cher, aussi...

— Oui, monsieur. C'est pour cela que je me déplace personnellement. C'est incompréhensible.

— Très bien, je vous accompagne. Avez-vous pensé à faire vérifier les accès par l'aile sud?

— Non, je pensais...

— Envoyez un de vos hommes là-bas. Qu'il vérifie simplement si les ascenseurs fonctionnent et si les portes des escaliers sont bloquées ou non.

Mangin se retourna. Un de ses hommes lui fit oui de la tête avant de prendre la direction de l'aile sud.

Langlet était content. Les deux tueurs étaient partis. Ils avaient déjà quitté les lieux. Ils n'avaient pas fait un carnage et son chef de la sécurité était toujours en vie.

Se reposer. Boire. Deweare trouva appui contre le mur. Une porte claqua. Il regarda en direction des escaliers. Des bruits de pas. On venait vers lui par les escaliers. Il regarda à nouveau la salle de vivisection, le Noir était à l'intérieur. Il se dirigea vers la porte qui se trouvait sur sa gauche, l'ouvrit, entra et referma derrière lui. Il bloqua la poignée pour que personne ne puisse entrer. Il colla une oreille contre la porte et entendit des bruits de pas qui s'éloignèrent. La porte des escaliers résonna dans le vide du couloir. La pièce était éclairée. Des containers bourrés de sacs occupaient toute une partie de la pièce. Il renifla une odeur étrange. Il posa le rapport et le bras de Clerk sur un sac. Sur sa droite, un lavabo.

Delphine Doridan était à la fin de sa deuxième « cigarette ». Son esprit était léger et détendu. Elle ne se reconnaissait pas. Elle pouvait penser à son ex sans éprouver la moindre douleur. Rien, sinon une vague gêne. Le sentiment honteux de s'être laissé duper. Elle rougit en revoyant ses larmes et sa souffrance. Souffrir pour ça... Comment avait-elle pu? Il faudrait qu'elle fasse un cadeau au balayeur. Que lui offrir? Elle lui en parlerait. Elle pourrait l'inviter dans un petit restaurant. Il faudrait qu'elle lui demande sa recette pour sa potion magique... Ça pouvait toujours servir. Elle pourrait lui proposer d'essayer d'en vendre. Elle pourrait quitter ce labo. Elle pourrait changer de boulot et reprendre ses études. Elle pourrait faire médecine. Vendre ces cigarettes. Elle ferait fortune. Elle ferait peut-être fortune. Ces cigarettes... C'était autre chose qu'elle risquait... Elle abandonna toute idée de faire fortune avec le vieil Antillais. Elle aimerait quand même bien connaître la recette. Son père passait souvent dans son esprit, elle se demandait pourquoi. Quant à sa mère, elle s'imaginait qu'elle était en train de tricoter. Elle entendit un bruit qui venait de l'entrée. Elle écouta le silence de cette pièce où elle se croyait seule. Il pouvait s'agir du vieux sorcier. Elle n'entendait que le battement de son cœur et avait l'impression que son cerveau était une immense tuyauterie. Elle reprit sa respiration et avala une nouvelle bouffée. Une des dernières. Elle entendit un bruit d'eau mais ne réagit pas immédiatement. Le bruit était arrivé aux oreilles mais pas encore au cerveau. C'est lorsqu'il s'arrêta qu'elle l'entendit. Elle bloqua à nouveau sa respiration. Quelqu'un bougeait un container, elle en était sûre. Elle se dirigea à pas de velours vers l'angle de la pièce. Elle garda sa cigarette dans la main droite pour pouvoir la laisser tomber à terre et l'écraser. Fumer était strictement interdit et cause de licenciement. Fumer des substances douteuses dont elle n'avait pas de mal à imaginer l'exacte nature était cause d'emprisonnement.

~

Deweare s'essuya les joues. L'eau lui faisait du bien mais il avait l'impression qu'il n'en boirait jamais assez. Il conservait chaque gorgée dans sa bouche pour humidifier toutes ses papilles gustatives. Cela ne suffisait pas, l'eau glissait. Son estomac était plein.

Il fallait qu'il se repose et qu'il réfléchisse. Il tira un container vers lui pour libérer un espace du côté du mur. Il pourrait toujours s'y réfugier et s'y cacher. Naturellement, en cas de fouille on le trouverait, mais s'il s'agissait d'une femme de ménage, il passerait inaperçu. Il prit un sac dans trois containers différents et les étendit à même le sol derrière le container qu'il avait tiré à lui. Il se confectionna une couche, reprit son rapport. Le bras de Clerk commençait à dégager une odeur de putréfaction.

Qui ? Où aller et que faire ?

Il fallait qu'il réussisse à faire analyser, sous son contrôle, des tissus de chair du bras de Clerk. Comment ? S'il quittait cette pièce, il prenait le risque de se faire prendre. La mort de Kondarowski devait déjà être signalée à la police. Le tueur ou son commanditaire avait tout intérêt à lui faire porter le chapeau le plus vite possible.

Que ferait la police ? Que ferait-il dans une telle circonstance ? Que ferait de Breuil ? Tout allait dépendre de sa réaction. Lucien de Breuil est un homme puissant. Il joue gros. Lucien de Breuil préviendrait le ministre de la Santé. Lucien de Breuil arriverait à convaincre. Il ne ferait pas évacuer la clinique. Il ne pouvait se permettre un tel scandale, il mettrait des années avant de s'en remettre. La clinique des plus puissants de ce pays, sans compter le continent africain. Non, Lucien de Breuil obligerait la police à agir avec discrétion. Il tiendrait aussi la presse, il y arriverait pendant au moins vingt-quatre heures. Vingt-quatre heures...

« Vous avez vingt-quatre heures pour prouver votre innocence... »

Vamp avait été prémonitoire. Il ne disposait de pas plus de seize heures. Après ce serait trop tard. Vamp...

Si ce n'était pas sa perte qu'on voulait, cela concernait l'Anoxydril. L'Anoxydril et Worldpharma. Et si Worldpharma était l'objet d'une tentative de déstabilisation à cause de sa découverte ? L'Anoxydril allait révolutionner le marché des anesthésiques. Des tas de firmes allaient perdre les millions que Worldpharma allait gagner... On essayait de l'atteindre lui pour nuire au lancement de l'Anoxydril, sa découverte... Il lui restait à peine seize heures. Il regarda le bras de Clerk, tira le bistouri. Il se colla dos à la porte, amena un container face à lui, posa le bras dessus.

Sa vie dépendait peut-être de ce bras.

20

RIQUOIS ÉTAIT DERRIÈRE LA PORTE DES ESCALIERS. Il n'avait pas très bien compris le « et on verra si vous ferez autant le malin ». Ou plutôt, il avait trop bien compris. Mangin, le chef du service de la sécurité, l'avait menacé. Une menace sur sa personne.

Il était seul et il ne voulait pas appeler à l'aide en radiologie. Le ridicule lui ferait plus de tort qu'un tabassage. Mais il était exclu qu'il se laisse tabasser sans rendre coup pour coup. Le chef de la sécurité pouvait avoir envie de se le faire avec deux de ses hommes, mais il ne resterait pas sans réagir. Il prit deux tournevis, en mit un dans chaque poche. Les tournevis sont des armes redoutables. Personne ne se méfie d'un technicien ayant un tournevis dans chaque poche, ça préserve l'effet de surprise. Il positionna en ordre de bataille deux extincteurs, le plus gros près de la porte des escaliers, derrière lui, le plus petit dans le local technique. Il les dégoupilla. Il remplit trois bidons d'eau bouillante qu'il laissa dans le local technique. Il posa une paire de lunettes étanches sur la table ainsi qu'un masque à oxygène à ventilation interne. Les deux bouteilles du chalumeau étaient pleines, il avait assez d'hydrogène et d'oxygène pour découper en petits morceaux la tour Eiffel. Il alluma la veilleuse.

Il avait arrêté la stratégie suivante : l'ennemi arriverait de front. La moindre attitude suspecte de sa part serait considérée comme une offensive. L'ennemi mènerait peut-être un premier assaut mais ne serait pas préparé à une réaction. La contre-offensive s'organiserait sur deux fronts avec un mouvement de fuite. Il utiliserait les extincteurs comme armes défensives. La première salve servirait à couvrir son mouvement jusqu'au local technique. Là s'organiserait le vrai combat.

Tactiquement, il considérait la petite porte du local comme un obstacle incontournable. L'ennemi ne pourrait pas engager toutes ses troupes en même temps, mais une à une. Comme lors du franchissement d'un col au milieu de deux montagnes.

À peine arrivé dans le local technique, il fermerait la porte à clé. L'ennemi serait humilié. Il ne lui faudrait pas plus d'une minute pour défoncer la porte. Le temps qu'il revête ses lunettes et son masque.

L'armement de l'ennemi devait être constitué de gaz lacrymogène et de *Mag-lights*, véritables matraques. Sans compter sa parfaite maîtrise de plusieurs sports de combat.

Une fois la porte défoncée, l'ennemi utiliserait les gaz lacrymogènes, du moins il essayerait. Le deuxième extincteur serait utilisé comme gaz aveuglant, le premier qui montrerait sa gueule dans l'embrasure de la porte aurait droit à une salve en plein dans les yeux, il se baisserait forcément, le deuxième aurait droit à la même chose. Le troisième resterait en retrait pour analyser la situation et réexaminer les forces en présence. Il disposerait de quelques secondes, deux minutes tout au plus.

Les deux premiers seraient aveuglés mais pas immobilisés. Il utiliserait les bidons d'eau bouillante comme arme d'arrêt. En fonction de leurs tenues, il les aspergerait d'eau bouillante, en priorité sur les cuisses, en deuxième choix sur les mains et en dernière extrémité sur le visage. Ils hurleraient, les cris feraient peut-être réfléchir leur chef qui sonnerait la retraite, ou qui négocierait une trêve.

Si ce n'était pas le cas, si en désespoir de cause, le chef de la sécurité se pointait, il ne lui resterait plus que le napalm, employé pour la première fois en Indochine par les troupes françaises. Le chalumeau ferait office de lance-flammes… Si une panne intervenait, si le chalumeau ne fonctionnait pas, il vendrait chèrement sa peau au tournevis.

~

Des bruits de pas résonnaient dans la cage d'escalier. Son cœur se mit à battre plus fort. De plus en plus fort, de plus en plus vite. Sa bouche devint sèche, il tenta plusieurs fois d'avaler la salive qu'il n'avait plus. Les bruits se rapprochaient. Ses aisselles étaient trempées. Il sentit des picotements à l'anus qui se mouillait. Son cerveau semblait paralysé. Son cœur battait de plus en plus fort, comme s'il voulait s'enfuir de la cage thoracique, comme s'il ne se sentait pas en sécurité en lui et qu'il voulait trouver refuge ailleurs. Un point douloureux apparut sur le côté. Les bruits se rapprochaient de plus en plus. Sa bouche était sèche, terriblement sèche. Les picotements s'étaient transformés en brûlures, ses muqueuses anales le faisaient souffrir. Son cœur allait exploser. Il battait si fort qu'il n'entendait même plus les bruits de pas. Il s'approcha de la porte et son regard se posa sur la clenche qui se mit à bouger.

Riquois ne sentit pas tout de suite que son sphincter anal venait totalement de se relâcher et qu'il laissait s'écouler le contenu, devenu liquide, de ses intestins. C'est lorsque le liquide coula le long de ses cuisses qu'il courut dans le local technique et ferma la porte à double tour. Il la bloqua avec les bouteilles du chalumeau, qui devaient peser plus de deux cents kilos. Il resta figé. Il sentit le liquide descendre le long de ses mollets, une tache brune commençait à s'étendre sur le sol. Son cœur ralentit, il s'efforça de contrôler sa respiration et enleva calmement ses chaussures et son pantalon avant de faire couler l'eau du robinet de l'unique évier du local technique. Il regarda l'heure. Aucun de ses collègues n'essayerait de venir avant une demi-heure.

Temps dont il disposait pour se nettoyer et pour négocier sa reddition, sans condition, avec ce tortionnaire de chef du service de sécurité.

Langlet laissa son chef de la sécurité passer en premier.

— Du fil de chirurgien…

Les portes étaient condamnées avec du fil de chirurgien utilisé pour recoudre les artères.

— Et je n'ai pas de couteau. Pourquoi avoir bloqué cette porte?

Le chef de la sécurité s'était interrogé à haute voix. Il formulait une réponse dans sa tête lorsque Langlet parla.

— Pour que personne ne la franchisse. Ne traînons pas ici, c'est ailleurs que quelque chose s'est passé…

Mangin, le chef de la sécurité, se retourna, l'agent qui l'accompagnait fit demi-tour. Mangin saisit sa VHF et donna des instructions à son QG pour que plusieurs agents se rendent aux niveaux moins un, moins deux, moins trois et moins quatre, afin de faire une ronde de routine et relever d'éventuelles anomalies. Qu'un agent, muni d'un couteau, libère de leurs liens les portes du local technique de la radiologie et qu'un autre se rende dans les locaux techniques des ascenseurs.

Langlet était impressionné par son sang-froid, sa rapidité d'analyse et de réaction. Ce mec avait effectué plusieurs stages chez les *Navy Seals*, les commandos américains les plus secrets et les plus redoutés au monde. Et où, contrairement à leurs homologues français, il fallait avoir un QI nettement supérieur à la moyenne.

~

— Nom de Dieu ! s'écria Mangin en saisissant à nouveau sa VHF.

— Qu'y a t-il ? demanda Langlet.

— Je préviens mes hommes de boucler discrètement le périmètre et je leur donne comme instructions de ne pas venir ici et d'empêcher par tous les moyens une intrusion. Seules les personnes que j'accréditerai pourront passer.

Kondarowski était étendu sur le sol. Sans vie. Si ce n'était les taches de sang qu'il portait sur sa blouse et sur son front, on aurait pu croire qu'il dormait. À côté de lui, posé sur une table, le cadavre d'une femme mutilée d'un bras et ouvert de partout… Langlet tourna de l'œil et alla vomir dans l'évier. Il n'en revenait pas. Il ne serait jamais un tueur.

Mangin alla vers la commande d'ouverture du sas et la bloqua. Plus personne ne pourrait pénétrer dans cette pièce dont il connaissait l'utilité. C'était lui qui assurait la sécurité des VIP qui venaient se faire greffer. Langlet n'était même pas au courant. Il ne répondait de ses fonctions qu'à Lucien de Breuil et, sans que ce dernier le sache, à ses anciens supérieurs du service Action de la DGSE qu'il avait connu au SAC[75]. Il regarda à travers le hublot de la porte de service. Il reconnut le technicien de surface Désiré de Hautefrance qui marchait dans le couloir de l'aile sud. Il était de dos, portait un seau et un balai.

[75] SAC, Service d'action civique. Organisation armée du gaullisme, composée entre autres de truands, de militaires, de policiers, de gendarmes et de magistrats. À l'origine de nombreux meurtres et hold-ups pour la plupart restés impunis. C'étaient les escadrons de la mort du gaullisme, très actifs en particulier pendant la guerre d'Algérie où ils n'hésitèrent pas à intervenir directement contre les membres de l'OAS ou du FLN. Le SAC fut dissous en 1981 suite à la tuerie d'Auriol. Il fut immédiatement reconstitué sous un autre sigle et est toujours actif.

— Convoquez technicien surface, aile sud, quatrième sous-sol. Faites-le patienter. Sa VHF grésillait.

— 322, OK pour convocation technicien surface. Il vous attendra dans votre bureau.

— Bien reçu, 322. Il ferma la porte à clé et tira le petit rideau qui obturait le hublot. Désiré de Hautefrance serait à l'isolement dans son bureau jusqu'à ce qu'il l'interroge. Il trouva une serviette éponge qu'il tendit à Langlet pour qu'il s'essuie.

— Je pense que monsieur le directeur devrait procéder à une fouille du bureau…

— Une fouille du bureau ?

— En fonction de vos instructions, il sera nécessaire de prévenir tôt ou tard la police. Lorsqu'elle sera là, ça grouillera de fouille-merde ici. Ils passeront tout au peigne fin… Êtes-vous sûr que ?…

Il montra du regard Kondarowski et lui indiqua de la main son bureau.

Les tueurs avaient fait du bon boulot. Il regarda Clerk. Pourquoi avait-elle un bras en moins ? C'était Deweare. Deweare qui avait emporté une preuve de son innocence. Il voulait se battre, se battre jusqu'au bout…

À peine avait-il bougé la souris que le texte apparut sur l'écran : « Monsieur le procureur de la République… » Il n'en revenait pas. Kondarowski allait le donner… Il avait rédigé un rapport innocentant Deweare qui possédait peut-être les preuves de son innocence.

Si Deweare était allé voir de Breuil en lui disant : « Voilà les preuves de mon innocence », son bip aurait sonné depuis longtemps.

Où était Deweare ? Et qu'avait-il exactement avec lui, à part l'avant-bras de Clerk ?

Mangin goûta la poudre qui était sur le sol.

— Cocaïne, dit-il. Langlet s'approcha.

— Que dites-vous ?

— Cocaïne, il s'agit de cocaïne.

Il montra à Langlet le sachet et la poudre répandue sur le sol.

Langlet était convaincu que Kondarowski avait décroché depuis longtemps. Il ne comprenait pas ce que cette cocaïne venait faire là.

Le caméscope était à terre, près de l'armoire. La cassette n'était plus à l'intérieur. Ils levèrent les yeux en même temps, un grésillement retentit, il venait d'un magnétophone placé dans le bureau.

— Il faut changer la bande audio.

— La bande audio ?

Langlet avait oublié que les interventions étaient aussi enregistrées sur des bandes audio. Il fallait, en cas de complication ou de différends avec les VIP qui passaient par là, pouvoir leur rappeler le service qui leur avait été rendu. C'était une suggestion de Lucien de Breuil. « Prenez toutes les précautions pour vous assurer de leur reconnaissance… » Et deux précautions valent mieux qu'une : au caméscope, il avait ajouté un magnétophone.

~

— Pouvez-vous repasser la bande, juste après le râle ?

Mangin se concentrait… Langlet rembobina légèrement la bande et remit le lecteur de cassette audio sur play. Mangin augmenta le volume. Les « plocs » se firent plus audibles.

— Il s'agit de coups de feux… Il l'a descendu avec une arme munie d'un silencieux.

— Que dites-vous ?

— Les bruits un peu étouffés que vous entendez au loin, ces espèces de « plocs », sont les bruits de tirs d'une arme munie d'un silencieux.

— D'une arme munie d'un silencieux…

— Affirmatif. Indiscutablement. Deweare a descendu Kondarowski. Deweare, un assassin. Mais dites-moi, on parlait de lui pour le Nobel…

— Deweare, un assassin ? C'est incroyable, impensable…

— De la cocaïne. Ils trafiquaient peut-être ensemble ?

— Deweare trafiquant de drogue avec Kondarowski ? Langlet était sincère. Ça va pas, la tête ! C'est impossible. Deweare a pété les plombs, certes, mais trafiquant de drogue, c'est impossible…

— Pété les plombs ?

— Il a commis une erreur en anesthésiant sa dernière patiente, celle à qui il manque un bras… Kondarowski a pratiqué l'autopsie et réalisé les analyses qui mettaient en cause Deweare.

— Il faut faire le ménage, monsieur le directeur…

Mangin était un homme pragmatique, il ne s'éternisait pas en tentatives d'explications et de compréhension d'événements passés. Langlet regarda le dossier qu'avait préparé Kondarowski. Il n'avait eu que ce qu'il méritait.

— Vous avez pensé à l'ordinateur ?

Mangin était un vrai pro. Il observait tout.

— Je m'en occupe.

— Je vérifie ses poches.

Langlet entra dans les fichiers de l'ordinateur. Il les effaçait un à un. Mangin se pointa à nouveau.

— Ce que vous faites là ne sert à rien.

— Comment cela ?

— Il reste une trace sur le disque dur de tous les fichiers. Même une fois effacés…

— Alors que faire ?

Il n'avait pas terminé sa phrase que Mangin sortit un trousseau de sa poche. Il devait y avoir une dizaine de clés. Il y avait aussi deux tournevis et une pince coupante. Tout cela en miniature. Il débrancha l'ordinateur. Enleva les vis qui maintenaient le caisson métallique de protection. Il sectionna trois fils, desserra plusieurs vis à l'intérieur et sortit un objet noir, épais comme un camembert et rond comme un CD. Il le tendit à Langlet.

— Débarrassez-vous-en dans une poubelle publique. Dans un autre arrondissement. Il ne faut pas qu'on vous trouve avec cela. Il prit l'ordinateur et le mit dans un coin de la pièce sans prendre la peine de remettre le caisson métallique. Il posa écran, clavier et souris à côté.

— Très bien.

Il retira du lecteur la cassette audio, la fit sauter dans sa main. C'était inespéré. Quoi que Deweare ait en sa possession, il ne pourrait jamais faire croire à qui que ce soit qu'il n'était pas l'assassin de Kondarowski. À qui que ce soit. Et s'il avait tué Kondarowski, cela ne pouvait être que dans l'espoir de faire disparaître les traces de son erreur. Qu'un scientifique de haut niveau pète les plombs, ça s'était déjà vu, et jamais cela n'avait remis en cause ses découvertes. Le lancement de l'Anoxydril ne serait pas compromis par la folie meurtrière de Deweare.

— Il me faut interroger le technicien de surface. Il est préférable que vous n'interveniez pas…

— C'est aussi mon avis.

— L'important, c'est ce qu'il a vu et ce qu'il est susceptible de raconter à la police…

— Il nous faut préparer une version cohérente de la découverte de tout ceci.

— La vérité est souvent suffisante. J'ai été contacté par un technicien scanner qui m'a informé que les portes de son niveau étaient bloquées et que l'ascenseur ne répondait pas à ses appels. J'ai décidé de faire une ronde de routine, je vous ai informé de ce fait et vous vous êtes joint à moi...

— Oui, la vérité est souvent suffisante pour tromper son monde...

Il fallait que les choses se calment. Rien de très grave n'était encore arrivé, mais il fallait que les choses se calment. Qu'un anesthésiste tue un chirurgien, cela passerait pour un crime passionnel. Que cet anesthésiste soit celui qui venait de mettre au point un anesthésique révolutionnaire apporterait du crédit à cette version. Les génies ont souvent le cerveau dérangé. Le conseil se réunissait le lendemain. Il fallait que l'affaire soit étouffée jusque-là ou qu'elle soit résolue. Il était exclu que la police investisse la clinique. Il était exclu que le moindre patient voit le moindre policier.

Il n'avait pas besoin d'agenda pour composer les numéros de téléphone importants. Il ouvrit le coffre mural et sortit le téléphone. La ligne n'avait aucune existence officielle. Personne n'en connaissait le numéro. Aucun policier, aucun juge d'instruction ne pourrait effectuer une écoute dessus. Même France-Telecom ne connaissait pas les numéros *Diamant.*

Après, il devrait téléphoner à Leroy d'une ligne non protégée.

Le coup de téléphone avait été bref: « Deweare vient d'assassiner Kondarowski en salle de vivisection. Je vous demande d'être très prudente et de venir me retrouver à Worldpharma. »

Lucien de Breuil lui avait dit cela sans émotion, sans état d'âme, il assurait et savait faire face à tous les problèmes avec le même calme. Que ce soit pour passer la commande de caisses de champagne ou pour annoncer un meurtre.

Il lui avait donné une information et un ordre. Elle s'assit et n'en croyait pas ses oreilles. Deweare n'était pas un assassin. Le jeu commençait à l'inquiéter. Kondarowski. Langlet n'était ni psychopathe ni sanguinaire. Kondarowski mort. Assassiné par Deweare ! Pourquoi tuer Kondarowski ?

Par vengeance si c'était Deweare. Pour éviter qu'il ne parle si ça venait de Langlet.

À qui le tour ? Elle devait être bien placée sur la liste. Langlet n'aurait jamais pu prendre une telle décision tout seul. Il n'était qu'un rouage. Un rouage important mais un rouage quand même. Il était peut-être sur la liste aussi.

Où était Deweare ? La police n'était apparemment pas encore arrivée. «...d'être très prudente... » L'aile sud. C'est là que donnait la petite porte de la salle de vivisection. Deweare n'était pas un assassin mais il avait changé. Son retour dans le bureau de Chastain était le signe de ce changement. Il était comme excité à la cafet'. Cela ne lui ressemblait pas. Tout cela lui avait peut-être dérangé le cerveau. Il fallait qu'elle sache. Il fallait qu'elle le voie. Si Kondarowski avait parlé. S'il n'avait pas supporté la vérité que Kondarowski lui avait peut-être révélée. Il ne s'arrêterait pas là. S'il avait décidé de se venger, là aussi elle devait être bien placée sur la liste.

D'où que vienne le coup, elle était exposée.

Si le coup venait de Deweare, il ne la lâcherait pas. Il terminerait sa vengeance avant de se faire prendre. Trop intelligent pour se faire coincer par des flics qui ont à peine le certificat d'études. Il descendrait Langlet d'abord, et ensuite... Elle ne voulait pas crever.

Si ça venait de Langlet, il fallait que Deweare soit son allié. S'il arrivait à prouver son innocence, Langlet ne pourrait rien contre elle.

Si le coup venait de Langlet, elle ne se mettrait à l'abri qu'en ayant Deweare dans la poche.

Elle ne serait pas numéro 2 de Worldpharma, mais elle serait en vie.

Il fallait qu'elle connaisse la nature de la partie en jeu.

Deweare lui permettrait soit de sauver sa peau, soit de garder sa place de numéro 2. Deweare, elle devait retrouver Deweare.

~

Elle avait demandé le moins quatre et l'ascenseur s'était arrêté au rez-de-chaussée. Il ne voulait pas aller aux niveaux inférieurs. Elle prit l'escalier mais ne put descendre que deux marches. Deux agents de la sécurité lui barrèrent le chemin.

— Visite de sécurité incendie, les niveaux inférieurs ne seront pas accessibles aujourd'hui…

— Mais, je souhaite…

— Désolés, madame, nous ne pouvons vous laisser passer.

— Bien.

Elle rebroussa chemin, alla à la cafet' et commanda un thé.

Par l'aile sud, il fallait qu'elle essaye de passer par l'aile sud. Il y avait le labo d'analyse, ils ne pouvaient pas bloquer toutes les issues. Elle pourrait descendre jusqu'au deuxième sous-sol. Là, elle aviserait. « Visite de sécurité incendie… » Elle pourrait toujours déclencher l'alarme.

~

Georgette aimait bien Delphine. Elle lui faisait penser à sa fille qu'elle ne voyait plus depuis qu'elle était mariée. Qu'elle ne soit pas là après la pause déjeuner l'inquiétait. Elle était allée voir plusieurs fois aux toilettes. Pas de trace de cigarette, ni de fumée. Elle avait essayé de la joindre au téléphone chez elle, ça ne répondait pas. Le chef de service était venu lui parler, il savait que c'était sa protégée. Elle lui avait dit qu'il avait intérêt à être humain. Que cette petite souffrait, qu'elle avait besoin d'aide. Qu'elle devrait être en maladie, qu'elle avait une haute idée de son travail pour y venir malgré son état. Il n'avait pas insisté. Ce qu'elle disait était vrai et s'il la saquait, c'était l'émeute.

~

Elle posa son sac sur sa chaise et fit demi-tour. Elle emprunta l'escalier. Elle n'était pas allée aux niveaux inférieurs. Elle savait que quelquefois Delphine s'y rendait pour être plus tranquille. Elle avait peut-être fait une bêtise. Dans sa tête, le mot bêtise signifiait suicide. Il était peut-être déjà trop tard.

~

— Comment ça, une visite incendie ?

— Oui, madame, l'accès est interdit pour la journée.

— L'accès est interdit ? Mais je veux aller aux toilettes, j'en ai rien à faire de votre visite incendie…

— Ce n'est pas possible, madame.

— Ce n'est pas possible ? Ah oui ? Vous allez appeler les CRS ? On va voir si c'est pas possible.

Leroy assistait à la scène.

Les deux agents de la sécurité se regardaient. La grosse bonne femme passa entre eux avant qu'ils n'aient pu dire ouf. Ils lui emboîtèrent le pas sans savoir comment l'intercepter. Elle descendit un étage. Ils étaient derrière et ne disaient rien.

— C'est pas la peine de me suivre. Les mecs comme vous, on les connaît. Des voyeurs...

Leroy suivit à bonne distance la troupe qui se dirigeait vers les toilettes du troisième niveau inférieur. La grosse bonne femme se retourna devant la porte des toilettes. Les deux agents de la sécurité lui firent face.

— On fait notre travail, madame...

— Ah ! Et votre travail c'est de suivre les femmes dans les toilettes ?

— Notre travail, c'est d'empêcher l'accès des niveaux inférieurs pendant la visite incendie.

— Incendie... Vous croyez peut-être que je vais mettre le feu... Je vais pisser, moi, monsieur !

Elle entra. Les deux agents la suivirent. Leroy ne chercha pas à connaître la suite des dialogues. Elle enleva ses hauts talons et descendit vers le quatrième sous-sol. Elle n'avait rien oublié.

Le carrelage était froid, elle risquait l'éternuement. Deux niveaux la séparaient maintenant des agents de la sécurité. Elle remit ses hauts talons. Ses pas résonnaient. Elle essaya de faire le moins de bruit possible. Deweare était rusé. Deweare était forcément resté dans la clinique. Il avait tout sur place. Qu'il soit animé par un désir de vengeance et de mort, ou par le souhait de prouver son innocence. Se venger, ceux qu'il devrait tuer étaient ici. Prouver son innocence, tout était sur place. Il était forcément passé par là. Il fallait qu'elle aille jusqu'à la salle de vivisection. Qu'elle s'imagine ce qui s'était passé.

Qu'elle s'imagine ce qui s'était passé dans sa tête, et là, elle saurait où le trouver.

Il regarda l'alliance. Il ne savait pas qu'elle était mariée. Elle ne devait pas l'être, un truc de mannequin pour avoir la paix. Le mieux était qu'il prélève un doigt. Le mieux était qu'il prélève les cinq doigts. Se poserait ensuite la question de leurs analyses. La question de leur conservation. Il fallait qu'il trouve un frigo. Un vrai frigo.

Il lui faudrait jouer à cache-cache. Jamais la clinique ne serait investie par la police, mais il y aurait des rondes, toutes les pièces seraient visitées. Le service de sécurité interviendrait. Il bloqua sa respiration. Des bruits de pas venaient du couloir. Des bruits de hauts talons. Une femme marchait dans le couloir.

~

Elle ne comprit pas tout de suite ce qu'elle voyait. Elle reconnut Deweare près de la porte d'entrée. Il semblait très affairé. Elle porta sa cigarette aux lèvres et aspira une bouffée. Que foutait-il là ? Qu'avait-il dans la main ? S'il la voyait, elle n'aurait plus qu'à chercher un autre job. Elle aspira une nouvelle bouffée. Ce qu'elle fumait lui faisait du bien. Qu'avait-il dans sa main ? Pourquoi un container devant lui ? Elle regarda. Le reflet de la lumière sur la lame fut l'étincelle qui lui fit tout voir et tout comprendre. Dans un mouvement de recul, elle aspira nerveusement plusieurs bouffées.

Deweare vit le mouvement d'une ombre. Il posa le bistouri – il n'avait pas fini de couper le pouce –, écarta doucement le container afin de ne pas faire de bruit, se leva et se dirigea vers le fond de la pièce qu'il n'avait pas fouillée en entrant. L'odeur lui rappelait quelque chose.

Ils sursautèrent en même temps. Elle ouvrit la bouche en grand pour aspirer l'air nécessaire à son futur cri. Ses poumons n'étaient gonflés qu'à moitié lorsqu'il porta sa main droite sur sa bouche et sa main gauche sur sa tête. Il se colla à elle. Elle n'eut pas le temps d'avoir peur. Sa voix calme la rassura instantanément. Il avait sa bouche contre son oreille. Il comprit. La mydriase[76] lui rappela l'odeur prononcée

---

[76] Mydriase : ouverture et dilatation de la pupille. La mydriase physiologique est la réaction de l'œil qui s'accommode à l'obscurité en augmentant la capacité des photons lumineux à atteindre la rétine. La mydriase peut également être provoquée par l'absorption, l'ingestion ou l'injection de vasoconstricteurs tels que l'atropine ou la cocaïne. Elle peut également être provoquée par une brusque montée d'adrénaline, à l'occasion d'une peur ou d'une angoisse soudaines. C'est en décelant une mydriase succédant à un myosis (fermeture de la pupille) que certains professeurs pervers reconnaissent les étudiants qui

de l'hamamélis[77] qui, pris en concentré, devient un vasoconstricteur. Elle était ailleurs. Il sentit l'odeur de la fumée sortir de sa bouche. C'est la première fois qu'il voyait quelqu'un fumer de l'hamamélis. Ses mains étaient froides, gelées. La vasoconstriction avait tellement diminué le calibre des vaisseaux sanguins, que ses extrémités n'étaient plus irriguées.

---

maîtrisent mal leurs sujets d'examens… Ce passage du myosis à la mydriase révélant la crainte de l'étudiant d'être interrogé sur tel ou tel sujet.

[77] Arbuste à feuilles caduques de la famille des hamamélidacées. L'écorce et les feuilles de *l'Hamamélis virginiana* d'Amérique du Nord sont employées comme antiseptique et vasoconstricteur veineux.

21

LE CRI SORTIT DE SA BOUCHE avant qu'il ait pu l'empêcher. Il augmenta la pression de sa main sur ses lèvres. Elle bougeait la tête avec force pour se dégager. Elle essayait de donner des coups de genoux. Elle lui donnait des coups de poings dans le dos. Il se colla complètement à elle. Elle essaya de lui tirer les cheveux. Il était surpris par tant de force. Elle essayait de le mordre, elle arriva à lui coincer le côté d'un doigt entre deux incisives. Il faillit hurler de douleur. Il réussit à retirer le doigt. Il plaqua sa tête contre la sienne et chuchota à son oreille. Le calme se fit.

— Arrêtez, n'ayez pas peur… Vous ne risquez rien, ce n'est pas ce que vous croyez, lui chuchota Deweare.

Il lâcha légèrement la pression qu'il exerçait de tout son corps.

— Je voulais justement vous voir. J'ai besoin de votre aide, il faut que vous analysiez des tissus et du sang…

Il voulait la rassurer du regard. Elle le fixa. Elle reprenait son souffle.

— N'ayez pas peur, j'ai besoin de vous. Ne criez pas…

Ses seins pointaient. C'est en le mordant qu'elle ressentit un frisson. Il la collait. Sa respiration saccadée amplifiait le désir qui montait en elle.

Ce type était un cinglé qui allait peut-être lui faire elle ne savait quoi, mais il la troublait. Elle avait envie qu'il continue de s'appuyer sur elle, elle voulait pouvoir lui dire non… non… oui… Elle bougea les genoux et frotta sa poitrine contre lui. Elle devait se dégager de son étreinte. Il ne fallait plus qu'il la touche. Elle lui fit oui du regard et de la tête. Il la lâcha complètement mais resta à trois centimètres de son corps.

Leroy arrivait dans l'angle du couloir qui menait à la salle de vivisection. Elle crut entendre un cri. Elle se retourna. Personne n'était derrière elle. Les agents de la sécurité devaient être au-dessus avec la grosse bonne femme. Ils étaient sans doute remontés d'un niveau. Elle fit demi-tour pour vérifier. À sa gauche, une porte qu'elle n'avait pas remarquée à l'aller. Ses talons résonnaient sur le carrelage. Elle ne pouvait pas marcher sur les mains. Si les agents de la sécurité étaient dans l'escalier, ils ne pouvaient que l'entendre. Elle arriva au début de l'escalier, tendit l'oreille. Aucun bruit ne venait. Elle s'en retourna vers le lieu du crime.

Ses pas résonnaient dans le silence du couloir.

Il posa ses mains sur ses épaules. Son désir redoublait.

— Je suis pris dans une drôle d'histoire. Je vais vous expliquer mais avant il faut que je vous réchauffe les extrémités. Vos mains et vos pieds ne sont plus irrigués, cela peut être dangereux.

Il lui frotta les mains et lui demanda de se déchausser afin qu'il puisse lui réchauffer les pieds. Il se souvenait du jour où il avait assisté à l'amputation des doigts et du pénis d'un mec qui s'était injecté de la cocaïne directement dans le sexe. Il avait bandé pendant des heures. Mais la vasoconstriction était telle que le sang n'irriguait plus les petits vaisseaux. Seule l'amputation avait pu le sauver de la gangrène.

— On va m'accuser d'un meurtre que je n'ai pas commis. Il s'agit d'une machination. Je vais vous donner un doigt à analyser, sang et tissus. Ces analyses prouveront mon innocence. Combien de temps vous faudra-t-il ? C'est très important pour moi. Faites-moi confiance…

Elle ne savait plus où elle était. Même sa voix l'excitait.

— Oui, oui… Un doigt, le sang, les tissus…

— Combien de temps ?

— Tout à l'heure…

Il regagna le container qui était contre la porte. Il saisit un des cinq doigts et le lui montra avant de le laisser en évidence. Elle ferma les yeux et se colla au mur.

Il enveloppa les quatre autres doigts dans une serviette. Il y plaça le bistouri, sa seule arme. Glissa le tout dans sa poche. Il prit un sac de linge sale et y mit l'avant-bras de Clerk. Il viendrait peut-être le rechercher plus tard. Il fallait qu'il mette au frais les quatre autres doigts. Qu'il puisse essayer de les faire analyser. Cette laborantine n'avait peut-être rien compris. Elle s'était peut-être camée avec d'autres substances. Il avait regardé à terre et n'avait pas remarqué de seringue. Ses avant-bras semblaient indemnes de toute piqûre. Elle était troublante. Il avait remarqué son corps. Elle semblait avoir de très jolis seins. Il avait d'autres choses à penser. Il mit le rapport sous son maillot. Tira le container et le rangea dans sa position initiale. Il retourna vers elle. Elle était assise à même le sol et remettait ses chaussures.

— Je serai ici ce soir vers 20 heures. Venez m'y retrouver...

— Oui, oui, vous retrouver...

— Votre numéro de poste ?

— Mon numéro de poste... Oui, oui...

— Donnez-moi votre numéro de poste, que je puisse vous appeler...

— Oui... Oui...

— Votre téléphone ?

— 228.

La porte était fermée à clé. Un rideau empêchait de regarder à travers le hublot. Elle était certaine qu'il avait quitté la salle par cette issue.

Une porte de placard à balais sur sa gauche. Elle l'ouvrit. Il n'y avait rien. Rien, excepté une blague à tabac avec de l'herbe et des écorces à l'intérieur. Deweare avait travaillé sur les effets vasoconstricteurs veineux de l'hamamélis, elle en reconnut les feuilles et les morceaux d'écorce. Elle reposa la blague à terre et referma la porte.

Il était là. Il ne devait pas quitter la clinique. Il le savait. Il avait marché, couru peut-être. Elle fit demi-tour.

La porte s'ouvrit précipitamment. Il était là, en face d'elle. Elle essaya de regarder derrière lui. Ce n'était pas un placard. Il s'approcha d'elle en refermant la porte.

— Tu es là, lui dit-elle sans s'entendre parler

— Qu'est-ce que tu dis ?

— Tu es là. Viens.

Elle sortit de sa poche un masque et une coiffe de chirurgien qu'elle lui tendit. Elle essayait d'ouvrir la porte. Il l'en empêcha.

Il n'avait pas l'air d'un tueur. Il était fatigué, mais son regard n'était pas celui d'un mec qui avait pété les plombs. Elle était sûre qu'il ne la tuerait pas. Elle était sûre qu'il n'avait pas tué Kondarowski. Elle était sûre et inquiète.

Si ce n'était pas Deweare qui avait descendu Kondarowski, c'était Langlet. Après Kondarowski, ce pouvait être elle. Il fallait qu'elle sauve sa peau. Deweare était là en face d'elle. Il ne laisserait pas tomber. Il prouverait son innocence. Elle devait l'avoir sous le coude. Rien n'était encore joué. Elle pouvait encore ne pas finir comme Kondarowski et toujours être nommée à sa place. Il fallait qu'elle essaie. Elle devait entrer dans la partie d'une autre manière.

Elle reprit son souffle et une partie de ses esprits. Elle lui tendit à nouveau le masque et la coiffe.

— Mets ça !

— Pourquoi ?

C'est sur l'air de : J'te sauve la peau et tu hésites à me serrer la main… qu'elle lui répondit.

— Je ne sais pas à quoi tu joues, ni ce que tu as fait… Elle baissa d'une octave. Mais tu es accusé d'avoir assassiné Kondarowski en salle de vivisection… C'est de Breuil en personne qui m'a prévenue. Il craint que tu t'en prennes à moi maintenant… Elle reprit son ton sec et outragé. Alors arrête tes conneries, tu veux. Tu vas mal. Tu disjonctes. Qu'est-ce que tu as fait ? Mais qu'est-ce que tu as fait ?

C'était lui maintenant qui se retrouvait avec des mains sur les épaules. Il tenait le masque et la coiffe et essayait de percer les secrets de son regard. Elle avait l'air sincère, terriblement sincère. Elle était belle. Terriblement belle. Il lui caressa le visage. Ses yeux se mouillaient de larmes.

Isabelle Leroy ne feignait pas. Elle décompressait. Elle avait envie de pleurer, non pas qu'elle fût émue, mais elle avait eu peur. Elle avait eu peur et elle allait peut-être devoir renoncer. Renoncer pour garder la vie sauve.

— Je n'ai rien fait…

— Mais alors qu'est-ce qui se passe, si tu n'as rien fait ?

— Je n'en sais rien… Clerk a été assassinée, Kondarowski aussi, mais ce n'est pas moi…

— Qu'est-ce que tu racontes ? Clerk assassinée ? J'ai lu le rapport. C'est le curare qui l'a tuée. Le curare que tu n'aurais jamais dû lui injecter.

Il avait envie de sortir le rapport, le vrai, celui qui l'innocentait. Il avait envie de lui dire, tiens, regarde si c'est le curare que je lui ai administré qui l'a tuée. Regarde, lis ! Il voulait lui donner le rapport, les doigts. Lui donner son innocence. Lui donner. Sa main remonta sur son visage, des larmes revenaient dans les yeux de Leroy.

Ceux qui cherchaient à saboter le lancement de l'Anoxydril en voulaient aux millions de dollars qu'ils allaient perdre et que Worldpharma allait gagner. Ils avaient forcément un allié dans la place. Un complice. Un complice qui avait du poids, un complice qui faisait partie du staff. Un complice qui connaissait peut-être Leroy. Un complice qui avait peut-être toute sa confiance.

Un complice qui s'appelait peut-être Leroy.

Une mèche avait glissé. Il la remit en place. Les larmes coulaient le long de ses joues. Il savait qu'elle n'était pas si sensible. Il savait qu'une grande partie de ces larmes ne venaient pas de son cœur, mais de sa tête. Elle voulait l'attendrir.

Delphine termina sa cigarette. Elle se frotta la nuque contre le mur et posa le plat de ses mains contre les parois qu'elle caressa. Ses mains étaient réchauffées. Elle remonta son bassin en arrière. Le désir n'était pas parti. Elle ferma les yeux. Il était là, contre elle. Elle le mordait, il la retournait, elle était nue. Il lui écartait les jambes, lui penchait le dos en avant, elle se courba. Elle mit sa main droite à plat contre le mur et alla à la recherche de sa queue derrière elle. Elle la guida vers l'entrée des délices. Elle mouillait, elle voulait être prise comme jamais elle ne l'avait été. Elle écarta encore plus les jambes. Elle rouvrit les yeux. Se passa la main sur le front, elle transpirait. Le local était vide, elle était seule. Il était parti. Elle avait écrasé sa cigarette par terre. Elle regarda le mégot. Il faudrait qu'elle en demande quelques-unes au vieux balayeur. Elle s'assit. Il était bel homme. Qu'avait-il fait ?

Elle se releva. Une angoisse lui monta à la poitrine. Une main. Il avait sectionné, coupé, les doigts d'une main. Ses seins ne pointaient plus. Il avait remis le container à sa place. Il avait levé un doigt, le pouce, et l'avait posé sur le rebord. « ...analyses de sang et des tissus... Je serai ici ce soir vers 20 heures… » Elle s'approcha du container avec crainte. L'idée de revoir ce pouce…

Leroy lui offrait ses lèvres. Il caressa sa joue.

— Les flics vont arriver. Tu ne peux pas quitter la clinique. Il faut te cacher.

— Qu'est-ce que tu proposes ?

— Mon bureau.

— Ton bureau ?

— Oui, mon bureau. Ma secrétaire a son après-midi.

— Et après ?

— Je sais pas moi après. De toute façon, tu ne peux pas rester là. Si tu es innocent, il faudra bien que tu la prouves, ton innocence…

— Il paraît que les prisons en sont pleines… Et de Breuil ? Suis-je coupable à ses yeux ?

— Oui, c'est lui qui m'a téléphoné. Je pense qu'il ne fait que répéter une information qu'on lui a transmise…

— Il me croit coupable…

— Les apparences…

— Sont contre moi…

— Mais si ce n'est pas toi…

— Qui est-ce ? Ça, c'est une vraie question.

Il ne quittait pas ses yeux.

Elle n'était pas Vamp. Mais qui était Vamp ?

Vamp avait réussi à le manipuler. Elle l'avait mené là où elle voulait. *Elle* ou *il*… Démasquer Vamp…

Ses pupilles se contractèrent, elle était inquiète.

— Ce n'est pas moi…

Un cri strident lui coupa la parole. C'était le cri d'une femme. Il venait du local où était Deweare. Une porte claqua. Ils se plaquèrent tous deux contre le mur et retinrent leur respiration. Le cri se dirigeait vers les escaliers. Les pas résonnèrent dans la cage.

Leroy lui prit le bras et l'emmena vers l'escalier.

— Mets ton masque et ta coiffe !

D'autres bruits de pas se mêlèrent à ceux de la femme qui criait.

— Mademoiselle, mademoiselle…

Leroy reconnut la voix d'un des agents de la sécurité. Ils étaient à la poursuite de la furie qui venait de sortir du local où se trouvait Deweare. Pourquoi était-elle partie terrorisée ? Qui était-ce ? Que faisait-elle avec Deweare ? L'heure n'était pas aux énigmes. Ils gravirent les marches deux à deux. La voie était libre. Du bruit arrivait du troisième niveau. La voix de la grosse bonne femme : « Arrêtez ! Lâchez-la, n'y touchez pas ! » Ils atteignirent le deuxième sous-sol.

Il montèrent à son bureau par les escaliers. Personne, jamais, ne les empruntait. Les agents de sécurité avaient installé leur barrage au troisième sous-sol dans l'aile sud. La voie était libre.

Désiré de Hautefrance regrettait de plus en plus de n'avoir pas eu une rage de dents ce matin. Il aurait dû simplement rester chez lui. Personne ne se serait rendu compte de son absence. Les jeunes types qui l'avaient arrêté ne lui avaient rien dit. Une salle sans fenêtre. Ils l'avaient encadré en lui disant qu'il devait les suivre. Ils ne lui avaient rien dit d'autre. Il avait reconnu les badges du service de sécurité. Désiré ne voulait pas d'histoire, alors il avait suivi. Il savait pourquoi.

Lorsque le sas s'était ouvert, il avait une certitude, les ennuis allaient commencer. Il avait hésité à se pencher pour prendre la cassette qu'il avait vu glisser sous l'armoire. Il n'en aurait pas eu le temps. Il espérait que ce n'était pas le tueur qui revenait. Il ne voulait pas être pris dans cette pièce en présence de deux cadavres. Il ne tenait pas à être accusé du meurtre d'un chirurgien. Les Blancs ont quelquefois de drôles de manières de rendre justice. Ils ont besoin d'un coupable, jamais du coupable. Ils choisissent un coupable qui a l'air coupable, un coupable qui soit un bon coupable pour eux. L'anesthésiste n'a pas l'air d'un coupable, alors que lui… Petit balayeur noir… Il mit ses mains à ses poches, la blague. S'il était fouillé, ils l'accuseraient d'avoir tué le chirurgien pour de la drogue. Elle n'était pas là. C'était la première fois qu'il la perdait. Sa blague et les herbes magiques. Il avait perdu sa blague alors qu'il allait être fouillé. L'aigle avait décidé de l'aider. Pour le remercier. L'aigle l'avait suivi. L'aigle le protégeait. Il pourrait faire ce qu'il voulait. Tout se passerait bien. Il ne serait pas accusé du meurtre du chirurgien. L'aigle était là, il veillait. Il pouvait faire ce qu'il voulait mais il ne ferait pas, ni ne dirait, n'importe quoi.

Deux agents de la sécurité étaient dans la pièce avec lui. Ils ne lui parlaient pas. Il avait posé son seau à ses pieds ainsi que son balai et sa petite pelle. Il serait interrogé par le chef. C'était mieux ça, le chef. Il est arrivé dans la salle de vivisection pour le balayage, comme tous les jours. Il venait du troisième sous-sol, des ateliers d'entretien. Il a d'abord remarqué le corps d'une femme sur un bloc, ça l'a surpris, c'était la première fois qu'il voyait une telle chose. Il s'est approché et a vu qu'il lui manquait un bras. Il a pensé à un accident de la route. C'est seulement à ce moment qu'il remarqua, étendu sur le sol, le cadavre du chirurgien qu'il avait vu à plusieurs reprises dans son bureau lorsqu'il venait balayer. Il ne toucha à rien et fit demi-tour pour aller prévenir ses supérieurs lorsque des agents de la sécurité lui ont demandé de le suivre. Non, il n'avait vu personne. Non, il n'avait touché à rien. Non, il n'avait rien entendu. Non, il ne connaissait pas l'assassin. Oui, s'il se souvenait de quelque chose il viendrait le dire. Non, il ne dirait rien d'autre à la police. Oui, il comprenait que c'était grave. Non, il n'en parlerait à personne. Même pas chez lui. Oui, il comprenait que c'était important de garder cela secret. Oui, on pouvait lui faire confiance. Non, il n'était pas communiste. Le chef du service de sécurité avait la réputation de soupçonner tout le monde d'être communiste. Communiste, et Noir…

Riquois était à peu près propre. Il avait lavé son pantalon. Ses muqueuses anales étaient en feu. Il les mouillait régulièrement, ça le soulageait.

Il entendit les portes du palier s'ouvrir. L'assaut allait être donné. Il sortit les tournevis de ses poches, vida les bidons d'eau bouillante, poussa le poste à souder au fond de la pièce. Il se gratta les fesses, ça le brûlait. Il ne fallait pas qu'il y ait de trace de ses velléités de résistance. Ils étaient deux, il entendait les pas de deux personnes. Ils se fatigueraient plus vite. On frappa à la porte. Son cœur se remit à battre plus fort. De plus en plus fort. Ça recommençait. Sa bouche redevenait sèche. Ses aisselles se trempaient à nouveau. Ses muqueuses étaient un brasier. Il sentit ses jambes trembler. On frappa à nouveau, il voulut s'asseoir mais tomba.

Les deux agents de sécurité utilisèrent leur passe. Le premier tâta le pouls au niveau de la carotide gauche. Il regarda son collègue et lui fit oui de la tête.

Riquois se voyait attaché. Sa tête était lourde, une lampe éclairait faiblement une petite pièce sombre sans meuble. Il avait les mains attachées dans le dos. À côté se trouvait une baignoire. Il venait de se prendre des coups sur la figure, il voyait le visage du chef de la sécurité qui riait : « Alors, monsieur Riquois, on a quelque chose à ajouter ? » Il reprenait des coups. Il avala l'eau par le nez, il ne pouvait plus respirer. Il devait avoir la tête dans la baignoire. L'eau était froide. Il ouvrit les yeux. Il vit la main arriver sur sa joue.

— Ça y est, il revient.

Celui qui venait de lui donner une nouvelle baffe le tenait maintenant par les épaules et lui souriait.

— Monsieur Riquois, monsieur Riquois…

— C'est pas moi, je le jure.

— Monsieur Riquois, vous avez eu un évanouissement…

— Je ne voulais pas…

Il vit les baffes repartir. Il les entendait claquer sur ses joues mais il ne sentait rien.

— Monsieur Riquois…

— Je vais tout avouer, oui, j'ai été communiste…

L'agent de sécurité qui venait de le ramener à lui se tourna vers son collègue.

— Il délire.

— Que fait-on ?

— On le garde ici, nous sommes en code rouge. Son pouls bat correctement, il respire normalement.

— Je vais lui arroser une dernière fois le visage.

Riquois entendit l'eau couler dans une bassine. Il vit l'homme qui était debout se baisser avec la bassine. Il eut le temps de fermer les yeux et de bloquer sa respiration. L'eau était froide.

— Monsieur Riquois…

Il ouvrit les yeux. Deux agents de sécurité étaient là. Le chef n'y était pas. Il était trempé. Il avait mal à l'épaule. Ils lui souriaient. Ils étaient jeunes. Ils ne devaient pas avoir trente ans. Ils n'avaient pas l'air méchants.

— Monsieur Riquois…

— Oui, c'est moi.

— Ça va ?

— Oui, que s'est-il passé ?

Il se mit assis. Son épaule était douloureuse. Ses muqueuses anales aussi.

— Vous avez eu un malaise mais tout va bien…

— Un malaise ?

— Avez-vous des antécédents cardiaques, monsieur Riquois ?

— Des antécédents cardiaques ?

— Avez-vous déjà fait des malaises, monsieur Riquois ?

— Des malaises… Mais où est votre chef ?

— Monsieur Mangin ?

— Oui, c'est ça. Où est-il ?

— Vous connaissez monsieur Mangin ?

— De vue, mais il m'avait dit qu'il viendrait personnellement…

— C'est ce qu'il comptait faire, monsieur Riquois, mais il a été appelé pour un problème d'incendie. Il nous a envoyés pour que nous vous ouvrions les portes… Avez-vous déjà fait des incidents cardiaques, monsieur Riquois ?

Il commençait à l'énerver avec ses incidents cardiaques. Ainsi leur chef n'avait pas pu venir. Il se redressa complètement et voulut se lever. La douleur à l'épaule le brûla. Il se sentit blêmir.

— Ne bougez pas, vous vous êtes sans doute luxé l'épaule ou fracturé la clavicule en tombant… Nous allons vous relever, on vous assoira sur cette chaise et nous vous porterons aux radios. Nous préviendrons les urgences. Ne vous inquiétez pas, monsieur Riquois. Ne vous inquiétez pas.

Les emmerdeuses étaient incontrôlables. C'était la plaie de ce métier. Bien souvent, il suffisait d'une emmerdeuse pour tout faire foirer. Dans le monde entier, les emmerdeuses étaient aussi dangereuses que la presse aux États-Unis. Les emmerdeurs, on peut les frapper sans problème, les envoyer à l'hôpital, cela fait rire tout le monde. Mais les emmerdeuses, pas question de les toucher. Ce serait la révolution.

Les agents de la sécurité s'arrêtèrent devant l'entrée du laboratoire d'analyses. Ils avaient informé Mangin qui avait prévenu Langlet. Ils pensaient tous deux la même chose sur le sujet. Ils avaient été formés pour cela. Dix heures de cours sur les emmerdeuses. « Des réponses appropriées lors des missions de maintien de l'ordre et de surveillance en présence de public sur un lieu de travail face aux agressions verbales et comportementales des jeunes femmes hystériques et des femmes de plus de quarante ans. » C'était l'intitulé du séminaire obligatoire. Dix heures de cours, un psychologue, un psychiatre, un publicitaire et un magistrat avaient défilé dans l'amphi. La règle numéro un était de refuser tout contact physique. La règle numéro deux était de ne jamais être seul face à une femme de plus de quarante ans ou à une jeune femme hystérique. La règle numéro trois était de ne pas les lâcher. La règle numéro quatre était de s'assurer d'un lieu où les retrouver pour pouvoir les identifier.

En trois ans d'exercice professionnel, ils n'avaient jamais été confrontés à une rencontre avec une femme de plus de quarante ans ou une jeune femme hystérique. Deux dans la même heure en pleine alerte rouge. Ils prendraient forcément un savon. Ils avaient abandonné leurs postes. Mais ils n'avaient pas eu le choix. Il fallait pouvoir identifier ceux qui avaient franchi la ligne. C'était une certitude, elles avaient franchi la ligne. Est-ce que d'autres la franchiraient en leur absence ? C'était une hypothèse, une probabilité, une possibilité, mais pas une certitude. Lorsqu'ils se trouvaient confrontés à l'alternative possibilité/certitude, ils devaient choisir la certitude. C'était un des grands principes généraux de leur métier. La certitude. Si tu as la certitude de te faire tuer en passant à tel endroit, tu empruntes le chemin où il est simplement possible que tu te fasses tuer… Elles étaient toutes deux du laboratoire d'analyses. Ce renseignement leur suffisait. Ils pouvaient retourner à leur poste. Statistiquement, ils ne devaient plus être confrontés, lors d'une mission, à une jeune femme hystérique ou à une femme de plus de quarante ans pendant dix ans…

Aucune laborantine n'était à son poste de travail. Toutes entouraient Delphine. Georgette, protectrice, veillait à ce que personne ne s'approche à plus de cinquante centimètres.

Elle séchait ses larmes. Elle avait le hoquet. Son chef de service, l'abominable Müller, avait fait corps avec ses collègues et s'était érigé en barrière infranchissable face aux agents de la sécurité. Un frisson lui avait parcouru la nuque lorsqu'un murmure approbateur s'était fait entendre. Toutes les laborantines étaient derrière lui. Il s'était trouvé audacieux mais était resté à une distance raisonnable. La témérité n'était pas son fort, pas plus que le courage. Il lui apportait un verre d'eau, prêt à mourir pour défendre la veuve et l'orphelin. Pour la première fois de sa carrière, il se sentait faire corps, totalement corps, avec ses subordonnées, il avait l'impression d'être un chef. Un chef aimé et apprécié. Un chef naturel.

Elle but le verre d'eau en bloquant sa respiration. Elle pensait se débarrasser ainsi de son hoquet. Ses mains tremblaient.

Il leva la tête, regarda l'assemblée.

— Le docteur Deweare, dites-vous... Cacher un cadavre...

Il posait sa voix. Un nouveau murmure parcourut l'assistance. Il leva le menton pour indiquer qu'il allait reprendre la parole. Le silence se fit.

— Il vous a menacée avec un bistouri.

Il avait terminé sa phrase sur un ton menaçant. L'air « que je le trouve moi celui-là, et il va voir de quel bois je me chauffe. » Ce n'était plus un murmure, c'était les prémices d'une ovation. Elle avait toujours son hoquet et lui tendit le verre d'eau. Il ne réagit pas tout de suite. le silence lui fit comprendre que l'assistance le guettait. Le Capitole est proche de la roche, de la roche... Il ne se souvenait plus du nom. Elle tendait le verre, son hoquet semblait être passé. Si près des ovations. Elle lui tendait le verre pour qu'il retourne aux toilettes lui chercher un verre d'eau. Lui, le grand chef, elle le prenait pour un larbin. Le silence devint pesant, il fallait qu'il récupère la situation. Son pouvoir naturel de grand chef n'était pas encore suffisamment assis pour qu'il la remette à sa place. Il ne tarderait pas à lui envoyer un deuxième blâme. La salope, elle le prenait pour son larbin maintenant. Lui qui s'était opposé à ses persécuteurs. Lui qui était allé lui chercher un verre d'eau. Personne n'y avait pensé à ça, aller lui chercher un verre d'eau. Elle le prenait pour un larbin. Tu lui donnes un verre d'eau et elle veut te prendre ta gloire. Et elle veut tout te prendre. Si près des ovations. Il commença à tendre son bras pour saisir le verre lorsqu'une jeune, celle qu'il surnommait « la petite grosse », celle qui ne cessait de faire du zèle, prit le verre et lui sourit. Le murmure reprit. Il leva de nouveau le menton.

Georgette lui fit face. Elle n'appréciait pas ce qui se passait là. C'était elle qui avait affronté les deux agents de la sécurité. C'était elle qui s'était inquiétée du sort de Delphine. Et c'était lui qui allait se faire applaudir. Il n'en était pas question.

— Mais laisse-la se remettre…

Il faillit défaillir. Il avait préparé sa phrase, son effet. Il avait prévu de se passer la main dans les cheveux, son menton était figé au firmament, sa mâchoire inférieure allait descendre, et l'autre boudin lui demandait de se taire. En le tutoyant. Ses joues rougirent. C'était un complot. L'ingratitude féminine.

Il allait passer outre et lancer sa tirade protectrice lorsqu'elle en rajouta.

— Mais laisse-la se remettre un peu, elle ne peut même pas respirer…

Toutes ses subordonnées se tournèrent vers Delphine. Elle firent un pas en arrière pour lui laisser de l'air. Il allait battre en retraite lorsqu'elle sortit un paquet de cigarettes. Il avança, déterminé. Le silence se fit encore plus lourd. Il saisit le paquet de cigarettes et, avant même que qui que ce soit ait pu dire quoi que ce soit, et avant même que Georgette ait pu poser sa main sur son bras pour l'en empêcher, il sortit une cigarette du paquet et la glissa délicatement entre les lèvres de Delphine.

— Ça va la déstresser…

Il avait relevé le menton et balayait du regard l'assistance. Le murmure reprit. Il voulait qu'elles acquiescent. Un nouveau frisson lui parcourut la nuque. Le murmure devenait grondement de joie. Il regarda Georgette qui avait dû arrêter son mouvement.

Le salaud, pensait-elle. Il l'avait terrassée, elle ne s'en relèverait pas. Il releva le menton et remercia l'assistance du regard, fort aimablement, sourire discret aux lèvres, buste légèrement penché en avant mais tête fixe et droite. Il attendait les applaudissements.

Ses larmes et son hoquet reprirent de plus belle. Elle dût prendre la cigarette dans sa main droite pour pouvoir tousser. Un nouveau silence se fit.

— Et le feu ? C'est bien beau de lui mettre une cigarette entre les lèvres, pour la déstresser, mais faudrait p't'être l'allumer…

Georgette n'était pas si terrassée que cela. Le murmure reprit. Il porta ses mains à ses poches. Pas de briquet. Il ne fumait pas. Lui enlever sa gloire pour un briquet qu'il n'avait pas. P'tite grosse se pointa avec son verre d'eau. Elle s'approcha de Delphine et le lui tendit. Elle fit non de la tête et sortit un briquet de sa poche. Il se pencha dans l'intention de s'en saisir pour lui allumer sa cigarette mais l'abominable

Georgette avait été plus rapide que lui. Elle ne lui laisserait rien. Le cercle se resserrait. Toutes voulaient voir cette cigarette allumée. Toutes voulaient voir ce qui ne s'était jamais vu. Une cigarette qui se fumait dans le laboratoire.

Il fallait qu'il reprenne l'avantage. Il s'était fait coiffer sur le poteau mais la partie n'était pas finie. Il regarda au plafond et prit un air désespéré.

— Eh oui, je m'en doutais...

Le silence se fit. Georgette le fixa dans les yeux. Elle n'aimait pas cet air. Qu'est-ce qu'il préparait ? Elle mit ses deux mains sur ses hanches et lui fit face.

— Alors il faudrait savoir... Hein ? Ça va la déstresser, oui ou non... Tu vois pas qu'elle a besoin de se déstresser ?

Le murmure reprit. Elle continuait à le tutoyer.

Elle le paierait. Elle le paierait cher. Cette grosse vache. Elle avait posé ses vacances en août. Elle les aurait en juillet, nécessité de service. Ça allait lui passer l'envie de tutoyer, ça... Elle rampera, elle suppliera. Rien n'y fera. Ce sera en juillet.

— Je m'en doutais que vous alliez faire une bêtise...

Elle bougea la tête. Demanda l'appui de ses collègues qui attendaient la répartie.

— Moi faire une bêtise, alors qu'il faut simplement la déstresser...

Le murmure reprit... Il leva le menton, regarda l'assistance, leva le bras au plafond, tendit l'index.

— Et ça, c'est quoi, à votre avis ?

Toutes levèrent la tête. Il attendit qu'elles l'interrogent du regard pour s'approcher de Delphine, et lui mettre les bras sous les aisselles pour l'aider à se lever. Il se tourna vers Georgette qui se demandait ce qu'il avait bien pu trouver.

— Prenez la chaise, plutôt que de rester là à nous regarder.

Il s'adressa à Delphine. Doucement.

— Venez, faites attention. Il faut vous déplacer et fumer plus loin. Là, il y a un détecteur de fumée. Si l'alarme se déclenche, cinquante pompiers vont arriver... Venez.

Ce n'était pas une ovation, c'était mieux. Il entendit : « Il a raison... cinquante pompiers... sans compter... Heureusement qu'il y a pensé... »

Georgette était obligée de prendre la chaise.

Il était le maître.

22

ANTONIO ÉTAIT CONTENT. Il avait pris de l'avance sur son planning hebdomadaire. Il pourrait quitter Paris vendredi en fin de matinée et rejoindre sa famille qu'il faisait vivre dans la Creuse, là où il n'y a pas de Portugais. Tout y était beaucoup moins cher qu'à Paris, il y avait moins de risques que sa femme le fasse cocu, et il pouvait faire ce qu'il voulait avec la jeune Maria qu'il entretenait.

Il s'était aménagé une petite chambre dans un recoin de la laverie qu'il gérait. Il avait la responsabilité de tout le linge de la clinique du Parc Orange. Il était gérant d'une petite société qui avait pour seul et unique client la clinique. Il avait embauché trois compatriotes à lui, tous de Faro[78]. Ils lui étaient dévoués comme à un père, travaillaient treize heures par jour, payées huit.

Il regarda son planning. Tous les nettoyages du lundi étaient terminés. Il décida d'aller chercher le linge qu'il ne devait prendre que le lendemain. Ses trois ouvriers étaient tous occupés. Il irait seul.

La partie recommençait. Que signifiait la mort de Kondarowski ? Avait- elle quelque chose à voir avec les révélations qu'il avait faites à Prenzi et au directeur de cabinet du ministre ? Ces révélations avaient-elles paniqué le sérail ? Quelqu'un en haut lieu avait-il décidé de faire le ménage pour protéger Langlet ?

Assassiner un chirurgien dans la clinique où il travaille et faire porter le chapeau à un anesthésique, c'était gonflé, mais crédible…

---

[78] Petite ville du sud du Portugal, proche de l'Espagne.

Lucien de Breuil devait avoir de sacrées protections. Si on muselait ainsi une enquête de police, qu'en serait-il de la presse ? Kondarowski. Ce ne devait pas être n'importe qui. Le ministre de la Justice était intervenu en personne pour lui sauver la mise quelques années plus tôt. Langlet était-il sur la liste ? S'il ne l'était pas, cela signifiait peut-être qu'il l'avait écrite lui-même.

Qui était ce Deweare ? Il était soupçonné d'avoir commis un meurtre et on mettait tout en œuvre pour ne pas l'interpeller... C'était pour mieux s'en débarrasser plus tard... Normalement il aurait dû y avoir trois compagnies de CRS et quinze inspecteurs de police pour boucler le quartier. Les hautes autorités avaient décidé de le laisser s'enfuir. Pourquoi ? Pour qu'il ne puisse pas démontrer son innocence... On le retrouverait suicidé dans quelques mois, pendu ou brûlé... Ou encore à Fontainebleau ou Rambouillet, à moins que l'on retrouve son corps sur une plage bretonne ou corse. Prenzi pouvait jouer les vierges effarouchées... Le message était clair, il ne devait pas foutre le bordel à la clinique du Parc Orange.

Qu'en était-il de son sort à lui ? Tout dépendait de ce qu'il pourrait offrir pour museler définitivement Langlet.

Kondarowski assassiné dans la clinique. Ce truc sentait la manip.

Deweare, sa seule chance était de n'avoir pas quitté la clinique... Il pourrait lui apprendre des choses, Deweare. Il fallait qu'il le retrouve, vivant.

Après ses assistantes, Kondarowski était-il la dernière victime d'un jeu qui se terminait ou allait-il y avoir d'autres cadavres ? Où en était la partie ?

~

— Vous voulez combien d'effectifs ?

— Aucun.

— Je vous ai bien compris ?

— Aucun effectif.

— Il s'agit d'un meurtre, Leblanc. D'un meurtre dont l'auteur est sans doute encore sur les lieux du crime. Le service de sécurité de la clinique surveille toutes les issues et ce Deweare n'est passé par aucune d'elles... Il y a de grandes chances pour qu'il soit toujours sur place... Combien d'effectifs ? Je dois prévenir la sécurité publique.

— Je vais me rendre sur place avec Trang. Il s'agit d'une clinique, que voulez-vous que je fasse d'agents de la sécurité publique ? Je fais évacuer les lieux ? Vous avez combien d'ambulances, d'hélicoptères ? Je fais interrompre les interventions chirurgicales en cours ? Je me pointe avec les Rambos et votre tueur, s'il est toujours sur les lieux, fait une prise d'otage ? Trop dangereux. Si votre tueur est identifié, laissons-le partir. On le retrouvera bien un jour. Pourquoi prendre le risque qu'il descende quelqu'un d'autre ?

Fumier ! Toi, on t'a déjà appris ta leçon, ne put s'empêcher de penser Prenzi qui se sentait trahi. Il avait été utilisé, on l'avait pressé comme un citron et maintenant on le prenait pour un facteur. Leblanc lui récitait ce que venait de lui dire le directeur de cabinet. Leblanc, ce petit fumier, avait déjà pris sa place.

— J'imagine la une dans les journaux de demain : Meurtre d'un chirurgien dans une clinique au cœur de Paris : un commissaire et un stagiaire se déplacent... Enfin, c'est sous votre responsabilité, Leblanc. Mais comme j'ai été officiellement saisi de cette affaire, je vous demande, en soutien, de prendre une équipe de l'IJ[79] et trois inspecteurs de chez nous. Vous en faites ce que vous voulez. Vous leur demandez d'aller boire un verre en attendant si vous voulez... Moi, je me couvre... Ma secrétaire va vous transmettre mes instructions par écrit.

— Il en sera fait selon vos instructions, monsieur le directeur. J'utiliserai les inspecteurs en doublure des services de sécurité de Worldpharma. L'IJ ne restera pas sur place. Le dispositif que vous me proposez est cohérent, monsieur le directeur.

Cette pantalonnade laissait Trang pantois. Leblanc n'avait pas la réputation d'un hypocrite. Pantois et blessé. Il n'avait été consulté sur rien. Il n'était que stagiaire. Mais il était un homme quand même, ils auraient pu faire comme s'il existait, comme si son avis comptait... Leblanc aurait pu lui demander son accord, avant d'indiquer à Prenzi qu'il se rendrait sur les lieux du crime avec lui. De toute façon, il ferait ce qu'on lui dirait de faire. Mais quand même, les apparences. C'est important, les apparences. Il avait l'impression d'être traité comme de la merde.

---

[79] Identification judiciaire. Service de la police chargé de faire les premiers relevés techniques, prises d'empreintes, photos, prélèvements sanguins, etc.

— Je ne vous le propose pas, Leblanc. Je vous donne des instructions écrites... C'est pas pareil, Leblanc, c'est pas pareil...

Le départ d'Allison leur avait simplifié les choses. Ils avaient tous deux quitté leur hôtel de la rue Lamarck et pris des billets de train pour Genève. Ils étaient allés gare de Lyon pour les composter une heure avant le départ et pour se faire remarquer. Ils avaient déjeuné au Train-Bleu et plaisanté avec un maître d'hôtel à qui ils avaient laissé un gros pourboire. Ils n'étaient pas montés dans le train, un train à grande vitesse. Ils étaient en approche de la clinique du Parc Orange, lorsqu'ils reçurent l'appel de Langlet.

Ils étaient entrés en contact avec Big Apple[80] pour avoir le feu vert qu'ils obtinrent immédiatement. Ils devaient se mettre à l'entière disposition de Langlet jusqu'au surlendemain 8 heures, heure de New York. Ils devaient ensuite se rendre au Zaïre, en passant par Genève.

Ils s'étaient installés à l'arrière d'une camionnette de dépannage automobile stationnée sur le parking de Worldpharma. Ils l'avaient récupérée dans un parking souterrain où d'anonymes correspondants l'avaient mise à leur disposition. Ils avaient tout à l'intérieur pour combattre et vaincre une armée. Elle serait détruite après leur mission. Les vitres étaient en verre sans tain. Ils étaient confortablement installés et veillaient. Ils n'avaient pas dormi plus de quatre heures depuis leur arrivée. Ils n'accusaient aucune fatigue. Les pilules antisommeil des marines étaient maintenant parfaitement au point. Les chimistes avaient beaucoup travaillé depuis la guerre du Golfe. Ils pouvaient veiller ainsi plus de quarante-huit heures.

Georgette tenait la chaise et maudissait ce tyran qui l'avait humiliée. Elle prendrait sa revanche, c'est sûr. L'abominable Müller, le chef de service, aidait Delphine à se déplacer, il la menait jusqu'à son bureau. Là, il lui offrirait son fauteuil pour rabaisser encore un peu plus le

[80] New York.

caquet de cette vieille peau qui lui avait saboté sa gloire. Elle aurait l'air maligne avec sa chaise. Il pousserait l'avantage jusqu'à lui recommander de s'asseoir dessus afin qu'elle ne se fatigue pas. Il cherchait la formule qui lui permettrait de bien faire comprendre qu'il n'agissait pas ainsi par galanterie, mais uniquement par respect des anciens. Fallait être humain avec les vieux. Il commençait à savourer sa nouvelle victoire lorsque la porte s'ouvrit sur Langlet.

Il ne marqua aucune surprise à voir la totalité du personnel rassemblée autour de Delphine Doridan et de Müller, le chef de service.

~

Sa bouche se sécha en un quart de seconde. Son buste était rigide, d'un seul bloc, fièrement dressé pour supporter une tête de chef. Il avait les épaules droites et le menton haut. L'attitude d'un chef, d'un vrai, d'un à qui il ne faut pas marcher sur les pieds. D'un qu'on ne regarde pas droit dans les yeux sans risquer la foudre. Lutter contre la vieille peau, il pouvait. Garder cette attitude vis-à-vis du directeur financier de Worldpharma, il courait à la catastrophe. Un coq plus important venait de faire son entrée dans la basse-cour qui lui était jusqu'alors réservée. Il ne pouvait d'un seul coup courber l'échine sans risquer de se ridiculiser. Il ne pouvait pas garder cette attitude sans risquer de froisser le directeur financier qui ne ferait qu'une bouchée de son contrat de travail.

Il s'arrêta, se retourna et se pencha pour parler à la vieille peau, qui faillit lui rentrer dedans. Il avait ainsi trouvé le moyen de se courber sans que cela passe pour un signe de soumission. Delphine Doridan avait dû s'arrêter. Ses sanglots reprirent. Il resta ainsi plié pour mieux lui parler avec douceur.

Manière de lui montrer que le combat continuait, la vieille peau avait posé la chaise juste devant lui pour qu'elle le sépare de Langlet. Elle voulait être l'interlocuteur naturel des vrais chefs.

Müller avait compris la manœuvre et avait entamé un dépassement sur la gauche. Langlet avait lancé un regard circulaire à l'assistance qui signifiait clairement qu'il voulait voir tout le monde à son poste de travail dans la seconde qui suivait. Excepté Georgette, les laborantines regagnèrent leurs places et le silence se fit. Silence qui parut insupportable au chef de service, il ne fallait pas que la vieille peau puisse en profiter. Il se redressa à peine, aida Delphine à s'asseoir, prit un ton neutre et une voix basse.

— Elle est encore sous le choc.

Langlet ne le regarda même pas. Il s'approcha de Doridan et se mit presque à genoux pour que son visage soit au niveau du sien. Il avait eu le temps de consulter son dossier personnel. Il ne l'avait pas reconnue en entrant, mais il avait conclu que ce ne pouvait être qu'elle...

— Que vous est-il arrivé ?

Georgette crut son heure arrivée. Sa protégée était bien incapable d'émettre la moindre parole qui soit compréhensible.

— Elle n'est pas encore remise de ce qui lui est arrivé, mons...

Langlet ne la regarda pas. Il se tourna vers Müller qui comprit qu'il devait tenir ses troupes. Qu'il n'avait rien demandé à la vieille peau et qu'il serait temps qu'elle regagne sa place.

— Monsieur le directeur ne vous a rien demandé... Veuillez regagner votre poste, s'il vous plaît.

Elle allait rétorquer quelque chose. Langlet la regarda. Elle eut l'impression d'être adossée à un poteau d'exécution. Elle ne put que se lever et regagner sa place lorsque l'abominable Müller renchérit.

— Regagnez votre poste.

Elle les maudissait et était prête à croire en Dieu pour le simple plaisir de les voir aller en enfer.

Langlet se tourna vers lui. Il comprit. Il regagna son bureau, s'assit et écrivit quelques notes sans intérêt sur une feuille. Il avait su sauver les apparences. Ce n'était pas Hondschoote[81]. Neerwinden[82] non plus. Il restait en éveil, le directeur financier pouvait avoir besoin de ses services.

— Avez-vous vu le docteur Deweare ?

Delphine se calmait.

— Oui... Bras et... bistouri.

— Il vous a menacée avec un bistouri ?

---

[81] Victoire de Hondschoote remportée par Houchard le 8 septembre 1793. Cette victoire permit de débloquer Dunkerque, alors assiégée par les Anglais.

[82] Après avoir, avec Kellerman, vaincu les Prussiens à Valmy le 20 septembre 1792 et les Autrichiens à Jemape le 6 novembre de la même année, Dumouriez est battu le 18 mars 1793 à Neerwinden. Il est contraint de quitter la Belgique avec ses troupes. Il est déclaré d'accusation par la convention le 25 mars et passe à la coalition regroupant l'Angleterre, la Hollande, l'Autriche, la Russie et l'Espagne le 2 avril.

Toute l'assistance retenait son souffle pour ne pas perdre un mot de ce qui se disait. Personne ne regardait dans leur direction mais toutes les oreilles étaient dirigées vers eux.

— Non... Pas vraiment.

— Il faut vous souvenir, mademoiselle. Faites un effort.

Georgette n'en perdait pas une. Elle trouverait bien le moyen de les moucher ces deux-là. La guerre n'était pas finie. Ils auraient pu être ses enfants et ils la traitaient comme une merde. Il n'y avait vraiment plus de respect.

— C'est un homme dangereux... Il est devenu fou.

Delphine reprenait ses esprits. Elle se souvint de son désir violent pour lui. Jamais un fou ne lui aurait fait cet effet... Les cigarettes. Les cigarettes de Désiré y étaient sans doute pour beaucoup. Mais quand même. Il lui avait fait de l'effet. Fou, peut-être...

— Il est responsable de la mort de sa dernière patiente. Il a assassiné un chirurgien. Il est dangereux...

Dangereux... C'est peut-être cela qui l'avait excitée, le danger. Il l'avait troublée comme jamais elle ne l'avait été. Elle avait presque joui...

— Il est toujours ici. Il faut qu'on le retrouve.

Il avait l'air épuisé. Il l'avait réchauffée.

— Il se peut qu'il tente de tuer quelqu'un d'autre...

Un murmure se fit entendre.

« Il se peut qu'il tente de tuer quelqu'un d'autre... » Cette dernière phrase résonnait en elle avec écho.

— Vous peut-être... S'il vous a vue, il voudra peut-être vous supprimer...

« Vous peut-être... »

Elle regarda Langlet dans les yeux. Ce type était sérieux, ce type avait l'air intelligent, responsable. Sa voix était calme, rassurante. Ce type voulait empêcher que quelqu'un d'autre ne meure...

— Que vous a-t-il dit? Langlet s'attendait au pire. Il ne pouvait quand même pas faire descendre la moitié du personnel de la clinique... Elle ne semblait pas apeurée. Deweare n'avait pas dû le mettre en cause. Il sentait qu'il avait réussi à avoir l'ascendant sur elle. Elle dirait tout... Elle l'avait vu, il en était sûr. Elle voulait savoir qui croire. Elle plongea à nouveau son regard dans le sien. Il la regarda comme si elle était sa femme. Il se voulait transparent, elle pouvait essayer de sonder les profondeurs de son âme, elle ne verrait rien. Elle ne verrait pas le fond. Elle ne verrait qu'elle. Qu'elle. Le fond de ses yeux savait être un parfait miroir.

— Que vous a-t-il dit ? Vous savez, il est atteint d'une forme aiguë de paranoïa. Il se cherche des amis, des complices, et une fois qu'il en a trouvé, il les transforme en ennemis et les supprime… Il vous a parlé, il vous a demandé quelque chose ?

Pour être amical, il avait été amical.

— C'est un malade qui a besoin de soins. Si la police le trouve, il a toutes les chances de se faire tuer. Il ne risqueront pas la vie d'un des leurs pour sauver la peau d'un assassin psychopathe. Si nous arrivons à mettre la main dessus en premier, il sera sauf. Il pourra avoir des soins. Nous lui devons beaucoup, vous savez…

Ses yeux étaient ouverts, elle sentit une de ses mains se poser sur son avant-bras gauche. Une légère décharge électrique se produisit. Ses yeux n'avaient pas bougé. Elle y était bien. Son regard dans ses yeux l'apaisait… Elle aurait voulu toujours être ainsi.

— Avant qu'il ne tombe malade, c'était le meilleur d'entre nous. Nous devons tout faire pour lui éviter de recommencer une connerie et pour le trouver avant la police…

Les murmures s'étaient tus. Langlet avait bien pesé ses propos. La mort de Kondarowski ne resterait pas secrète longtemps. Il se faisait fort d'obtenir le silence sur ce point de tout le personnel du labo. Il fallait qu'il sache exactement où en était Deweare. Il n'avait pas coupé ce bras pour rien. Il n'avait pas rencontré cette laborantine par hasard… Cela faisait une éternité qu'il ne croyait plus aux coïncidences…

— Il ne m'a rien dit…

Elle avait baissé la tête. Il mit son autre main sur l'avant-bras. Une nouvelle décharge électrique la fit sursauter.

— Faites un effort…

Elle redressa son visage et plongea à nouveau son regard dans ses yeux.

— Il voulait que je le retrouve dans le local à linge sale ce soir.

Georgette n'en perdait pas une. Ce Deweare lui paraissait de plus en plus sympathique. Il les tenait en échec, lui…

— Ce soir ?

— Oui, ce soir.

— À quelle heure exactement ?

— À 20 heures.

— À 20 heures ?

— Oui…

— Dans le local à linge sale… Il vous a remis quelque chose ? Il avait quelque chose avec lui ?

Elle sentit sa respiration s'accélérer. Elle le revit lui montrer quelque chose qu'elle n'avait pas tout de suite identifié. Elle se revit ouvrir le sac à linge sale… C'était comme de la terreur… Ses sanglots allaient reprendre, elle replongea son regard dans ses yeux. Ils l'apaisaient.

— Il voulait que je fasse analyser un doigt… Le bras… Il est fou, n'est-ce pas ?

— Mais soyez rassurée, nous sommes là…

Moi, je ne serais pas rassurée, se dit Georgette qui aurait bien aimé savoir où il se trouvait, ce docteur Deweare. Elle serait passée avec armes et bagages dans son camp…

— Vous parliez d'un doigt ?

Un nouveau murmure se fit. Il devrait faire un speech plus long que prévu.

Le chef de service n'en perdait pas une. Il commentait le dialogue d'expressions du visage qui étaient suivies par toutes les laborantines. Il devint chef des murmures qui ponctuaient les silences en fonction de ses mimiques. Seule Georgette refusait d'entrer dans son jeu.

— Le doigt du bras…

Il savait qu'il fallait qu'il continue sur le même ton. Celui de l'innocence.

— Le doigt du bras ?

— Il est venu dans le local à linge sale avec un avant-bras humain et il en a découpé les doigts de la main…

Langlet se redressa et fit une mimique, appuyée par un nouveau murmure que le chef de service avait su déclencher en parfaite synchro. Il quitta le regard de Delphine quelques instants et y revint.

— Il avait autre chose ? Une arme ?

— Non… Je n'ai rien vu… J'étais…

Elle repensa à son véritable état. Ses seins se mirent de nouveau à pointer en souvenir.

— Apeurée… C'est normal, vous avez été courageuse…

Il se leva et prit un ton religieux.

— Tout le monde a compris ce qui venait de se passer ici. Le docteur Deweare doit être considéré comme un malade. Nous lui devons tous beaucoup. Ce qu'il a fait est dramatique, mais nous lui devons quand même beaucoup.

Müller acquiesça et montra la première page de *Science*. Un murmure approbateur s'éleva.

— Je pense que nous pourrons l'intercepter nous-mêmes et le remettre sain et sauf aux autorités. Je demande à chacune d'entre vous de garder cela secret, de n'en parler à personne, même pas chez vous. Il en va de notre réputation et... de votre travail ! Si un vent de panique souffle sur la clinique, si cet incident isolé sème le discrédit, nous irons tous pointer au chômage, continua Langlet.

Il haussa le ton.

— Est-ce que Worldpharma peut vous faire confiance ?

Il les regarda une à une. Toutes, exceptée Georgette, avaient les larmes aux yeux. Müller s'était levé, prêt à entonner la Marseillaise.

— Vous avez ma confiance. Je m'en retourne, et je vous promets de tout faire pour essayer de retrouver le docteur Deweare avant la police. Je vous tiendrai personnellement informés du résultat de nos recherches. Reprenez le travail dans la sérénité...

Le chef de service s'était approché pour lui offrir la caution de sa respectabilité. Langlet se pencha vers Delphine. Son regard avait changé, son ton aussi.

— Que faisiez-vous dans le local à linge sale ?

Delphine prit ce changement de regard et de ton comme une trahison. Elle était sa dupe. Langlet voulait la faire parler, un point c'est tout. Un nouveau silence se fit. Pesant, angoissant. Langlet regretta sa phrase. Il se décontracta. Georgette se leva. Müller comprit la menace, elle voulait reprendre l'avantage, il n'en n'était pas question.

— Elle y portait les serviettes sales du service, monsieur le directeur...

Langlet savait très bien que ce n'était pas vrai. Il faudrait qu'il se méfie de ce chef de service, il était trop futé à son goût.

— Bien. Mesdames, je vous répète que je compte sur vous.

Il s'adressa à Delphine.

— Le meilleur moyen d'oublier tout cela, c'est de reprendre votre travail, mademoiselle.

Il l'accompagna à son poste et prit la direction de la sortie. À peine la porte s'était-elle refermée que toutes y allèrent de leur commentaire.

Müller rejoignit Delphine.

— Il vous faudra trouver un autre endroit, désormais, dit-il avec un sourire sarcastique.

— Allons mesdames, au travail... Vous avez entendu monsieur le directeur financier. Au travail, ajouta-t-il.

Georgette fulminait. Müller et ce directeur financier ne lui plaisaient pas. Il ne l'avaient pas traitée comme quelqu'un d'intelligent qui avait quelque chose à dire. On ne prend pas cet air supérieur et méprisant quand on ne sait pas à qui on a affaire. Elle n'aimait pas cette manière qu'il avait eu de tirer les vers du nez à Delphine. Elle avait bien vu, elle, qu'il n'en avait rien à foutre de Delphine. Qu'il s'était montré attentif et compréhensif uniquement pour la faire parler. Qu'est-ce que cela voulait dire, qu'il voulait retrouver Deweare avant la police ? Si Deweare était un assassin, il fallait laisser la police s'en occuper. Elle n'avait pas cru une seconde à son air de « nous lui devons beaucoup... » Cette histoire n'était pas claire. Pourquoi devraient-elles se taire ?

Elle devait se venger, il en allait de son honneur. Elle devait se venger. Il fallait qu'elle choisisse son camp. Le directeur financier lui avait demandé d'être dans le sien, elle serait dans celui de l'adversaire. Elle serait dans celui de Deweare. Si le directeur financier recherchait Deweare, c'est peut-être qu'il savait des choses qui pouvaient lui faire beaucoup de tort. Peut-être qu'ils étaient ennemis. Peut-être que Deweare, avant d'être pris par la police, pourrait lui révéler des choses. Peut-être que ces choses étaient importantes. Peut-être qu'elle pourrait l'humilier en dévoilant tout sur la place publique...

« Il serait responsable de la mort de sa dernière patiente... » Qui était-ce, sa dernière patiente ?

Georgette tira le plateau sur lequel se trouvait son clavier. Elle commença par aller dans le relevé mensuel des analyses classées prescripteur par prescripteur.

Antonio poussait le dernier chariot. Il avait transféré les sacs de linge sale des containers à son chariot. Il sortit de l'ascenseur de service. Emprunta le couloir qui menait sur le parking où était sa camionnette. Il laissa les portes arrière de la camionnette ouvertes et le chariot non déchargé à côté. Il était en avance et pouvait faire un tour du côté des cuisines. À pied. Le chef cuisto ne lui refusait jamais un petit calva. Le chariot et les portes ouvertes signifiaient qu'il était occupé ailleurs et qu'il allait arriver, qu'il était en train de travailler, et non en train de boire un verre. Il préférait être prudent. Il ne voulait pas d'ennuis. Il voulait bien aller boire un calva avec le chef cuisto, mais il ne voulait pas d'ennuis.

L'équipe de l'identité judiciaire le rejoindrait sur place. Il avait donné des consignes strictes de discrétion. Ils accéderaient sur le lieu du crime par les entrées de service et devaient retrouver des agents du service de sécurité de Worldpharma sur le parking de la direction.

Les trois inspecteurs lui faisaient face. Trang était assis et consultait les notes qu'il avait sur Worldpharma. Ils tiraient tous une tête d'enterrement et leur regard n'était que mépris.

— Expliquez-nous pourquoi un stagiaire sera en direct sur l'enquête et que nous, lieutenants et commandant, nous serons aux issues en supplétifs d'agents privés de sécurité, avec en plus, comme consigne, de ne surtout pas intervenir si nous repérons le suspect…

Ils avaient fait état de leurs nouvelles appellations. Ils n'étaient plus inspecteurs, divisionnaires, mais lieutenants de police, commandants de police…

Trang avait relevé la tête. Il venait de se faire trois ennemis. Sans compter que le directeur devait le mettre dans le camp de Leblanc. Quatre ennemis au début de sa carrière, cela commençait à faire beaucoup… Il se demandait s'il ne devait pas demander sa mutation.

Leblanc ne leva pas les yeux. Sa voix était calme.

— Je vous donne également comme ordre de ne porter aucune arme, ni de service, ni personnelle.

Il prit trois feuilles et en tendit une à chacun.

— Voilà mes instructions écrites… Mes ordres sont précis, si vous souhaitez ne pas vous y plier, libre à vous. Mais dans ce cas, ne vous pointez pas à la clinique du Parc Orange. Je vous précise qu'en aucun cas il ne vous en sera tenu rigueur.

Les trois se regardèrent.

— Vous voulez dire que notre présence n'est pas souhaitée ?

— Je veux vous dire que j'ai reçu comme instruction écrite de prendre en soutien de mon intervention sur les lieux du crime trois inspecteur de ce service. Ce n'est pas ma volonté, c'est celle de la hiérarchie. Personnellement, je pense qu'il serait plus intelligent de vous laisser traiter les affaires que vous avez en cours...

— Il s'agit d'un meurtre quand même...

— C'est une certitude, en effet...

— Nous ferons selon vos instructions.

— Il voulait que tu en fasses quoi, de ce doigt ?

— Analyses...

— Un doigt de femme ou d'homme ?

— De femme...

Elle avait répondu sans même réfléchir. Oui, c'était un doigt de femme, elle en était certaine...

— Tu as refusé ?

— Non, mais...

— La dernière demande d'analyse de Deweare concernait une certaine Clerk...

Georgette venait de lui souffler cela à l'oreille. Delphine se remettait à peine de ses émotions... Elle était mal à l'aise. Elle gardait en souvenir son désir violent. Ce mec n'était pas un tueur, ce n'était pas un fou. Un fou ne l'aurait jamais troublée à ce point. Les fous mettent mal à l'aise, ils ne troublent pas de cette manière. Et puis ce Langlet... elle s'était fait avoir avec son regard d'ange et sa voix pénétrante. C'est avec lui qu'elle était mal à l'aise.

— Le fichier de Clerk a été effacé. Aucune trace des analyses qui ont été effectuées sous ce nom. Aucune... Ni des résultats ni des prélèvements sanguins...

— Tu veux dire quoi ?

Le chef de service les regardait en coin. Il n'interviendrait pas. Il fallait que sa victoire s'apprécie dans le calme. Il ne répondrait à aucune provocation de cette vieille peau. Il se contenterait de lui donner ses congés en juillet...

— Je veux dire qu'avant de devenir subitement fou, il était vachement sympa, le docteur Deweare...

Des larmes lui montèrent aux yeux. Son ventre se souvenait de l'effet qu'il lui avait fait.

— Il est où, ce doigt ?

23

ILS ARRIVÈRENT PAR L'ESCALIER DE SERVICE et traversèrent le couloir des chambres de l'aile sud. Sur le même niveau se trouvait le bureau de Leroy. Ils croisèrent deux infirmières et une surveillante-chef. Un grand brûlé, visage bandé, errait dans le couloir. Leurs pas étaient rapides, Deweare craignait d'être reconnu. Ils n'eurent droit à aucun regard.

~

À part le mobilier, contemporain, le bureau de Leroy ressemblait au sien. Mêmes dimensions, superficie et volume. Le bureau de la secrétaire, vide de tout occupant, était également séparé du sien par une baie vitrée. Elle devait être le seul médecin de la clinique à fermer son bureau à clé en permanence.

— Elle ne viendra pas, lui dit-elle en ouvrant son bureau et en parlant de sa secrétaire.

Elle passa la première. Les étagères étaient remplies de revues et de bouquins. C'était le bureau d'un bosseur. Des piles de dossiers traînaient çà et là. Leroy était ce qu'elle était, mais elle travaillait. Elle travaillait beaucoup. Jamais il n'avait eu à se plaindre de son boulot de « doublure ». Plus d'une fois, par ses remarques et observations pertinentes, elle lui avait évité de perdre des heures dans des voies sans issue. Sur le plan professionnel, elle avait droit à tout son prudent respect. Prudent, mais respect quand même.

— Bon, il faut que j'y aille. Voici un double de ma clé, ferme derrière moi, n'ouvre à personne. Jamais ils ne viendront ici. S'il y a un risque, je téléphone et je fais comme si je parlais à ma secrétaire. Je dirai :

« N'oubliez pas de vérifier mon agenda pour demain. » Là, il faudra que tu partes et que tu trouves un endroit pour te cacher jusqu'à la nuit…

Elle nota son numéro de portable sur un papier qu'elle lui tendit.

— Si tu arrives à téléphoner, voilà mon portable perso. Je ferai tout pour t'aider.

~

Les douleurs à l'estomac le reprenaient. Il reprit du gel d'hydroxyde d'aluminium et de magnésium.

Il s'assit et dut baisser le fauteuil. Il était fatigué. Ses paupières se fermèrent.

~

Qui ? La concurrence. Il y avait quatre ennemis potentiels, les Américains, les Japonais, les Allemands et les redoutables Suisses. Il les connaissait tous, il avait du mal à en imaginer un commanditant des meurtres… Il connaissait les scientifiques et les plus hauts responsables, il ne connaissait pas les actionnaires ni les financiers.

Qui que ce soit, il avait, ou ils avaient, besoin d'un relais au sein même de Worldpharma. Rien n'était possible autrement, rien. Ça compliquait les choses. Qui, à Worldpharma, avait intérêt à compromettre le lancement de l'Anoxydril ? C'était la question. De ceux qui étaient dans le secret des dieux, *personne* !

Worldpharma était un petit club. Les actionnaires principaux se tenaient par la barbichette. Lucien de Breuil devait avoir un dossier sur chacun d'eux. Il avait placé au conseil d'administration des hommes sûrs. Pas des girouettes, pas des hommes de paille, mais des hommes sûrs. Qui était vulnérable ? Langlet deviendrait riche grâce à l'Anoxydril. Bien plus riche qu'aucun autre laboratoire ne pourrait le faire devenir. Leroy, Chastain idem, de Breuil n'en parlons pas. Restaient les techniciens labos. Difficile à imaginer. Venir tuer Kondarowski, essayer d'avoir sa peau avec une arme à feu, était l'œuvre d'un professionnel. D'un type qui avait du sang-froid, qui savait tuer, qui n'en était pas à son coup d'essai, d'un professionnel qui avait été chèrement payé pour ça. Les techniciens labos n'étaient pas fiables pour servir d'intermédiaire dans ce genre de chose. C'était trop éloigné de leur univers. C'était psychologiquement impossible pour eux.

Le fauteuil était confortable. Juan, Elaine, Nathalie. Nathalie... Il vacilla un peu. Il souffrait, la trahison de Nathalie serait une plaie difficile à refermer. Il devait se reprendre. Il devait consacrer son énergie, toute son énergie, à se sortir de ce bourbier. Avoir des regrets ne servait à rien. Il devait sortir Nathalie de sa tête. Seules des pensées positives devaient animer son esprit.

L'odeur de la laborantine lui revint. Il revit le bout de ses seins pointer. C'était une odeur agréable, c'était l'odeur de son corps. Il reconnaissait l'odeur du désir. Il s'en troublait seulement maintenant. Quel âge devait-elle avoir ?

Ne pas se faire prendre, arriver à faire analyser plusieurs de ces doigts. Les doigts. Il les sortit de sa poche. Il était impérieux de les mettre au frais. Un frigo, il devait trouver un frigo. La laborantine accepterait-elle de faire ce qu'il lui avait demandé ? Il y avait peu de chance. Elle devait être en train de raconter son histoire à la police. Il ne retournerait pas dans le local à linge sale. Comment ferait-il ? Arriver à sortir. Toutes les issues étaient sans doute gardées. Sortir pour aller où ? Rester. Il y avait un labo d'analyse sur place. Il devait se débrouiller pour arriver à faire analyser au moins un des quatre doigts qui lui restait. Il ne fallait pas que les tissus s'altèrent. La première urgence était de les mettre au frais. Ensuite, trouver le moyen de faire analyser un de ces putains de doigts. Juan, Elaine, il les voyait sur le Dionysos. Sa tête se redressa dans un mouvement réflexe. Son cerveau s'était déconnecté. C'était un des premiers signes de grande fatigue. Son cerveau lui passait un message. Il devait se reposer, il avait besoin d'avoir les idées claires. Dormir. Il ouvrit les yeux. L'écran lui faisait face. L'ordinateur était sous tension. Il alluma l'écran, toute la clinique et Worldpharma étaient connectés à AOL,[83] il appela son pseudo comme invité et tapa son code.

~

« NE RENONCEZ PAS. MEFIEZ-VOUS DE VOS AMIS. VAMP. »

[83] *America On Line.* « L'Amérique en ligne », un des premiers grands réseaux d'ordinateurs publics américains, également fournisseur sur Internet.

Vamp ne le lâchait pas et semblait connaître beaucoup de choses. S'était-il fait manipuler ? Aurait-il décidé de se battre sans ses messages ? Oui, il se battait pour Juan et Elaine. Il se battait pour ne jamais être séparé d'eux. Il se battait pour leur amour. « NE RENONCEZ PAS... » De toute façon, là où il en était rendu, il n'avait guère le choix. À quoi rimaient ces messages ? Vamp se présentait comme un allié. Comme un ami qui vous veut du bien. Pourquoi se contenter de messages ? Si elle, ou il, connaissait la vérité, pourquoi le laisser se dépêtrer seul ?

Et si il, ou elle, n'avait pas le choix ? Si Vamp ne pouvait pas faire autrement...

« MEFIEZ-VOUS DE VOS AMIS... » Vamp ne pouvait faire allusion qu'à ses faux amis. Qu'à... Leroy ! Qui d'autre avait essayé de l'aider jusqu'alors ? Se méfier de Leroy.

Qui était derrière tout cela ? Qui était le traître, l'agent de la concurrence ? Cela ne pouvait être que quelqu'un du premier cercle. Lucien de Breuil, Langlet, Chastain, Leroy, un membre du conseil d'administration. Il était de première importance qu'il ne fasse confiance à aucun d'entre eux.

Qui était Vamp ? Ce ne pouvait être également que quelqu'un du premier cercle. Il y avait dans le premier cercle un combat en deux factions. Il était utilisé par les deux. L'une voulait le détruire, l'autre...

Leroy. Elle appartenait forcément à une des deux factions. Il se trouvait dans son bureau.

Il était peut-être dans la gueule du loup...

Delphine se ressaisissait. C'est vrai qu'avant d'être déclaré fou, il était vachement sympa. Elle plissa les yeux et bougea lentement la tête. Georgette n'eut pas besoin d'explications pour comprendre qu'il fallait qu'elle se lève en même temps et qu'elle la suive.

Müller préféra faire comme s'il n'avait rien vu. Il relisait l'article consacré à Deweare et souriait intérieurement. L'échec si près du but le rassurait, il y avait une justice. Lui, au moins, ne risquait pas de chuter.

L'accès aux sous-sols était maintenant libre. Il n'y avait plus d'agents de la sécurité pour jouer aux bergers allemands. Elles empruntèrent l'escalier. Arrivées au quatrième sous-sol, elle entendirent une porte claquer. Avec précaution, elles se baissèrent et s'abritèrent derrière l'angle du couloir. Langlet sortait du local à linge sale. Il ne vint pas vers elles et disparut dans l'angle opposé. Elles entendirent une autre porte claquer. Elle avancèrent et regardèrent dans le coin. Une porte au fond du couloir venait de se refermer. Langlet était entré dans une pièce qu'elles ne connaissaient pas. Elles firent demi-tour et pénétrèrent dans le local.

Delphine n'en revenait pas, les containers étaient vides. Plus aucun sac à l'intérieur... Elle alla au fond de la pièce, là où elle avait combattu les mauvais esprits. Georgette était derrière elle. Elle aurait bien aimé comprendre. Elle commençait à se dire que ça faisait beaucoup pour une seule journée. Elle aimerait bien être prise en considération.

— Que venons-nous faire ici?

— C'est ici, c'est ici qu'il est venu...

Elle adossa ses épaules contre le mur où il s'était collé à elle pour l'empêcher de crier. Sur le sol se trouvait toujours son mégot de cigarette.

Georgette se baissa et le ramassa. À la forme et à la texture du papier, elle comprit qu'il ne s'agissait pas d'une cigarette comme les autres. Elle se remémora la première fois où elle avait découvert un mégot semblable dans la chambre de sa fille. Elle y cherchait des photos. C'était trois jours après qu'elle eut accepté de recevoir celui qui était devenu, malgré elle, son gendre. Sa fille n'avait jamais fumé. À côté du mégot était posée une petite boîte contenant des herbes séchées et une tablette qui ressemblait à une tablette de chocolat. Elle n'avait jamais vu de chanvre indien, elle ne connaissait que le nom de haschisch ou celui de marijuana. Elle ignorait qu'il s'agissait de la même chose. Elle n'avait jamais rien vu de tel mais elle savait qu'elle venait de trouver de la drogue chez elle. Elle regarda par la fenêtre, aucune voiture, pas de piéton qui faisait les cent pas. Elle sortit, fit le tour de la maison, personne n'espionnait. Sa fille, une droguée. Sa fille, une trafiquante de drogue. Elle rentra. Elle ne savait plus quoi faire. Elle n'avait jamais aimé ce type. Elle était sûre qu'elle était surveillée par la police. Par les dealers peut-être. Elle paniquait. Peut-être qu'ils allaient arriver pour l'arrêter. Il fallait qu'elle se débarrasse de tout cela. Elle alla aux toilettes. Et si les dealers tuaient sa fille en représailles. Non, elle ne pouvait pas faire ça. Elle attendit le retour de sa fille. À peine eut-elle franchi le seuil de la porte d'entrée qu'elle lui colla deux baffes et l'insulta. Sa fille comprit. Elle fit ses affaires et partit. Georgette la laissa faire. Depuis, elle pleurait tous les soirs.

Elle se redressa les larmes aux yeux et le mégot au bout des doigts. Delphine comprit.

— Mais non, ce n'est pas ce que tu crois...

— Tu ne te drogues quand même pas? Rien ne mérite...

Delphine s'énerva un peu. Elle était dans les souvenirs de son corps, du bas de son ventre. Elle la prit par les bras.

— Je te dis que ce n'est pas ce que tu crois. Je n'ai jamais fumé de pétard. N'aie pas peur.

— Alors qu'est-ce que c'est?

— Aucune importance et cela me regarde...

Georgette mit le mégot dans sa poche. C'était pas la peine qu'on les trouve là avec un mégot de drogue aux pieds. Ce serait déjà difficile d'expliquer leur présence ici...

— J'étais là, j'ai entendu du bruit mais je n'ai pas réalisé tout de suite...

— Il était où, lui?

Elle se pencha et indiqua l'entrée.

— Je n'ai d'abord rien compris à ce que je voyais. Il y avait un container devant la porte et lui derrière, dos à la porte.

— Tu étais là avant lui?

— Oui, mais je ne l'ai pas entendu arriver.

Georgette était maintenant certaine qu'elle se droguait. Les drogues provoquaient des hallucinations. Elle l'avait entendu à la télé. Delphine comprit.

— Je te jure que tout ce que je te dis est vrai... Je n'ai pas rêvé...

Georgette n'était pas contente. Elle n'aurait pas sa revanche. On ne pouvait rien faire avec les camés. Ce sont des malades, il faut les soigner.

— Oui, je te crois...

Delphine tapa du pied.

— Oh! Arrête tes conneries, tu veux? Je te dis que je ne suis pas une droguée!

Sa fille aussi lui avait juré ses grands dieux qu'elle ne se droguait pas. Qu'elle avait goûté, c'est tout. Elle commença à s'en retourner et à se diriger vers la sortie.

— Arrête! Je t'en supplie...

Elle entendit ses larmes. Delphine pleurait. Elle fit demi-tour et la prit dans ses bras.

— C'est bon, ne t'inquiète pas...

— Mais je ne m'inquiète pas... Je veux que tu me croies... C'est important.

Elle se dégagea de son étreinte, porta ses mains à ses yeux et essuya ses larmes en reniflant.

— C'est vrai ce que tu as dit sur Deweare. Il n'est pas fou, il n'est pas...

Georgette remarqua le trouble de Delphine. Elle avait réellement vu Deweare.

— Dis donc toi, tu ne penserais quand même pas à...

— Il était derrière le container, je ne l'ai pas reconnu tout de suite et je n'ai pas compris ce qui se passait.

Elle s'adossa au mur, là où elle était quand elle l'avait entendu bouger un container.

— Bien, il était là-bas.

— Oui, et il coupait les doigts d'une main. J'ai vu la main, j'ai vu les doigts. J'ai dû faire du bruit...

— Il t'a entendue ?

— Oui.

— Qu'est-ce qu'il a fait ?

— Il est venu et s'est serré contre moi...

Georgette comprit l'humide regard qui illumina tout à coup le visage de Delphine.

— Qu'est-ce qu'il t'a fait ?

— Comment ça ?

— Il s'est serré contre toi, pourquoi ?

— Il ne voulait pas que je crie. Il m'a mis sa main contre ma bouche...

— Sa main...

— Je l'ai mordu, il n'a rien dit. Il était calme. Il m'a promis qu'il ne me ferait aucun mal.

— Et puis ?

— Et puis il m'a parlé...

— Il t'a dit quoi ?

— Je sais plus... Il parlait de meurtre. C'était pas lui. Il avait besoin de moi.

— Il avait besoin de toi pour le pouce ?

— Oui, il voulait que je fasse analyser les tissus et le sang du pouce.

— Quelles analyses ?

— J'sais pas…

Elle s'était apaisée. Elle retira son dos du mur et fléchit ses genoux, comme pour se reposer.

— Et alors, ce pouce ?

— Il l'avait posé sur le rebord du container…

— Lequel ?

— Celui qui est à l'entrée.

— Tu ne l'as pas pris avec toi… Pourquoi ?

— J'ai eu peur.

— Tu as eu peur de passer pour sa complice ?

— Non, pas du tout, c'est le bras…

— Quel bras ?

— Lorsque je suis allée vers le container pour prendre le pouce, j'ai remarqué des traces de sang sur un sac. Je ne comprenais pas ce que cela pouvait être. Alors j'ai ouvert, et j'ai vu le bras, avec la main sans doigt…

— Quelle horreur ! T'es sûre qu'il est pas fou, ce Deweare, quand même ? Se promener avec un bras et couper les doigts de la main… Y a plus simple pour faire des analyses… À qui il était, ce bras ?

— J'en sais rien… C'était un bras de femme.

— Un bras de femme… Comment le sais-tu ?

— Il n'y avait pas de poils.

— Pas de poils… T'es sûre qu'il est pas vraiment fou ? À qui il l'a pris, ce bras ? À une de ses patientes ? Il lui a dit, attendez, j'ai besoin de vous faire des analyses. Il trouvait trop banal de faire un prélèvement sanguin alors il l'a découpée en petits morceaux…

— Ça doit être celui de sa dernière patiente. Réfléchis, il est accusé d'avoir provoqué sa mort.

— D'accord… Il aurait récupéré le bras pour le faire analyser et prouver son innocence…

— Oui, c'est ça…

Georgette était contente. Elle tenait peut-être sa revanche. Il lui suffisait de trouver le bras, de le faire analyser… Faire analyser un bras… Un morceau… Il faudrait qu'elle découpe un morceau. Analyser, mais quelles analyses ? Une recherche des anesthésiants. Il faudrait qu'elle demande des Leucotriennes. Delphine se releva.

— C'est ça, et j'aurais dû l'aider. Je le lui ai dit en plus. Il m'a donné rendez-vous là ce soir, et il a fallu que je le donne à ce…

— Merdeux.

Delphine la regarda, étonnée. Elle n'avait rien saisi de la passe d'armes qui avait eu lieu à cinquante centimètres d'elle.

— Et en plus, où il est, ce pouce maintenant ? Hein, où ?

— T'affole pas. Il ne peut être que dans un sac à linge sale.

— Ah oui ! Et ils sont où maintenant, les sacs à linge sale ?

— À ton avis ?

— Là où le linge est nettoyé.

— C'est ça, là où le linge est nettoyé. En plus, cela ne doit pas faire longtemps qu'ils sont partis, ces sacs... Pas longtemps. Souviens-toi, il y avait les gardiens.

— Retrouvons les sacs.

— Tu n'as pas peur d'avoir des ennuis avec ?

— Avec ce qui vient de se passer, je ne vois pas qui oserait nous faire des ennuis...

— Non, retrouvons ces sacs. Il faut l'aider, ce docteur Deweare. Il en a besoin...

Georgette pensait surtout à sa revanche. Elle avait la rancune longue et sévère.

— Un mal qui répand la terreur...

Trang regarda Leblanc qui fit comme s'il n'avait rien entendu. Leblanc était aux côtés de Lucien de Breuil. On lui avait présenté Langlet, directeur financier qui avait découvert le cadavre en présence du chef de la sécurité, Mangin, Leroy, anesthésiste, remplaçante de Deweare et Désiré de Hautefrance, technicien de surface.

Leblanc avait reconnu Leroy. C'était elle qui était venue retrouver Langlet à la Bastille. C'était elle qui venait de s'adresser à Langlet. Ils étaient tous deux au-dessus du cadavre de Kondarowski, à côté de celui de Clerk. « Mal que le ciel en sa fureur... », se récita Trang qui se faisait tout petit.

Le technicien de surface était là avec son balai et son sac en plastique. Il se mit à balayer près de l'armoire, dans un coin. Leblanc regarda de Breuil.

— Conscience professionnelle, précisa de Breuil.

— J'espère qu'il n'a pas balayé cette pièce après le meurtre, répondit Leblanc qui regardait le sachet de coke ouvert.

— Cocaïne grise… rare…

Devancés par deux agents de la sécurité, les inspecteurs de l'identité judiciaire firent leur entrée… Il leur fallut trois minutes au plus pour photographier, prélever, mesurer et commenter.

Leblanc avait été strict, ils ne faisaient que passer, ils effectuaient les prélèvements nécessaires et ils se tiraient. C'était la seule attitude payante selon lui. Il fallait que tout le monde se sente en confiance. À la clinique et à Worldpharma. Ils s'attendaient à une intervention policière de pure forme. Les relations de Lucien de Breuil, ou de Langlet, avaient fait ce qu'il fallait. Sa propre hiérarchie, la plus haute, celle qui commençait dans le bureau du directeur de cabinet du ministre, ne devait pas souhaiter autre chose.

La mise en confiance était souvent la clé du succès d'une enquête policière. La confiance mène au relâchement, l'inconscient l'emporte alors plus facilement dans sa lutte intérieure pour s'exprimer malgré les refoulements. Et là, il suffit d'écouter des gens qui ne s'entendent même pas parler. Il suffit de les laisser dire, faire.

Leblanc se pencha sur le cadavre de Kondarowski. Drôle de fin que celle-là. Langlet, à côté de Leroy, le regardait en coin. Il y avait quelque chose entre ces deux-là, comme un conflit. Elle avait peur. Leroy avait peur et elle voulait que Langlet la rassure. Peur de quoi ? Il regarda à nouveau le cadavre de Kondarowski et retourna vers eux. « Ils ne mouraient pas tous, mais tous étaient frappés… », se dit-il en se relevant. Leroy devait se demander si elle ne serait pas la prochaine…

— Il a donné rendez-vous à une laborantine à 20 heures dans le local à linge sale.

Leblanc fut surpris que Langlet ait attendu si longtemps avant de la ramener.

— Vous voulez parler de…

— De Deweare, monsieur le commissaire, de Deweare.

— Ah oui, le présumé coupable… Il serait donc toujours ici ?

— Nous le pensons. Toutes les issues sont sous étroite surveillance.

Leblanc voulait que Langlet sache qu'il était de son côté, qu'il était important pour lui. Il s'approcha du bloc sur lequel reposait le cadavre de Clerk.

— Mais pourquoi lui avoir coupé le bras ?

Il jeta un regard à la caméra qui était sur le sol.

— Il a pris la cassette, j'imagine…

Désiré avait fini de balayer dans son coin. Il avait pris garde de rester à l'écart. Les choses se passaient bien pour lui. Il avait réussi à balayer sous l'armoire et à récupérer la cassette et personne ne s'était intéressé à lui. À lui qui avait tout vu, personne n'avait rien demandé. Il se dirigea vers la sortie. Trang l'intercepta. Sa fonction de stagiaire l'autorisait à interroger un balayeur, Noir qui plus est.

— Avez-vous remarqué quelque chose ?

Désiré comprit qu'il ne trouverait pas le repos si facilement. Cette journée n'en finirait donc jamais.

Mangin l'observait et était à l'écoute, du genre, toi, fais gaffe à ce que tu vas sortir…

— Il n'a pas supporté l'erreur qu'il a commise et qui signifiait la fin de sa carrière, hier encore si prometteuse… intervint de Breuil.

Trang devait se taire. On parlait à son patron qui écoutait religieusement, il ne pouvait pas faire comme s'il s'en foutait. Mais ce balayeur devait cacher quelque chose. La manière qu'il avait d'essayer de se tirer sans se faire remarquer. Leblanc avait de drôles de méthodes. Le balayeur devait savoir quelque chose, il n'était pas là pour rien. Il avait entendu Leblanc parler avec de Breuil. « Que tous ceux qui sont concernés, de près ou de loin, se trouvent avec vous sur les lieux du crime… »

— Kondarowski avait effectué les premières investigations sur la dépouille de Clerk, la dernière patiente de Deweare. Il avait dressé un rapport accablant qui s'appuyait sur des analyses indiscutables. Deweare avait commis une bourde irréparable. Il aura voulu forcer Kondarowski à changer son rapport, ajouta Langlet.

Trang ne lâcha pas la pression sur Désiré.

Mangin assistait à la scène. Il n'en revenait pas. Deux flics. Plus trois en supplétifs de ses propres agents à lui. Il croyait rêver. Il s'agissait d'un meurtre quand même. Deux flics, dont un jeune qui était sans doute encore à l'école. Cette affaire serait classée, c'était sûr… Enfin, si de Hautefrance ne la ramenait pas et si le petit jeune ne faisait pas trop de zèle…

Leblanc avait approuvé du regard les propos de Langlet. Il entrait dans son raisonnement, sa manière de penser et d'expliquer les choses. Et lorsqu'il eut fini, il enchaîna sur le même ton.

— Et devant le refus de ce dernier, il l'aura abattu…

Il se pencha à nouveau sur le corps de Kondarowski.

— Qu'espérait-il ? Qu'espérait-il ? reprit Langlet.

Leroy n'était pas intervenue. Leblanc se tourna vers le cadavre de Clerk et montra du doigt la bouteille de formol et la seringue.

— Le formol interdit toute nouvelle analyse, je suppose ?

Désiré en profita pour esquisser un nouveau pas de deux vers la sortie.

— Avez-vous remarqué quelque chose ? lui demanda Trang.

Le ton se voulait autoritaire. Désiré ne réfléchit même pas.

— Non, monsieur le commissaire, je n'ai rien remarqué.

Trang l'aurait bien étranglé. Ce vieux se foutait de sa gueule. Il savait très bien qu'il n'était pas commissaire.

— Si vous n'avez rien remarqué, que faites-vous ici ?

L'attention de tous était dirigée vers eux. Mangin n'en revenait pas. Avec de tels flics, les assassins avaient de beaux jours devant eux. Il n'en revenait pas. C'était pas une enquête policière, c'était les Pieds Nickelés qui jouaient à Columbo…

— Je balaye, moi monsieur, je balaye…

Ce type se foutait vraiment de sa gueule. Trang en avait marre d'être en dehors du coup.

— Tu balayes, toi. Tu balayes…

C'était par réflexe qu'il l'avait tutoyé avec mépris. C'était une des premières choses qu'on apprenait à l'école de police. Humilier, humilier pour abaisser et pouvoir ainsi imposer son autorité.

— Alors pourquoi tu ramasses pas ce tas de poussière ?

Désiré regarda dans la direction indiquée par le bras du jeune flic. Il y avait un peu de poussière dans un coin. Il s'y dirigea et s'apprêtait à le ramasser lorsqu'il entendit la voix du plus vieux flic.

— Laissez-ça, nous ferons analyser.

Désiré s'arrêta dans son mouvement. Le jeune flic se dirigeait vers lui.

— Et ça, qu'est-ce que c'est ?

Il lui montrait son sac poubelle dans lequel il y avait des détritus et la cassette. Il se retourna et tendit le sac au jeune flic. Trang n'en revenait pas. Ce mec ne se laissait pas impressionner. Le silence se fit. Il sentit le mépris de l'assistance lui tomber sur les épaules. Soit il ouvrait ce sac et il passait pour un âne, soit il ne l'ouvrait pas et il perdait la face. Passer pour un âne ne lui disait rien.

— Allez, va te reposer, va…

Les mots sortirent comme ça, facilement.

Désiré ne se fit pas prier deux fois. Il appuya sur le bouton du sas et s'engouffra à l'intérieur pour quitter ce lieu maudit.

Langlet rompit la glace et s'adressa à Leblanc.

— Vous avez écouté les enregistrements ?

— Je croyais que la cassette vidéo n'avait pas été retrouvée...

— Non seulement nous filmons toutes nos autopsies et vivisections, mais en plus nous les enregistrons sur bande audio séparée.

Langlet se dirigea vers le bureau de feu Kondarowski, appuya sur la touche « play » du lecteur de cassette. Des grésillements se firent d'abord entendre. « Tiens, je m'occupe de ta cliente... » Ça, c'est la voix de Kondarowski, précisa de Breuil. « C'est de toi, ça ? C'est de toi, cette merde ?... » Et ça, la voix de Deweare. « Arrête tes conneries... » Kondarowski suffoquait. Un filet d'eau se fit entendre. « Arrête ! Tiens, voilà le rapport que tu veux ! » Le bruit d'eau augmenta de volume. « Arrête, tu l'as, le rapport... Tu vas en perdre du fric... Tu te crois fort, la vedette... Tu te croyais arrivé, hein ? C'est moi qui vais te descendre... Pauvre con, tu te crois plus fort encore... Pauvre mec, déjà à la fac, t'étais comme ça. Puant de vanité. Cette fois, tu vas perdre, et c'est bien fait pour ta g... » Des bruits sourds se firent entendre. Leblanc reconnut les bruits de balles tirées d'un silencieux. Nouveaux grésillements, l'enregistrement s'arrêta.

— Est-ce que toutes vos affaires sont si simples ? questionna Langlet.

— D'une certaine manière, oui. Il y a toujours un coupable. Mais pourquoi a t-il découpé le bras de sa dernière patiente ? Pourquoi ? Savait-il qu'il y avait un enregistrement audio ? Pourquoi ne l'a-t-il pas pris avec lui ? Et la cocaïne ? La cocaïne...

Langlet n'avait aucune réponse. Il ne voyait pas ce que cette cocaïne venait faire là.

— Apparemment l'affaire est simple. Mais il reste des questions. Qui resteront sans doute sans réponse, reprit Leblanc.

24

— Je ne serai pas le Baudet…
— Mais qu'est-ce que tu racontes ? Qu'est-ce qui t'a pris ?
— Je ne serai pas le baudet, c'est tout !

~

Leblanc fit signe à Trang de se faire discret. Langlet et Leroy passaient dans le couloir. Ils continuaient leur conversation, elle devint inaudible. Ils ne pouvaient pas les suivre sans se faire repérer.

~

Langlet lui serra la main très fort et lui fit signe de le suivre. Ils empruntèrent l'escalier qui menait aux chaudières.

— Qu'est-ce qui t'arrive ?

Il la remuait un peu en lui tenant les épaules.

— Lâche-moi ou je hurle. Lâche-moi !

— Très bien, OK. Mais explique-moi ce qui t'arrive…

— Je ne serai pas le dindon de la farce…

— Mais bordel, tu peux être claire ?

— Après Kondarowski, qui est le prochain ? C'est moi ? Vous avez décidé de faire place nette ?

— Mais ça va bien, la tête ?

— Oui, ça va bien. Tu y as pris goût, c'est ça ? Tu y as pris goût. Tu aimes tuer, ça te fait bander…

Langlet fouilla dans une de ses poches intérieures. Leroy se recula.

— Mais n'aie pas peur... Tiens, lis! Il lui tendit la lettre que Kondarowski avait préparée pour le procureur de la République. Elle tremblait et n'arrivait pas à se concentrer pour lire. Il lui passa la main dans les cheveux. Elle bondit. Elle avait peur. Il le comprit et n'insista pas.

— Prends ton temps. Calme-toi, tu n'as rien à craindre. C'était Kondarowski ou nous. Il s'apprêtait à tout dévoiler au procureur de la République. Tout, tu m'entends?

Elle le regardait, elle lut. Il disait vrai, cette lettre était destinée au procureur de la République. La signature était bien celle de Kondarowski.

— Il ne parle pas de toi. Mais il parle de toutes les greffes. À ton avis, combien de temps les flics auraient mis pour avoir le nom de la jeune anesthésiste qui travaillait avec lui pour ces greffes?

Elle était sidérée. Elle le regardait. Il avait l'air normal. Il se ressemblait. Elle relut la lettre. Que pouvait-il faire d'autre? C'était lui ou eux. Elle réussit à parler.

— Et Deweare?

— C'est à ne rien y comprendre. Il a décidé de se battre, il pense pouvoir démontrer son innocence. Il a dû emmener le bras avec lui pour faire effectuer des analyses. Il faudrait qu'il soit loin d'ici ou arrêté par les flics.

— Ils n'ont pas l'air pressés.

— De Breuil a dû y aller un peu fort dans ses demandes de discrétion. Il faut qu'on le trouve avant demain. Bras ou pas, avec l'enregistrement, il ne pourra pas s'en tirer.

— Et s'il réussit à faire des analyses?

— J'ai tout bloqué au labo. Il doit être stoppé.

— Tu as sans doute raison...

Arriver à percer le secret de son regard. Elle était de plus en plus convaincue qu'elle ne serait pas numéro 2. Elle savait maintenant que c'était sa peau qu'elle devait sauver. Pas sa carrière. Il ne s'agissait plus de sa carrière, mais de sa vie.

Le calva était bon. Réserve du chef. Il ne venait pas de Normandie mais de Bretagne. Il posa son verre, laissa le chef à ses occupations et à son personnel, et prit le chemin du parking. Dans vingt minutes, il irait retrouver la belle Maria dans le studio qu'il lui payait. Il la ferait mettre à genoux et lui tiendrait les cheveux avec les mains. Cette fois, elle devrait avaler. Il était exclu qu'elle refuse. Il faudrait qu'il la prête au chef, en sa présence. Rien que d'y penser, ça l'excitait. Elle le sucerait pendant que le chef la sauterait.

~

Il arriva sur le parking et reconnut tout de suite deux postérieurs féminins. Deux culs, penchés à l'arrière de sa camionnette. Qu'est-ce que c'était que ça ? Ailleurs, il sait comment cela se serait passé. Deux culs dans sa camionnette. Il regarda autour de lui. Il n'y avait personne.

~

— Où va-t-on ?

— Faire un petit tour, comme ça. S'imprégner des lieux. C'est important, ça, les lieux, Trang, important.

Ils arrivèrent à une sortie gardée par un agent de la sécurité. Leblanc s'avança et montra discrètement sa carte.

— Où mène cette porte ?

— Sur le parking des livraisons, monsieur.

— Quelqu'un est passé par là ?

— Non, monsieur.

— Eh bien, ouvrez-nous…

L'agent de sécurité sortit son passe et ouvrit. Ils débouchèrent face à un parking.

À dix mètres d'eux se trouvait une camionnette, portes arrière ouvertes, deux femmes vues de dos s'activaient à ils ne savaient quoi. De biais, un homme arrivait, l'air déterminé et le pas assuré. Il prenait soin de ne pas faire de bruit. Il ne pouvait les voir, il était trop absorbé par son approche pour faire un trois-quarts de tour arrière avec sa tête. Leblanc stoppa Trang.

~

— T'es sûre que ce sont ces sacs ?

— Oui.

— Si on le retrouve, qu'est-ce qu'on fait?

— On le fait analyser, pardi!

— Mais ça ne passera jamais ici, tu penses bien que tout est surveillé maintenant...

— T'as raison. Toi, tu pourras, moi pas...

— Je pourrai quoi?

— Tu le portes au labo de la rue Damrémont. Tu demandes Julie de ma part. Ça fait vingt ans qu'on se connaît... Demande les Leucotriennes et fais aussi analyser les tissus. Enfin, j'en sais rien, moi, je suis pas médecin, dis-lui de faire toutes les analyses possibles et imaginables...

Elles fouillaient et fouillaient encore. Il ne restait plus que deux sacs.

— Avec notre chance, il sera dans le dernier...

Elles étaient tellement absorbées par leur recherche qu'elles ne réagirent même pas. Elles se contentèrent de jeter un bref regard en arrière et furent rassurées de voir que ce n'était ni le directeur financier, ni leur chef de service, ni un agent de la sécurité. C'était un petit, style portugais.

— Vous avez perdu vos petites culottes?

Georgette prit son œil mauvais.

— Qu'est-ce qu'il a, le nabot, il veut une paire de claques?

Antonio n'avait pas l'habitude qu'une femme l'insulte et lui parle sur ce ton. Dans son pays, ça se serait passé autrement. Il ne voulait pas d'ennuis, mais quand même, il était un homme, il fallait pas pousser...

— Qu'est-ce t'as, la morue?

Il était à deux mètres. Il avait envie de fermer les portes arrière, de monter à l'avant, de démarrer et de les emmener dans une petite décharge de sa connaissance. On verrait si la morue lui parlerait toujours sur ce ton. En plus, elles faisaient comme s'il n'était pas là. Elles fouillaient dans les sacs, dans ses sacs.

Delphine se redressa et tapa sur l'épaule de Georgette qui attaquait le dernier sac. Au fond de l'avant-dernier sac, se trouvait un morceau de chair. Le pouce. Delphine le ramassa et le montra comme un trophée à Georgette qui afficha un sourire de vainqueur. Elle tenait enfin sa vengeance... c'était sûr. Elles se retournèrent ensemble. Il était à l'arrière et avait un sourire menaçant.

— Je peux jouer avec vous, vous êtes…

Il fixait la main de la plus jeune. Son sang monta au cerveau. Un sexe, elle avait un sexe coupé au milieu de la main. Il se paralysa. Elles en profitèrent pour descendre en le bousculant un peu.

— Mais c'est dégueulasse. Qu'est-ce que vous avez fait ?

Il criait et ne s'en rendait même pas compte. Elles étaient parties. Il était là avec ses sacs vidés, du linge partout. Il restait un sac auquel elles n'avaient pas touché. Il s'en approcha, l'ouvrit.

Il hurla des choses incompréhensibles.

~

Trang regardait avec insistance Leblanc. Allait-il se décider à intervenir ? Ils laissèrent partir les deux filles. La plus jeune se dirigeait vers la sortie de l'enceinte extérieure de la clinique qui n'était pas gardée. La plus âgée, sourire aux lèvres, regagna le hall d'entrée. Les cris venant de la camionnette se faisaient encore plus aigus. Leblanc avança, suivi de Trang.

— Appelez la police, appelez la police…

— Calmez-vous, c'est nous, la police.

Leblanc monta à l'intérieur, carte en main et en évidence.

— Qu'est-ce qui se passe ?

— Deux femmes, elles ont tué un homme, elles l'ont découpé en morceaux et elles ont mis les morceaux dans ma camionnette… Il faut les arrêter. Elles lui ont coupé les couilles… Elle sont parties avec…

— Calmez-vous. Montrez moi tout ça.

Il lui indiqua le sac.

— Vous êtes vraiment policiers ?

Trang répondit en montant également à l'intérieur.

— Y a pas plus flics que nous… Vous avez vos papiers ?

Instinctivement il sortit son portefeuille et le donna au jeune qui venait de monter dans sa camionnette.

— Il faut les arrêter. Elles sont pas loin, il faut les arrêter…

— C'est bon, on sait ce qu'on a à faire.

Leblanc prit l'avant-bras. Bien, dit-il… Il se tourna vers Antonio.

— C'est une blague d'étudiants en médecine. Ils font des jeux de pistes comme ça. C'est le bras d'un cadavre. Et ce que vous avez pris pour une queue n'était qu'un pouce… Calmez-vous et rentrez chez vous. Et c'est pas la peine d'ébruiter tout cela.

Il se tourna vers Trang.

— Vous avez relevé l'identité de monsieur ?

— Oui, monsieur le commissaire.

— Bien, nous vous laissons. Ah, nous vous débarrassons de ceci…

~

Antonio n'en revenait pas. Le commissaire avait emballé le bras dans un drap comme si de rien n'était. Il n'avait pas rêvé. C'était bien une queue qu'il avait vue. Ils étaient déjà descendus. Il n'avait plus qu'à tout ranger et partir.

Il n'avait plus envie d'aller voir Maria.

~

— Que fait-on ?

Trang n'avait pu se retenir…

— Rien. Enfin, faites porter cela à l'institut médico-légal ainsi que les deux cadavres. Donnez cette mission à nos trois inspecteurs, ça les occupera. Discrétion, toujours de la discrétion…

— Et ensuite ?

— Je vous attends là. Cinq minutes, vous n'avez pas besoin de plus de cinq minutes…

— Trois suffiront.

Il se dirigea vers le hall d'entrée.

— Hé ! N'oubliez-vous pas quelque chose ?

Trang se retourna et vit Leblanc agiter le bras enveloppé dans le drap. Il en eut des frissons.

~

Les choses bougeaient. Leroy était terrorisée. « Un mal qui répand la terreur… Je ne serai pas le Baudet. » Leroy s'adressait à Langlet par messages codés. Sacrée femme que cette Leroy. Qu'avait-elle à voir avec Langlet ? Pourquoi avait-elle peur ?

Que voulait-elle dire ? Les médecins ne sont pas réputés pour être des lettrés. Ils font de longues et difficiles études, apprennent un vocabulaire qu'eux seuls comprennent, ils en sont fiers et ont l'impression d'appartenir à un monde à part, forcément supérieur. Les années passent et ils s'aperçoivent que ce monde n'est pas semblable au leur, qu'on n'y parle pas le même langage, qu'il y a des mots qui leur manquent, qu'ils ne comprennent pas tous les plaisirs des autres. Alors, pour se réaliser, ils finissent par écrire des livres ou faire de la politique. Écrire des livres, mais pas toujours en lire.

Pourquoi lui exprimait-elle sa peur à travers ces vers... En présence de flics ?

« Un mal qui répand la terreur,
Mal que le Ciel en sa fureur
Inventa pour punir les crimes de la terre... »

Il se remémorait le début sans difficulté. Il se le récita à nouveau pour faire venir la suite. Elle ne venait pas. Il fallait qu'il retrouve le passage du baudet. « Pour punir les crimes de la terre... » Kondarowski avait été assassiné pour punir les crimes de la terre... Kondarowski avait été assassiné comme victime expiatoire... De quels maux ? Il fallait qu'il se souvienne de la suite.

~

— Vous avez l'air bien songeur, patron...

Trang lui faisait face, deux minutes ne s'étaient pas passées.

— Ça y est. Tout est parti quai de la Rapée[84]. Puis-je vous parler ?

— Oui, vas-y. Tu te demandes à quoi je joue, c'est cela ? Tu te dis, Leblanc, il n'en a rien à foutre de cette enquête et je perds mon temps avec lui, je suis avec un tocard...

— C'est pas en ces termes. Mais...

— Tu sais, il y a des enquêtes pour lesquelles les modes classiques d'investigation ne servent à rien. C'est rare, mais ça existe. C'est ta chance de tomber sur un de ces cas... La logique et ce qu'on t'apprend à l'école de police voudraient que l'on suive les pistes que l'on trouve. Là, ce sont de fausses pistes, ça ne peut être que de fausses pistes. Et rappelle-toi bien ceci : un meurtre est toujours la fin d'une histoire et le début d'une autre. Là ce qui compte, c'est pas tellement la fin, on la découvrira tôt ou tard, la fin de l'histoire de Kondarowski, mais c'est la

[84] Adresse de l'Institut médico-légal de Paris, dans le XIIe arrondissement.

porte que sa mort nous ouvre sur une autre histoire, bien plus importante, parce qu'elle met en jeu des gens très importants…

— Vous voulez me dire que lorsque vous m'avez fait enquêter sur Worldpharma…

— Tu connais La Fontaine ?

— Le 8 juillet 1621 on baptise Jean de La Fontaine à Château-Thierry dans l'église de Saint-Crépin-hors-les-Murs. Le 13 avril 1695, près de deux cent soixante fables plus tard, il meurt à Paris chez Anne d'Hervat, conseiller au parlement. Le 14, il est inhumé au cimetière des Saints-Innocents…

— T'es vraiment pas fait pour être flic, toi…

— Parmi ses nombreuses fables, une devrait vous intéresser…

— Ah ?

— « Un mal qui répand la terreur, Mal que le Ciel… »

— « en sa fureur Inventa pour punir les crimes de la terre, La Peste (puisqu'il faut l'appeler par son nom), Capable d'enrichir en un jour l'Archéron[85], Faisait aux animaux la guerre. Ils ne mouraient pas tous, mais tous étaient frappés », c'est après que j'ai un trou…

— « On n'en voyait point d'occupés
À chercher le soutien d'une mourante vie ;
Nul mets n'excitait leur envie ;
Ni loups ni renards n'épiaient
La douce et l'innocente proie ;
Les tourterelles se fuyaient : Plus d'amour, partant plus de joie. »

— Ça y est… Le Lion convoque tout le monde et propose que le plus coupable d'entre eux soit sacrifié pour obtenir la guérison de tous. Chacun doit donc faire publiquement son examen de conscience. Et il commence par avouer avoir dévoré « force moutons » ainsi que d'avoir quelquefois mangé le berger…

— C'est ça.

— Le Renard intervient ensuite pour excuser le Lion, et tous de le suivre…

— « Tous les gens querelleurs, jusqu'aux simples mâtins,
Au dire de chacun, étaient de petits saints.

---

85 Archéron, dans la mythologie c'est le fleuve des Enfers, frontière du royaume des morts.

L'Âne vint à son tour, et dit: « J'ai souvenance
Qu'en un pré de moines passant,
La faim, l'occasion, l'herbe tendre, et, je pense
Quelque diable aussi me poussant,
Je tondis de ce pré la largeur de ma langue.
Je n'en avais nul droit, puisqu'il faut parler net. »
— « À ces mots on cria haro sur le Baudet. »
— « Un loup, quelque peu clerc, prouva par sa harangue
Qu'il fallait dévouer ce maudit animal,
Ce pelé, ce galeux, d'où venait tout leur mal.
Sa peccadille fut jugée en cas pendable.
Manger l'herbe d'autrui ! quel crime abominable !
Rien que la mort n'était capable
D'expier son forfait: on le lui fit bien voir »
— « Selon que vous serez puissant ou misérable,
Les jugements de cour vous rendront blanc ou noir. »

— On a des lettres, patron...

— T'avais donc remarqué et tu ne t'es pas empressé de me le dire...

— Non, patron, moi obéissant, patron. Moi naturellement doué pour faire le parfait crétin, le parfait flic de base, patron...

Leblanc sourit. Leroy avait peur de Langlet. C'est cela, elle avait peur de lui. Elle voulait lui dire qu'elle ne voulait pas être le Baudet. Elle l'avait prévenu qu'elle parlerait s'il le fallait, pour sauver sa peau. Elle l'avait prévenu qu'elle n'avait rien fait par rapport aux autres, par rapport à lui. « Je tondis de ce pré la largeur de ma langue... »

Une chaîne n'est forte que par la force de son maillon le plus faible. Leroy. Il fallait qu'il se rapproche de Leroy... Il sourit et prit la direction du hall d'entrée. Trang lui emboîta le pas, content.

Il participait à une enquête, une vraie enquête.

Georgette était de bonne humeur, elle serait aimable. Elle tenait sa revanche. Si Deweare avait besoin d'analyses, c'était nécessairement pour se défendre, pour prouver son innocence... Quelle tête il ferait, ce petit péteux de directeur financier ! Et ce petit cabot de Müller...

Elle était de bonne humeur et tenait à le faire savoir. Elle s'approcha, tout sourire, de Müller.

~

Sa nuque se raidit, il la regarda et se demanda ce que la vieille peau lui cherchait. Il l'avait mise à terre et elle voulait encore combattre ?

Elle lui imposait son sourire. Il avait un crotale en face de lui. Elle n'arrêterait donc jamais. C'est un blâme qu'il allait lui faire envoyer. La direction n'aimait pas cela, elle considérait que, si un personnel méritait un blâme, c'est que le chef de service n'avait pas fait correctement son travail de meneur d'hommes. Et c'était inscrit dans son dossier. Demander à la direction de faire parvenir un blâme à un employé, c'était s'en attribuer un à soi-même. Il y avait des exceptions, la sécurité, le tabac, l'absentéisme et la tenue vestimentaire. Elle ne fumait pas, sa tenue vestimentaire était des plus admises, son comportement sans danger et elle n'était jamais en retard. Elle venait de s'absenter. Mais il ne lui avait pas demandé où elle allait. Il l'avait laissée partir pour avoir la paix. Il lui serait facile de le signaler. Et où était l'autre ? Son sourire ne quittait pas ses lèvres. Elle allait parler, elle allait cracher son venin.

~

— Monsieur le chef de service…

Il leva la tête et la fixa. Son visage n'affichait aucune expression. Et si elle craquait, si elle l'insultait et le giflait… Ce serait le licenciement. Oui, mais il aurait l'air ridicule. Trop ridicule. Qu'est-ce qu'elle allait lui sortir, cette vieille peau ?

— Mademoiselle Doridan est rentrée chez elle. Son état le nécessitait… J'ai dû l'accompagner jusqu'au métro. Elle ne prendra pas d'arrêt maladie. Elle aime son travail, vous savez.

Sa voix était doucereuse, ses traits sincères, à quoi jouait-elle ?

Elle prit sa respiration pour pouvoir parler plus distinctement. Elle voulait que tout le monde entende.

— Elle voulait que je vous prévienne et elle tenait à vous remercier pour votre intervention de tout à l'heure. Elle a insisté sur ce point.

— Bien, madame.

— Je regagne mon poste, et moi aussi je vous remercie d'avoir pris soin d'elle, elle en avait besoin.

Elle appuya un dernier sourire et regagna son bureau sous le regard interrogateur de ses collègues à qui elle ne dirait rien. Il fallait qu'elles comprennent qu'elle, Georgette Lemoine, était détentrice d'un secret qui pouvait changer le déroulement de la vie de certaines personnes. D'influentes personnes.

Sûre de son importance, elle s'assit calmement et reprit son travail qui consistait à enregistrer et vérifier toutes les prescriptions et demandes d'analyses. Elle jeta un coup d'œil sur le téléphone du bureau de Delphine. Il était à côté du sien. Il faudrait qu'elle pense à le rapprocher un peu plus. Lorsqu'elle ne serait plus la cible de tous les regards.

Ce téléphone sonnerait. Il sonnerait forcément.

Elle le laissa gravir les escaliers en premier. Elle ne serait pas numéro 2. Clerk, passe encore. Kondarowski, ça faisait beaucoup. Et ce flic avec son air niais, ce flic ne lui disait rien qui vaille. Et de Breuil, il ne supporterait pas très longtemps tous ces remous. Elle ne savait pas ce qui liait exactement Langlet à de Breuil. Elle ne savait pas lequel des deux tenait le plus assurément l'autre.

Deweare ne se ferait pas prendre. Deweare n'était pas fou, s'il luttait, c'est qu'il pensait l'emporter. Elle le connaissait suffisamment. Langlet avait échoué. Langlet était le perdant et l'entraînait avec lui dans sa chute. Même si Deweare se faisait arrêter… Il était en possession d'échantillons de Clerk. L'enquête prouverait qu'il n'était pour rien dans la mort de Clerk. Et s'il n'était pour rien dans la mort de Clerk, il ne pouvait avoir tué Kondarowski. La colère n'était pas son genre. La police découvrirait que Deweare n'était pas l'assassin de Kondarowski. Elle découvrirait qu'il n'était pour rien dans la mort de Clerk.

À qui profite le crime ? À qui profite la mise à l'écart de Deweare… C'est vers elle que tous les soupçons risquaient de se porter. Langlet ne pouvait pas faire supprimer Deweare. Si Deweare se faisait descendre, il faudrait trouver son assassin… Qui serait peut-être le même que celui de Kondarowski. Sans parler de Clerk. Langlet pouvait la descendre, elle. Langlet n'hésiterait pas, lui ou ceux qui tiraient les ficelles. Elle sentait ce moment s'approcher. Et ce sachet de cocaïne ? Elle devait réagir.

Ils arrivèrent dans le hall d'entrée qui grouillait de monde. Langlet et Mangin gagnaient les ascenseurs. Elle ralentit, elle avait besoin de réfléchir.

~

— Docteur Leroy, j'aimerais… Elle se retourna et tomba nez à nez avec ce flic qui jouait au con… avoir votre sentiment sur toutes ces morts.

— Ces ?

Elle avait répondu du tac au tac. Il confirmait son impression. Ce flic était dangereux, genre murène qui ne lâche jamais sa proie. Il sourit.

— Vous savez, dans certaines circonstances il y a des morts annonciatrices d'autres morts… lâcha Leblanc.

Trang faisait le subalterne qui ne comprenait rien à rien mais qui faisait tout comme.

Ce qu'il venait de dire lui fit de l'effet. Elle se contrôla, mais son visage avait pâli. Le flic savait qu'il avait fait mouche. Langlet avait peut-être eu raison, elle n'aurait jamais dû lui faire part de ses craintes en leur présence. Mais enfin, La Fontaine… Les flics ne passent pas pour des poètes…

— Je ne comprends pas ce que vous dites, mais j'ai peur. Vous savez, c'est moi qui devais remplacer Deweare à Worldpharma qui…

— Est le laboratoire qui a le vent en poupe en ce moment…

Trang avait parlé. Leblanc ne l'avait même pas regardé, ni avant ni après. Ça déroutait toujours que ce soit un autre qui réponde. Elle ne quitta pas des yeux Leblanc.

— Lucien de Breuil, notre patron…

— Le propriétaire de Worldpharma et de la clinique du Parc Orange… continua Trang.

Ces flics en savaient plus qu'ils ne voulaient bien le laisser paraître. Ils étaient parfaitement renseignés. Ils connaissaient l'organigramme de Worldpharma sur le bout des doigts…

— Si Deweare est devenu fou au point de tuer Kondarowski, il se peut qu'il essaye de… Vous connaissiez bien Deweare… Leblanc la fixait toujours, il voulait comprendre le moindre mouvement de ses traits

— Vous étiez à la tête de son équipe… ajouta Trang.

Le plus jeune des deux la provoquait. Il lui disait qu'ils savaient tout. Mais il ne savaient rien de la vérité. Il lui disait qu'ils étaient surveillés, mais leur surveillance ne leur avait pas permis de savoir ce qui se passait, ni de connaître les enjeux exacts de cette partie. Lucien de Breuil tenait la police. Il tenait ceux qui tenaient la police. Mais jusqu'où irait son pouvoir ? Certainement pas jusqu'à sortir Langlet des griffes des flics si un franc-tireur décidait de faire la nique à sa hiérarchie. Son ennemi était désormais les flics. S'ils s'approchaient trop de Langlet, elle y passerait. Il fallait qu'elle protège Langlet des flics. Il fallait que Langlet ne soit pas inquiété, qu'il soit pleinement rassuré.

Il arrivait, mine de rien, avec le chef de la sécurité.

— J'ai peur, on ne sait jamais...

Elle était sûre que Langlet avait entendu, elle était sûre que Leblanc comprendrait.

~

— Monsieur le commissaire, peut-on vous aider ? Mangin avançait le premier pion.

— Du nouveau pour le suspect ?

— Négatif. Nous attendons la fermeture de la clinique au public pour fouiller l'établissement pièce par pièce. S'il est ici, nous le trouverons...

— Il semblerait que madame ait certaines craintes... Elle pense que Deweare peut s'attaquer à elle, qu'elle est peut-être la prochaine victime... Leblanc s'adressait à Langlet. Il avait employé « prochaine » volontairement. Langlet ne réagit pas.

— Madame, pouvez-vous nous indiquer votre bureau, nous pourrions aller y faire un tour. Après tout, c'est encore l'endroit où il peut vous trouver...

— Il n'oserait quand même pas...

Langlet était surpris. Il n'y avait tout simplement pas pensé. Le bureau de Leroy...

— Vous savez, dans notre métier, on en voit des choses... Et puis l'important, c'est de rassurer madame.

Il appuya sur la fin de sa phrase et regarda Leroy. Elle comprit. Il avait compris. Ce flic avait compris ce qu'elle voulait lui dire. Langlet ne pouvait se douter.

~

Langlet sortit le premier de l'ascenseur, Leblanc le dernier. Il remarqua un homme au visage bandé qui attendait avec un sac en bandoulière. Leroy doubla Langlet, elle voulait être la première. Trang lui emboîta le pas.

Ils traversèrent un long couloir. À l'autre bout, la porte d'une chambre s'ouvrit sur un homme au visage bandé. Leblanc toussa. Tous s'arrêtèrent, et se retournèrent. Surpris, l'homme au visage bandé fit demi-tour et prit soin de fermer sa porte.

— Vous avez des jumeaux ?

Leblanc s'était adressé à Langlet… Qui comprit que Deweare s'était sans doute déguisé en brûlé au visage bandé. Mangin avait déjà son talkie-walkie à la bouche.

— Ascenseur hall principal. Sécurité incendie à l'ascenseur hall principal. Homme visage bandé, je répète homme visage bandé en pyjama.

Ils arrivèrent aux ascenseurs, la porte venait de se refermer. Tous s'arrêtèrent et regardèrent Mangin. Le fait qu'il parle dans un talkie-walkie en faisait le personnage le plus important du groupe. Langlet comprit, Leroy avait caché Deweare et elle venait de le donner aux flics, mais il avait dû se douter de quelque chose.

C'est doucement qu'il lui glissa à l'oreille : *Res dura, et regnis novitas me talia cogunt Moliris, et late fines custode tueri.*

Trang et Leblanc avaient entendu. Après La Fontaine, Virgile[86]. La réponse du berger à la bergère. Le talkie-walkie de Mangin grésillait. Il était absorbé par la tâche qu'il remplissait. Ce mec était un pro. Un militaire. L'indicateur signalait que l'ascenseur arrivait au rez-de-chaussée. Le talkie-walkie grésilla un peu plus. Une voix nette occupa la fréquence.

« Sécurité incendie, ici le hall, sécurité incendie, ici le hall. »

Mangin rapprocha l'appareil de sa bouche.

— Je vous écoute, sécurité incendie.

« L'ascenseur est vide, je répète, l'ascenseur est vide. »

---

[86] *Enéide*, I, 563-564. Virgile fait dire à Didon : « Les difficultés où je suis et la nouveauté de mon règne m'obligent à prendre ces mesures et à fortifier mes frontières. »

Mangin se laissa tomber les bras tout en haussant les épaules. Il se dirigea vers une porte. Une porte menant aux escaliers. Mangin tenait la porte ouverte et attendait.

— Pour un fou, il reste lucide…

Trang parla suffisamment fort pour que Leroy entende.

Leroy et Langlet.

25

GEORGETTE ÉTAIT DE BONNE HUMEUR. Le calme était revenu dans le laboratoire. Le chef de service, toujours convaincu de son importance et satisfait de son tour de piste, savourait avec sérénité le nouveau prestige qui l'auréolait. Tout le monde s'était remis au travail, et tout allait bien.

Elle avait réussi à rapprocher les deux téléphones.

Charles referma la porte avec précaution. Il ne voulait pas être surpris en train de veiller à ses plantations. Il se retourna et vit un homme au visage bandé entrer dans la réserve où il entreposait les cageots de légumes vides. De grandes lamelles en plastique opaque servaient de porte. Entre elles, de petits interstices permettaient de voir si on y collait un œil. Charles n'avait pas fumé et il ne croyait pas aux fantômes. Ce n'étais pas mardi gras. Il colla un œil. L'homme était en pyjama. Il avait un sac. Il enlevait les bandes qui entouraient son visage. Il s'était assis sur un tas de cageots.

Il le reconnut dès que ses yeux furent libérés. Il s'agissait du docteur Deweare.

Il se recula. Il n'avait pas à espionner un médecin.

Mais que pouvait-il bien faire, à quoi rimait ce déguisement ? Il savait que les médecins avaient des mœurs particulières, qu'ils s'adonnaient à toutes sortes de jeux étranges. Mais là, dans un cagibi, sur des cageots, le visage bandé et seul… C'était bizarre.

S'il était exclu qu'il le dérange, il fallait qu'il veille à ce que personne ne le surprenne. On l'aurait tenu pour responsable. Il avait été gentil avec lui et son oncle à la cafet'. Il devait le protéger si un apprenti s'avisait de venir fumer une clope par là, ce qui arrivait quelquefois. Il le savait car il avait trouvé à plusieurs reprises des mégots derrière les cageots de légumes.

Il ne s'était pas encore entièrement débandé la tête qu'il s'approcha du téléphone mural. Toute les pièces de la clinique en étaient munies, les règles de sécurité l'imposaient.

Georgette s'était tellement préparée à entendre le téléphone de Delphine sonner qu'elle se trompa et décrocha le sien. Elle ne mit pas deux secondes pour avoir l'autre collé à l'oreille.

— Allô ?

— Vous avez les analyses ?

— Elles seront prêtes demain, docteur.

— Vous avez pu ?...

— Non, mademoiselle Doridan n'est pas là, elle a dû s'absenter, vos prélèvements nous sont bien arrivés, ne vous inquiétez pas...

— Pourra-t-elle me les remettre personnellement ?

— Nous ferons tout notre possible, monsieur.

— Pourra-t-elle en faire un double et le conserver à l'extérieur de la clinique ?

— C'est prévu, docteur.

— Très bien, remerciez-la de ma part...

— Au revoir, docteur.

Elle raccrocha en prenant l'air agacé de quelqu'un qu'on venait de déranger pour des peccadilles. Elle jubilait. Les choses se passaient à merveille. Elle ne regarda personne. Elle était dans ses rêves de gloire.

Il continua à enlever les bandes qui entouraient le reste de son visage. Il les rangea dans le sac, duquel il sortit plusieurs couvertures de survie en Goretex. Charles connaissait ces couvertures. Il avait pu en apprécier les qualités lors d'un bivouac au pied de la Grande Casse, un trois mille huit cent cinquante-deux mètres dans la Vanoise, que ses amis avaient vaincu, lui se contentant de prendre des photos au téléobjectif depuis le camp de base.

Que pouvait-il bien faire avec tout ça ? À qui avait-il demandé des résultats d'analyses ? Il n'avait rien compris à ses paroles. Ce mec avait soit déjanté, soit il ne savait plus où était son bureau, ce qui revenait au même. Charles hésitait, devait-il lui proposer son aide ? C'était un coup à avoir des ennuis. Et des ennuis, il n'en voulait pas. Les grands sorciers blancs pouvaient être dangereux, même, et surtout, s'ils avaient pété les plombs. Il avait pété les plombs ou il avait de graves ennuis. De toute façon, il était sympathique et avait été gentil. Il devait veiller sur lui tant qu'il serait sur son territoire. Il pourrait peut-être lui rendre service et s'en faire un obligé... Il pourrait peut-être l'aider à obtenir son concours d'entrée à l'école d'infirmières.

Il remit les couvertures réservées aux grands brûlés dans le sac qu'il referma. Il était urgent qu'il mette les quatre doigts qui lui restaient au frais. Il ne regrettait pas d'avoir fait partie de la commission de sécurité lors de l'ouverture de la clinique et de Worldpharma.

Charles comprit qu'il allait quitter la place. Il retourna à la plonge pour barrer la route à toute intrusion d'un apprenti vers le couloir. Qu'allait faire Deweare ? De toute façon, il était obligé de passer derrière la plonge, où qu'il aille, c'était la seule issue. Il passerait forcément dans son dos.

Charles installa une casserole en inox sur une étagère. L'inox était neuf, il brillait comme un miroir. Deweare arriva trois secondes plus tard. Il s'attendait à ce qu'il ne fasse que passer dans le couloir, mais il vint dans son dos. Charles ne savait pas quelle contenance adopter lorsque Deweare s'arrêta, ouvrit la porte des chambres froides et y entra.

Ce mec avait un sérieux problème. Il était en pyjama et il entrait dans une chambre froide où il ne faisait pas plus de deux degrés centigrades. Ce type relevait de l'asile. Il avait les couvertures de survie. Charles comprit. Mais enfin, s'il avait besoin de faire une sieste, il y avait des lieux plus adaptés. Il regarda le témoin lumineux, allumé, de la chambre froide. Il indiquait ainsi que la lumière était allumée à l'intérieur et que quelqu'un s'y trouvait vraisemblablement.

Deweare connaissait tous les dédales des bâtiments. Il savait que la chambre froide des cuisines était isolée du personnel et qu'il pouvait y accéder, à condition d'être prudent, sans se faire remarquer. Une chambre froide était exactement ce qu'il lui fallait. Les doigts seraient au frais. Qui penserait qu'il puisse y avoir trouvé refuge ?

La chambre froide faisait environ trente mètres carrés. Elle était garnie de rayons sur lesquels reposaient les charcuteries, légumes et laitages. En profondeur, sept rangées de crochets sur lesquels étaient suspendues des moitiés de bœufs, de porcs et de moutons. Au fond, derrière la septième rangée, se trouvaient des caissons cadenassés dont les couvercles étaient à peu près à un mètre vingt du sol. Il s'installa dessus et sortit de son sac les couvertures de survie ainsi qu'une cagoule isotherme et un petit oreiller. Il s'allongea, c'était parfait, même la lumière avait du mal à arriver jusqu'à lui. À moins de traverser les sept rangées de carcasses d'animaux, personne ne pourrait l'apercevoir. Il n'avait de toute façon pas le choix, il était certain qu'à la fermeture de la clinique au public, dès le départ des personnels des niveaux inférieurs, en principe à 18 heures, une fouille générale serait organisée. Pièce par pièce. C'était le seul endroit où il avait une chance de passer inaperçu.

~

Charles regardait le témoin lumineux. Si le chef se pointait, comme cela lui arrivait quelquefois, il dirait que lui, Charles, n'avait pas fait son travail correctement. Le chef se ferait un plaisir de le rabrouer. Le chef était un raciste. Un raciste homosexuel, les pires. Il sauterait sur l'occasion pour faire une inspection de la chambre froide et relever tout ce qui n'était pas à sa place. Il foutrait un tel bordel qu'il devrait y passer une heure pour tout ranger. C'était son plaisir ça, envoyer un black dans une chambre froide. La première fois, il avait eu mal aux oreilles et à la gorge pendant huit jours.

~

L'oreiller était petit, mais l'important était que sa tête soit isolée du caisson en bois et de la cloison. Il allait être 18 heures. Jusqu'à 23 heures, la clinique serait sens dessus-dessous. Il se donnait deux heures de marge de sécurité, cela le menait à une heure du matin. Soit sept heures à tenir. Les couvertures de survie le lui permettraient, elles maintenaient le corps au chaud jusqu'à un peu moins de dix degrés sous zéro à l'extérieur. Il s'était préparé deux cocktails, l'un l'endormirait pendant six heures sans phase de sommeil paradoxal, l'autre provoquerait un état proche du sommeil paradoxal pour que son cerveau soit dans un état de semi-conscience. L'état de sommeil nécessite moins d'énergie que l'état de sommeil paradoxal. Il fallait que son cerveau se déconnecte un peu de la réalité, pour que sa conscience n'enregistre plus le temps qui passe. Sept heures lui paraîtraient ainsi une seconde. Une seconde ! Un peu plus de dix mètres pour Carl Lewis... Sept heures lui paraîtraient une seconde mais le laisseraient en éveil et lui permettraient de recouvrer tous ses esprits en cas de danger. Son cerveau serait en roue libre. N'avait-il rien oublié ? Une seconde, soit neuf milliards cent quatre-vingt-douze millions six cent trente et un mille sept cent soixante-dix périodes de la radiation de transition entre les deux niveaux hyperfins d'énergie de l'état fondamental de l'atome de césium 133...

Un bruit le ramena à la réalité. Quelqu'un venait d'ouvrir la porte de la chambre froide. Il bloqua sa respiration et écouta. Il entendit tousser et reconnut la voix d'un Antillais. « Mais qui est-ce qui est encore venu foutre son souk ici. C'est pas possible, ça. Il aurait pu éteindre la lumière. Eh oui, s'il éteint pas la lumière, le chef, il va voir que la chambre froide est allumée et il va venir contrôler. Ah, ça va pas, ça... Si je le chope... » La lumière s'éteignit et la porte se referma.

« Les difficultés où je suis et la nouveauté de mon règne m'obligent à prendre ces mesures et à fortifier mes frontières. » Comme menace, c'était pas mal.

Leblanc s'était bien gardé de faire celui qui avait compris ou même entendu. Il se jouait une partie entre Leroy et Langlet qui était loin d'être terminée et qui avait à voir avec la sienne. Il fallait qu'il reste près de Leroy. Elle devait avoir confiance en lui. Il avait très bien compris son message, et elle le savait. Restait à comprendre pourquoi elle lui avait donné Deweare et, surtout, pourquoi elle l'avait caché dans son bureau. Elle avait dû avoir une explication avec Langlet. Cette explication l'avait persuadée de balancer Deweare. Oui mais voilà, pourquoi ? Pour lui nuire ou pour le sauver ? Est-ce que ce n'était pas lui le suivant sur la liste ?

— Notre dispositif de sécurité l'a empêché de fuir. La certitude, monsieur le commissaire, c'est qu'il est toujours ici, précisa Langlet.

~

— Je vous propose de passer à la fouille des bâtiments dès que les personnels des niveaux inférieurs auront quitté leurs postes et que le public sera parti, ajouta Mangin qui, avec Langlet, interrogeait du regard Leblanc.

— Comme d'habitude, messieurs, vos propositions sont pleines de bon sens.

Trang ne voulait pas en perdre une. Mangin renonçait à comprendre ce qui se passait. Ce flic était une vraie lavette. Lucien de Breuil devait avoir de sacrées relations. Leroy s'approcha.

— Il serait peut-être judicieux que nous ayons accès à votre bureau, madame. Le suspect y a peut-être laissé des indices…

— Mais naturellement, commissaire, je vous accompagne, répondit Leroy.

Langlet objecta avec un sourire.

— Nous devons nous réunir. N'oubliez pas qu'il y a en ce moment un pot au salon d'honneur pour le personnel médical. De Breuil y est seul et il faut que nous nous y montrions… Et nous devons préparer votre intronisation de demain. Un pot était organisé en l'honneur de Deweare pour le personnel médical. Je pense que de Breuil est intervenu pour faire diversion sans parler de la situation exacte. Mais il est nécessaire que mademoiselle Leroy s'y joigne, demain elle sera officiellement le directeur de notre département Recherches et innovations. Elle sera le numéro 2 de Worldpharma. Il est important qu'elle fasse une apparition au pot de ce soir…

— Cela me semble important en effet. Nous autorisez-vous à inspecter le bureau de mademoiselle Leroy ?

— Notre chef de la sécurité va vous accompagner…

Leblanc acquiesça.

Langlet avait besoin de s'expliquer avec Leroy, il avait besoin de la rassurer. Ce n'était pas pour rien qu'il lui rappelait sa proche nomination.

«Ce qu'il y a de singulier à remarquer, c'est que, doutant si ce qu'il venait de voir était songe ou vision, non seulement il décida en dormant que c'était un songe, mais il fit encore l'interprétation avant que le sommeil ne le quittât...»

Il tenait les deux pilules dans la main. L'une était rouge, l'autre noire. Le rêve, le sommeil. Qu'allait décider son inconscient? Il restait persuadé que l'inconscient finissait toujours par l'emporter. C'est pourtant en quittant le champ psychanalytique de l'étude du rêve et en choisissant celui de la neurophysiologie qu'il avait réussi à mettre au point l'Anoxydril.

Sans le savoir, Nathalie y était pour beaucoup. Elle lui avait fait lire *La Vérité des songes* d'Aristote, c'était au début de leur rencontre. Il avait ensuite avalé tous les ouvrages traitant de la question. Il était convaincu que la seule interprétation psychanalytique du rêve ne servait pas à grand chose, qu'elle n'était pas complète, que le rêve devait cacher autre chose qu'une voie d'accès à l'inconscient. Professionnellement, en fonction des drogues qu'il utilisait et des rêves que faisaient ses patients sous anesthésie, il constatait tous les jours que la question neurophysiologique se posait.

«Ce qu'il y a de singulier à remarquer, c'est que, doutant si ce qu'il venait de voir était songe ou vision, non seulement il décida en dormant que c'était un songe, mais il fit encore l'interprétation avant que le sommeil ne le quittât...» La noire ou la rouge? Descartes parlait du rêve lucide, de ce qu'on appelle maintenant le sommeil paradoxal. Ce fut une véritable révélation chez lui. *Res immateria, res materia*, «Je pense donc je suis» Que ne devait-il pas au troisième rêve de Descartes dans la nuit du 10 novembre 1619. La noire ou la rouge? L'Anoxydril n'existerait pas sans le rêve, sans Descartes, sans Aristote, sans Nathalie. C'est en s'intéressant aux travaux menés par Bouchard à l'université du Minnesota sur cent paires de jumeaux monozygotes et hétérozygotes, soit séparés à la naissance pour adoption et élevés dans des familles aux milieux sociaux différents et bien souvent distantes de plusieurs milliers de kilomètres, soit élevés ensemble, qu'il trouva le chemin. Ces travaux démontraient que même chez les jumeaux qui avaient été élevés séparément, dans des environnements différents, 70% de la variance du quotient intellectuel étaient sous la dépendance de facteurs génétiques... C'était incompréhensible. Le cerveau humain, chez l'adulte, est le seul organe dont les cellules ne se divisent pas, les neurones du système nerveux central ne se divisent pas ! Or, pour qu'il y ait transmission héréditaire, il faut une division des cellules[87]. Les spécialistes en la matière soulevaient l'hypothèse que certains programmes génétiques pouvaient être l'objet d'une programmation itérative afin d'établir et de maintenir fonctionnels les circuits synaptiques responsables de l'hérédité psychologique. Et quand cette programmation génétique itérative avait-elle lieu ? Lors des phases de sommeil paradoxal. Cette théorie l'avait séduit, non pas pour ses aspects de régénération du patrimoine héréditaire, mais parce qu'elle confirmait ce qu'il avait fini par penser avec certitude : le sommeil paradoxal était un état aussi différent du sommeil que l'était l'éveil. Les neurophysiologistes tenants de cette théorie apportaient une réponse précise à la fonction du sommeil et du rêve. La fonction du sommeil serait de permettre le rêve et la fonction du rêve serait de permettre la programmation génétique itérative. Le sommeil ne servant qu'à emmagasiner l'énergie nécessaire au rêve[88]. Mais d'après quel métabolisme ? Ce ne pouvait être que par des voies métaboliques différentes de celles utilisées pendant l'éveil. La réponse c'était l'Anoxydril. L'Anoxydril intervenait sur le métabolisme énergétique du sommeil paradoxal.

Avec une anesthésie classique, il était nécessaire d'endormir le patient à cause de la douleur.

La question centrale des anesthésies restait la douleur. La douleur en réaction de laquelle l'organisme pouvait provoquer un arrêt cardiaque, un infarctus du myocarde, une poussée hypertensive aiguë ou encore un trouble du rythme cardiaque paroxystique.

Pour inhiber les réactions nocives de la douleur, on utilisait les analgésiques, mais ces derniers étaient rarement suffisants. On les associait alors aux hypnotiques afin d'avoir un effet cumulatif qui permet

---

[87] La division continue des cellules de l'organisme permet de préserver et de transmettre le programme contenu dans l'ADN.

[88] Le rêve semble être un grand consommateur de glucose et d'oxygène, le sommeil servirait à préparer les conditions énergétiques de son émergence. Lors du sommeil, l'organisme diminue les besoins énergétiques du corps – baisse de la température, diminution de la consommation d'oxygène et stockage de glycogène dans les cellules gliales.

d'améliorer l'efficacité des produits, car l'hypnose détend et déstresse l'organisme humain. Seulement cette association n'était pas sans danger et elle pouvait provoquer une dépression respiratoire[89] ou cardiovasculaire[90]. Le danger était là, que le patient meure d'un arrêt respiratoire ou cardiaque. Et cela arrivait tous les jours dans nombre de blocs opératoires de la planète.

Vers la fin des années soixante-dix était pratiquée ce que l'on appelait la « neuroleptanalgésie ». On utilisait alors un produit neuroleptique[91] à petite dose et un analgésique à haute dose. Cette pratique de l'anesthésie avait de gros inconvénients, les patients restaient dans le potage plus de vingt heures après l'intervention chirurgicale, obligeant ainsi une longue surveillance postopératoire. La « neuroleptanalgésie » n'est désormais utilisée que dans les cas de chirurgie très lourde.

Il restait donc à trouver le produit idéal. Un produit qui soit atoxique, d'une efficacité totale en supprimant toutes les réactions à la douleur et qui ne génère pas d'effets secondaires.

Il avait rapproché les études sur le sommeil paradoxal du rôle des endomorphines[92], micropeptides qui ont la particularité de se fixer sur les mêmes récepteurs que la morphine. Mais, alors que la morphine est une molécule complexe qui génère des effets secondaires, l'endomorphine est une molécule simple qui n'en génère pas. Le top, c'était de créer des endomorphines synthétiques. Il y était arrivé et il avait réussi à leur adjoindre une structure moléculaire qui agissait sur les récepteurs GABA. Leur action était graduée et pouvait aller de l'anxiolyse à une intervention sur le métabolisme énergétique du sommeil paradoxal.

Avec l'Anoxydril, le patient n'était pas endormi, son cerveau ne se déconnectait pas du reste de son corps. On le plongeait dans un état proche du sommeil paradoxal. Tout ce qu'il ressentait, excepté la

---

[89] L'organisme ne respire plus automatiquement et le patient n'éprouve plus le besoin de respirer.

[90] La force contractile du muscle cardiaque diminue et peut aller jusqu'à l'arrêt définitif du cœur.

[91] Neuroleptique : dépresseur de toutes les réactions nocives liées au système nerveux végétatif, comme la peur, la douleur, la surprise, le stress...

[92] Endomorphine. Protéine circulante.

douleur, lui arrivait au cerveau, comme dans un rêve. Et l'Anoxydril avait une autre particularité : il effaçait le souvenir du rêve, ou du cauchemar, du champ de la conscience.

C'était sa grande découverte.

Ses yeux s'habituaient au noir absolu. La chambre froide ressemblait à ce que devait être le néant, froid et noir. La rouge ou la noire.

Le modèle mathématique qu'il avait élaboré pour ses recherches lui avait permis d'inclure l'utilisation de curare et d'autres substances fréquemment utilisées en anesthésiologie. Mais ce n'était qu'un leurre. Un leurre auquel il avait eu recours pour protéger sa découverte. Il avait longtemps hésité. La nomination de Leroy comme doublure avait tranché la question. Pendant toute la phase de construction du modèle théorique et de l'expérimentation animale, le curare serait officiellement l'un des principaux constituants de l'Anoxydril. Il maintiendrait sa présence, uniquement comme traceur, à un dosage insignifiant, lors de l'élaboration du protocole d'expérimentation humaine. Ainsi tout le monde s'évertuerait à chercher dans la direction du curare, il aurait quelques années de tranquillité.

Le rêve, il se devait de choisir le rêve. Il sortit sa petite bouteille d'eau et avala la pilule rouge, ferma les yeux et recouvrit sa tête d'une couverture de survie.

Rêver, il allait rêver.

— Naturellement, celui qui est à la traîne, c'est petite fleur des tropiques…

Il s'attendait à une remarque de ce genre. Il avait décidé de partir le dernier des cuisines. Il ne pouvait pas laisser le docteur comme ça dans la chambre froide. S'il mourait, il risquait d'avoir des ennuis. On lui demanderait pourquoi il ne s'était aperçu de rien. Comment quelqu'un pouvait entrer dans la chambre froide… Il s'était débrouillé pour prendre une heure de retard dans la plonge des repas du soir qui étaient servis en chambre à 16 heures 30, selon une tradition typiquement administrative et syndicale. Le chef n'avait pas l'air de mauvaise humeur.

— Oui, chef, c'est de ma faute mais je ne partirai pas tant que je n'aurai pas fini…

— Et après, qui te dit que ce ne sera pas moi ? Qui me dit que tu ne vas pas te dire, c'est elle ou moi…

— Regarde-moi. Regarde-moi bien.

Il l'empoigna par les épaules.

— Je t'aime, je tiens à toi, comment peux-tu croire une telle chose ? Comment ?

Elle le regarda et comprit qu'il ne servait à rien d'en demander plus. La fatigue avait creusé ses traits. Il devait être à bout.

— Excuse-moi, excuse-moi…

— Il faut que j'aie confiance en toi. On forme une équipe tous les deux…

— Oui…

— Alors pourquoi m'avoir caché que t'abritais Deweare dans ton bureau ?

— Mais tu ne comprends pas que j'ai eu la trouille ?

— Il faut que je puisse compter sur toi. Il faut que Deweare soit arrêté le plus vite possible. Ce bras amputé ne me dit rien qui vaille. Ce n'est pas normal qu'il soit resté ici…

— Il a décidé de se battre.

— J'avais compris…

— C'est la pire des choses qui pouvait nous arriver, la pire. Il ne lâchera pas…

— Il faudra bien…

— S'il lui arrive quelque chose, moi j'arrête tout et je parle…

— Qu'est-ce que tu racontes ?

— Il faut savoir s'arrêter, c'est tout. Le jeu n'en vaut plus la chandelle.

— Je préfère ne pas avoir entendu ce que tu viens de dire. J'ai besoin de toi.

— S'il arrive quelque chose à Deweare…

— Je t'ai dit qu'il était protégé !

— J'en peux plus.

— Demain tout sera fini…

Il allait l'embrasser lorsqu'une infirmière fit son apparition. Elle se rendait au salon d'honneur. L'ambiance était à couper au couteau. Ils rejoignirent Lucien de Breuil.

— Je leur ai dit le minimum, mais ils soupçonnent plus…

— Demain tout sera fini.

— Vivement demain !

Lucien de Breuil leva sa flûte et la porta à ses lèvres en regardant Leroy.

— À vous…

Il ne but pas, il se contenta de caresser le champagne avec ses lèvres. Leroy lui sourit comme si de rien n'était. Langlet prit une flûte qu'il vida d'un trait.

26

DÉSIRÉ L'AVAIT ATTENDU, il s'était passé quelque chose. Il était choqué. Cette journée, cette satanée journée, n'en finirait donc jamais.

— Vivement la retraite, entama Désiré.

— Y a des trucs pas normaux, tu sais, rétorqua Charles dont les mains tremblaient.

— Quoi ?

— Oh, tu ne me croirais pas... J'ai failli me faire tabasser par les vigiles. Et, pire des humiliations qui soit, je suis sûr que si un flic n'avait pas été là, c'était ma fête ! Sales Blancs...

— Allons, Charles, ni saleté ni méchanceté ne sont affaire de couleur...

— Sales Blancs quand même ! Ils m'ont foutu la trouille. Déjà ce chef, un pédé, ensuite eux. Dès que le flic n'était plus à portée de vue, ils m'ont bousculé...

— Tu n'as rien ?

— Non.

— Il faut que je te parle, il se passe des choses bizarres, je vais avoir besoin de ton aide.

— Ah ça ! Pour se passer des choses bizarres, il se passe des choses bizarres. Demain, je vais sans doute me faire virer... Je vais faire quoi, moi ? Je ne pourrai pas passer mon concours à l'école d'infirmières...

— Tu vas te faire virer ?

— Ça, c'est sûr. Il a bien des couvertures de survie, mais toute une nuit dans une chambre froide, c'est pas possible. On va retrouver un glaçon demain et on me mettra tout sur le dos...

— Qu'est-ce que tu me racontes? Couvertures de survie, glaçon? Qu'est-ce qui te prend?

— Mais pourquoi sur moi? Pourquoi il faut toujours que les Blancs nous mettent dans la merde et fassent leurs saloperie sur notre dos? Pourquoi?

Désiré observa les alentours. Personne ne les espionnait. L'arrêt de bus était à deux cents mètres.

— Qu'est-ce que tu racontes?

— Oh, excuse-moi, j'arrête, ça va mieux, mais ils m'ont foutu la trouille ces mecs, de vrais nazis...

— Charles, explique-toi...

— Tu ne me croirais pas... C'est pas à toi que ça peut arriver un truc pareil...

— Ah...

— Au fait, mon herbe t'a été utile?

— Très bien, mais explique-moi ce qui t'est arrivé...

— Tu sais, ce toubib qui a voulu nous laisser de la place à midi. Deweare, celui dont tout le monde parle...

— Quoi, quoi?

— Qu'est-ce qui t'arrive?

— Vas-y... Quoi, Deweare?

— Eh bien, il est dans la chambre froide des cuisines... Je te jure que j'ai pas fumé et que j'ai pas picolé!

— Dans la chambre froide? Mais il va...

— Ça, ça me fout la trouille, tu vois. Parce que si...

— Et tu l'as laissé?

— Mais c'est un Blanc, un grand sorcier, il est très connu. Moi je suis à la plonge... Que voulais-tu que je fasse? Je vois arriver un fantôme qui va dans le cagibi. Je regarde discrètement, et je vois un mec se débander le visage et téléphoner à quelqu'un. Je comprends rien. Je me dis encore un de ces trucs de détraqué sexuel...

— Le visage bandé?

— Oui, il avait toute la tête bandée. Et un sac à la main...

Désiré commençait à comprendre.

— Et là, il a téléphoné. Lorsqu'il a raccroché, je suis retourné à la plonge et je lui tournais le dos. Il est entré dans la chambre froide. Depuis, il n'en est plus ressorti.

— Il se cache...

— Mais pourquoi ? Les vigiles et le flic le recherchaient… Qu'est-ce qu'il a fait ? Hein, qu'est-ce qu'il a fait ?

— Rien, j'ai tout vu.

— T'as vu quoi ?

— Ce serait trop long. Mais il est accusé d'un meurtre. Il a pas tué. Je suis témoin.

— D'un meurtre ? Témoin ?

— Oui, je balayais tranquillement et… Ce n'est pas important.

Désiré sortit un paquet de sa poche et le donna à Charles.

— Il y a une vidéo à l'intérieur, il faut que tu en fasses un double et que tu me l'apportes demain matin. Si ça se trouve…

Charles n'avait pas l'habitude de discuter les demandes de son oncle. Il connaissait les mauvais esprits et les herbes magiques. Et Charles voulait une vie paisible.

— Mais si t'es témoin, pourquoi tu vas pas le dire à la police ?

— Comme tu disais, c'est une histoire de Blancs…

Delphine ne savait pas quoi faire. Elle n'aurait les résultats que vers 23 heures. Cette Julie devait avoir le même âge que Georgette. Le même âge mais elle était son contraire. Teinte en blonde, de hauts talons, du rouge à lèvres… Elle devait s'accrocher à une sexualité qui tendait à disparaître… Elle avait été très aimable dès qu'elle avait prononcé le nom de Georgette. Elle lui assura qu'elle ferait les analyses elle-même dans la soirée. Qu'elle repasse vers 23 heures. Elle l'attendrait.

Il ne restait plus que quelques heures à attendre… Elle décida d'aller place Clichy et de se faire une toile. Il repassait *Sea of Love* avec Al Pacino, John Goodman et Ellen Barkin… Le seul amant américain qu'elle ait eu lui avait dit qu'elle lui ressemblait un peu… C'était il y a trois ans déjà…

— Nous allons rester là toute la nuit ?

— Oui, mais ne t'inquiète pas, nous serons bientôt à Genève.

— T'as pris ton repas ?

— Eh oui…

Ils ne purent s'empêcher de sourire. Pour tout repas, ils avaient quelques pilules et du Pepsi.

— Il faut que je dorme. Une heure, et ensuite c'est à toi.

— OK, de toute façon tant que les flics sont là, je ne pense pas qu'il ait besoin de nous. J'aviserai...

John prit une autre pilule, une pour le sommeil, une qui le ferait dormir une heure sans rêve. Les sièges de la camionnette étaient confortables. Spécialement étudiés pour les longues planques.

Il avait entendu la porte s'ouvrir, la lumière s'était allumée et quelqu'un était venu vers lui et s'était arrêté pour faire demi-tour avant de le voir. Il avait eu raison de venir se cacher ici. Sa pilule rouge ne devrait pas tarder à faire effet. Il lui fallait attendre, attendre. Des images arrivaient dans son cerveau. C'était Elaine et Juan. Nathalie aussi. Et puis la jeune laborantine, ses seins qui pointaient. Fugaces images annonciatrices de ses futurs rêves. Demain les choses seraient définitivement arrêtées. Nathalie revenait. Il sentait l'angoisse l'envahir. Lutter contre l'angoisse. Shakespeare et Nietzsche. Il vivait une tragédie, Nathalie l'avait trahi. On cherchait à l'éliminer. Il risquait de perdre tout ce qu'il aimait.

Nietzsche avait enseigné que du point de vue de la souffrance la tragédie était ce qu'il y avait de plus proche des réalités de l'existence humaine. Une tragédie, une vraie. Son principal ennemi, c'était lui-même. Dans les tragédies antiques, les personnages sont écrasés par leurs propres passions. Lutter contre ses passions, il ne fallait pas qu'il s'angoisse, ça le paralyserait, ça l'empêcherait de lutter.

Nietzsche et Shakespeare. *Truth and Beauty.* Nathalie appartenait au passé désormais, rien qu'au passé. Il devait attendre, « sachant quel enfer est d'attendre ».

Shakespeare, il se souvint du jour où il le lui avait lu, elle était belle. Nathalie avait pleuré en l'écoutant.

« M'ayant fait votre serf, ce Dieu me fit défense
D'observer en secret l'heure de vos plaisirs,
De compter avec vous le temps qui se dépense,
Étant votre vassal, soumis à vos désirs.

»Il me faut donc subir, ombre à votre service,
De votre liberté l'absence, ma prison,
Et que ma patience endurcie au supplice
Souffre tant sans pouvoir parler de trahison.

»Allez où vous voudrez : votre charte est si forte
Que vous avez le choix d'user de votre temps ;
Agissez librement : vous pouvez faire en sorte
De pardonner vous-même à tous vos manquements.

Et moi j'attends, sachant quel enfer est d'attendre,
Sans que dans vos plaisirs je vous puisse reprendre. » [93]

Attendre, il devait attendre. « Sachant quel enfer est d'attendre... » Il referma les yeux, son visage était protégé du froid qu'il ne sentait pas. Il allait rêver. Mais Nathalie revenait. Si elle était partie, si elle l'avait trahi, il avait sa part de responsabilités. S'il l'avait rendue heureuse, jamais elle n'aurait songé à... La culpabilité l'envahit. Ne pas culpabiliser. Il ne devait pas faire appel à la raison et devenir décadent. Il n'y avait pas de question morale dans l'attitude de Nathalie et dans sa souffrance. Les sens avaient parlé, s'étaient exprimés. Qu'il souffre était une chose, ce qu'avait fait Nathalie une autre. Ne pas chercher de raisons, d'explications rationnelles, à sa souffrance. Pourquoi ne souffrirait-il pas ? Aucune attitude raisonnable n'aurait pu empêcher cette souffrance. En quoi ses sens ou ceux de Nathalie devaient-ils se soumettre à une instance raisonnable ? Avec Socrate, la raison condamne les passions et glorifie la logique, la conscience, la transparence des sentiments, et les oppose aux affects, au sensible, au corps, à l'inconscient. La raison condamne les passions, elle devient tyrannique, répressive. La question était sa souffrance et rien d'autre. La question était sa situation présente et rien d'autre. Allait-il arriver à s'en sortir, là était la

[93] Shakespeare. Sonnet LVIII. Les célèbres sonnets furent composés pour un mystérieux WH. Les biographes de Shakespeare sont divisés sur l'identité de WH. Certains pensent à Henry Wriothesley, comte de Southampton et protecteur de l'auteur ; d'autres, à William Herbert, futur comte de Pembroke. La seule certitude, c'est que ces sonnets existent et qu'ils étaient destinés à WH. Personne ne suggère qu'il ait pu les écrire pour Ann Hathaway avec qui il se maria le 27 novembre 1582.

question. Nathalie revenait, mais ce n'était pas, ce ne pouvait pas être, la question.

Il avait oublié son estomac, il sentit une douleur revenir. Il ne devait pas appeler la raison au secours ni avoir de ressentiments, c'était un signe de faiblesse. Nathalie vivait d'autres passions, c'était bien pour elle et tant pis pour lui. C'était la réalité qu'il devait affronter.

Ses sens, sa sexualité, l'avaient éloignée de lui pour Langlet. Et alors ? Il n'avait pas à choisir son amant pour elle. Il n'avait pas à chercher à éliminer ce qu'il ne pouvait contrôler, c'était la solution des faibles. La solution était dans l'amour de la vie, sa souffrance ne devait pas être un obstacle à son existence et à son combat. La souffrance faisait partie de l'amour accompli, il ne pouvait y avoir de morale du bonheur. La belle humeur, comme disait Nietzsche, devait guider ses pas, la peinture et la musique ses joies et ses peines. Nathalie. Elle se faisait de plus en plus diffuse dans son esprit. Juan, Elaine apparaissaient de nouveau.

~

Ce fut d'abord son visage, son jeune visage. Et puis son buste qu'il tenait dans ses bras. La laborantine avait les seins qui pointaient et, de ses mains, il les caressait.

Rêver, il rêvait.

~

Le suspect ne se trouvait pas dans les niveaux inférieurs.

Tout avait été fouillé. Mangin était sceptique. Il était sûr de son dispositif et de ses hommes.

— Il n'a quand même pas pu s'envoler…

— Allez savoir…

Il commençait à le trouver sympathique. Il avait acquis la certitude qu'il n'était pas crétin. Leblanc attendait, comme un chat, comme un tireur embusqué. Il ferait mouche. Plusieurs fois il l'avait observé sans qu'il s'en rende compte. Ce mec contrôlait parfaitement la situation, il connaissait l'histoire, il savait comment elle allait se finir. Il restait pour que rien ne puisse contrarier le cours naturel des choses. On lui avait donné des ordres, il ne devait pas être d'accord avec, il les appliquait.

Il appliquait les ordres en sachant qu'ils devaient être stupides et qu'ils péteraient sans doute à la gueule de celui qui les lui avait donnés.

— Commissaire, quel dispositif auriez-vous adopté à ma place ?

— Le vôtre, monsieur, le vôtre.

— Alors où est-il ?

— Il est peut-être dans les étages, dans un bloc opératoire, dans une cheminée... Il y a une multitude d'endroits où il peut être.

— Nous avons jusqu'à 6 heures demain matin, pas une minute de plus. Notre dispositif sera levé à 6 heures.

— C'est plus qu'il ne vous en faudra pour le retrouver s'il est toujours là.

— Mais où pourrait-il être, vous l'avez vu comme nous...

— Ah non, moi, je ne l'ai pas vu.

— Mais enfin, près de l'ascens...

— Moi, j'ai vu un type au visage bandé, c'est tout. Je ne sais pas si c'est le suspect...

— D'accord. Si ce n'était pas Deweare, il a très bien pu sortir tranquillement...

— Eh oui.

— Mais alors, si ce n'était pas Deweare, qui cela pouvait-il être ?

— Tellement de monde...

— Nous continuons quand même ?

— Cela me semble sage.

— Nous allons commencer par le dernier étage et nous redescendrons. Les sous-sols sont verrouillés maintenant.

— C'est ce qu'il convient effectivement de faire.

— Mignonne, la petite...

— N'y touche pas !

— Qu'est-ce que c'est que ces analyses ?

— Un truc compliqué, je ne peux rien te dire au téléphone.

— Tu fais bien des mystères...

— Je t'inviterai à dîner dans la semaine, je t'expliquerai.

— Bon, je lui ai dit de repasser vers 23 heures. Elle me plaît, tu sais...

— Je te dis, n'y touche pas ! De toute façon, elle n'aime que les mecs...

— Ça, c'est parce que je n'ai pas pu lui faire…

— Bon, vieille cochonne, on s'appelle demain. Dis-lui de rentrer chez elle et de m'appeler. Dis-moi, tu peux poster un double des résultats à mon adresse et en garder un double pour toi?

— T'inquiète, Rouletabille…

Georgette s'assit sur son fauteuil. Elle se sentait importante, une lourde responsabilité pesait sur ses épaules. Grâce à sa ténacité, le cours de l'histoire allait peut-être changer. Le cours de l'histoire de Müller et de cet abominable directeur financier. Elle se releva et se dirigea vers son buffet de cuisine. Il devait rester une bouteille de Cointreau. Cela faisait au moins trois ans qu'elle devait être là.

Al Pacino était dans un supermarché au rayon des conserves. Ellen Barkin arriva vêtue d'un imper court. Elle le frôla, il fit comme s'il ne la connaissait pas. Elle tourna dans un autre rayon, s'arrêta aux légumes et saisit un poivron jaune, il se mit en face d'elle, fit le tour et passa derrière pour se mettre à côté. Sa jambe droite se découvrit légèrement, on voyait le galbe de son mollet. Avec sa main gauche il la caressa, il partit du genou droit et il monta plus haut. Elle s'écarta et suivit son chemin. Le plan suivant représentait ses hauts talons sur la moquette de sa chambre. Ils avaient fait l'amour.

Elle revit Deweare contre elle. Elle sentit sa main se poser sur sa bouche, son corps se dresser, la pointe de ses seins se durcir. La musique l'entraînait. Ellen Barkin était sublime. Deweare avait déclenché chez elle quelque chose qu'elle avait ignoré jusque-là. La soif d'amour. Elle se demanda si ce qu'elle avait fumé n'y était pas pour quelque chose. Cela faisait plusieurs heures maintenant. Elle porta sa main droite sur son entrecuisse et frôla son jeans, là où il serrait… Là où sa main lui ferait du bien.

Elle n'avait plus rien à faire jusqu'au lendemain. Où était passé Deweare? Langlet avait raison, demain tout serait terminé. D'une manière ou d'une autre. Leur discussion l'avait rassurée. De voir Lucien de Breuil qui s'était adressé à elle comme si de rien n'était, aussi.

Demain elle serait numéro 2 de Worldpharma. Deweare ne pouvait plus rien faire. Langlet avait raison. Il était trop tard pour lui. Trop de choses contre lui. Il avait toutes les raisons de vouloir descendre Kondarowski. Jamais il ne pourrait prouver son innocence avant le lendemain. Une fois qu'elle serait officiellement nommée par le conseil d'administration, il pourrait prouver tout ce qu'il voudrait, elle l'aiderait même. Elle ne serait pas inquiétée. Elle n'avait rien fait, elle…

~

Elle avait trois messages sur son répondeur. Tous du sous-préfet. Il avait « aimé sa nuit de sexe ». Elle hésitait. Tout ça l'avait remuée, mais terriblement excitée aussi. Il avait « aimé sa nuit de sexe » ! Le sous-préfet était stupide et idiot. Il avait naturellement une tout autre idée de lui-même. Il était bête, qu'importe, ce n'était pas pour son intelligence qu'elle le voyait, mais il était sexuellement médiocre. Et ça, ça la dérangeait.

Elle n'était pas amoureuse. Elle ne l'était jamais très longtemps. Pourtant elle se soumettait à l'étrange nécessité de devoir totalement s'abandonner à un autre, de ne vivre que pour lui et de tout projeter en lui. Trois ans de psychanalyse lui avait permis de percevoir qu'il ne servait à rien de tenter de comprendre ce genre de choses.

Trois ans et beaucoup d'argent, mais son psychanalyste était mignon. Elle avait réussi à le séduire, il n'avait pas résisté. Pendant sept séances, elle n'avait parlé que de cul. Elle lui parlait cul en faisant attention au moindre mouvement de la plus infime partie de son corps. Elle lui avait parlé en posant sa voix. Elle lui racontait comment elle aimait sucer des inconnus. Dès la première séance où elle aborda cette question, elle comprit qu'elle avait réussi à le faire bander. Il s'était levé pour aller s'installer derrière son bureau alors que d'habitude il restait assis à côté d'elle au niveau de sa tête. Il n'avait rien dit. Les cinq séances suivantes aussi, il n'avait rien dit. À la septième, elle lui avait demandé de reprendre sa position assise à côté de sa tête. Il s'était exécuté sans rien dire. Elle ne parla pas. Elle ne s'allongea pas. Elle écarta délicatement ses jambes et défit son zip. Il bandait déjà, elle le suça moins d'une minute. Il commençait à gémir. Elle se leva, lui sourit et quitta la pièce.

C'est la seule fois où elle n'eut pas à payer. Il ne lui envoya pas de facture.

Sa psychanalyse était finie.

~

Tomber amoureuse. Elle le voulait toujours. La magie des rencontres opérait à chaque fois de la même manière. Elle était subjuguée par un geste, une attitude, une phrase, un tissu, une couleur, une allure. L'émotion la paralysait, son trouble était vrai. Les huit premiers jours étaient magnifiques, elle pensait aimer, sincèrement aimer, totalement aimer. Mais la réalité faisait rapidement jour, elle n'aimait pas, elle ne l'aimait pas. Elle n'aimait que le geste, l'attitude, l'allure. Elle n'aimait que cela et y projetait ses désirs, ses espoirs, ses fantasmes, ses rêves… Il suffisait d'une intonation, d'un rire, pour que tout s'écroule et qu'elle se sente flouée. Et celui qu'elle aimait, celui qu'elle magnifiait devenait un autre surgi d'elle ne savait où, venant d'un monde dont elle ignorait l'existence. Un monde de vulgarité, de stupidité et de platitude. Elle ne voyait en lui que beauté, intelligence, grâce et élégance et il se révélait tout autre. Son amour se transformait en honte. Honte d'elle, honte de lui. « La peur de cette honte retenait les amants grecs dans la voie du bien, chacun devant surveiller sa propre image sous le regard de l'autre. »[94] Son psychanalyste lui avait recommandé cette lecture. Elle l'avait écouté.

Son seul échec avait été Deweare. Avec lui, rien de tel. Rien. Tout allait, pas un mot, pas un regard, pas une intonation ne l'avait écartée de son désir pour lui. Elle se voyait belle dans ses yeux. C'est lui qui l'avait larguée, comme ça, sans prévenir, sans lui demander son avis. Lui qui lui avait donné goût à tant de choses.

Langlet l'avait perdue le jour où il fit son numéro de paon devant la femme de Deweare. Elle avait assisté à une partie de la scène. Tout s'était écroulé, il était devenu dérisoire à ses yeux. Ça remontait à cette scène. Elle avait fixé la femme de Deweare et avait espéré qu'elle tombe dans le panneau. Elle avait toujours trouvé ridicules ces épanchements publics, ces jeux de séduction exhibitionnistes. Hypocrisie et impudeur. Ridicules et dérisoires.

Elle ne verrait pas le sous-préfet. Il avait « aimé sa nuit de sexe. » Elle ne le verrait plus jamais.

---

[94] Platon, *Le Banquet.*

Demain serait un jour important, quoi qu'il advienne. Demain elle se devait d'être à la hauteur.

Demain. Elle avait du mal à ne pas penser à demain, seulement à demain…

Il n'arrivait pas à avoir le son. Cela faisait trois mois que son caméscope ne passait plus le son, ni à l'enregistrement ni à la lecture. Les images étaient d'une netteté surprenante. Il reconnaissait Deweare. Il voyait les gestes. La caméra était fixe et filmait de haut, cela donnait quelque chose de surréaliste. Le type avec qui il semblait avoir une discussion animée commençait à être un peu chauve. Ils sortaient quelquefois du champ de la caméra. Deweare portait un dossier dans une main et des petits sachets dans l'autre. La caméra surplombait un cadavre, celui d'une femme. Il en avait des frissons. Il mit sur « pause » et alla se rouler une cigarette. Il aurait bien appelé Désiré, mais il n'avait pas le téléphone. C'était comme un ballet réglé par une musique qu'on n'entendait pas. Deweare semblait s'énerver. On le voit distinctement avec un bistouri dans la main, l'air menaçant. L'autre ne semble pas impressionné, il rigole. On voit à son air que c'est un rire nerveux. Deweare pose le bistouri. L'action a l'air immobile. L'autre fléchit d'abord, on ne comprend pas très bien ce qui se passe, il semble s'enfoncer dans le sol. Sa tête se penche un peu en arrière et là, on voit distinctement une tache rouge sur le front qui précède un impact. Il tombe et Deweare a juste le temps de le rattraper avant qu'il ne s'affale sur le sol. On distingue une autre tache rouge sur la poitrine, un nouvel impact. Deweare est maintenant assis par terre, le corps de l'autre dans les bras. Deweare lâche le corps et ses épaules ont un mouvement réflexe en se dressant. Des morceaux de plâtre lui tombent dessus ainsi que sur le cadavre de la femme. Il s'adosse contre la paroi de la table où gît la femme. Du sang s'écoule des taches rouges de l'autre cadavre. D'un seul coup le noir se fait.

Charles prit peur. Pourquoi Désiré lui avait-il demandé un tel service ? Les Blancs n'avaient qu'à se débrouiller entre eux. Si Deweare n'était pas l'assassin de l'autre, qui était-ce ? Et cet assassin, il pouvait très bien recommencer à tuer. Il en transpirait. Il ne pouvait quand même pas jeter la cassette. Il ne pouvait pas ne pas faire ce que lui avait demandé son oncle. Il était moins dangereux pour lui de mourir assassiné par le meurtrier de l'autre que de risquer les foudres de son oncle. Son oncle connaissait les mauvais esprits. Ceux qui ne vous lâchent jamais. Il éteignit sa télé, alla regarder dans l'œilleton de la porte. Il s'attendait à tout moment à ce que le tueur débarque et le descende. Son oncle lui avait demandé de faire un double, ce qu'il avait fait en visionnant, il ne lui avait pas demandé de conserver ce double, ni l'original. Il n'avait qu'une heure de métro et de bus pour se rendre chez lui. Il dormirait là-bas et ensemble, ils se rendraient à la clinique le lendemain matin. Enfin, si le tueur n'était pas déjà là, à l'attendre sur le pas de sa porte ou au coin de la rue.

— Qu'allez-vous faire, monsieur le commissaire ?

— Et vous ?

Langlet le regarda froidement.

— Ce qui m'inquiète, ce sont ces sachets de cocaïne... Que viennent-ils faire là ?

— Oh ! Vous savez, ceux qui sont prêts à tuer, ne sont généralement pas des anges...

— Deweare ?

— Cela vous surprendrait ?

— Vous ne ferez croire cela à personne. À personne et encore moins à moi. Deweare n'était pas un camé, ni un dealer. Vous savez, ce type, avant de péter les plombs, il allait droit au Nobel...

— Si ce n'est pas lui, c'est donc l'autre...

Langlet tourna la tête et fit grise mine.

— Il s'agit bien de quelqu'un quand même...

— Ça, c'est sûr. On croit connaître les gens, ils ont votre confiance et on les retrouve morts à côté d'un sachet de cocaïne...

— Cette cocaïne appartenait soit à Deweare, soit à Kondarowski, non ?

— Oui, monsieur le commissaire, c'est la raison qui parle en vous, oui, c'est soit l'un, soit l'autre...

Ils étaient dans le bureau de Langlet. Mangin devait les retrouver dès que la fouille des locaux serait terminée ou dès que Deweare serait repéré. Leblanc était le seul flic présent.

— Où peut-il bien être ?
— À tellement d'endroits…
— Il n'a pas pu s'évaporer quand même…
— Vous savez, aucun dispositif n'est inviolable…
— Je voulais vous féliciter pour votre discrétion. Monsieur de Breuil m'a chargé de vous signifier qu'il en référerait en haut lieu, que vous étiez l'homme de la circonstance.
— Je ne fais que mon travail, vous savez. Il ne sert à rien de courir le risque qu'il prenne des patients en otage. Il ne faut jamais affoler un animal blessé, ça le rend dangereux.
— Où peut-il être ? Pourquoi serait-il resté ici à votre avis ?
— Je ne pense pas qu'il faille rechercher de la cohérence dans le comportement d'un fou…
— Vous avez raison. Mais bon Dieu, la veille de recevoir l'autorisation de la phase d'expérimentation humaine !
— Même les plus solides craquent parfois. Nul n'est à l'abri, ni vous ni moi.
— C'est le ministre de la Santé en personne, son ami, qui doit se déplacer.
— Le ministre en personne…
— Eh oui ! Mais qu'est-ce qui lui a pris ?
— Le ministre de la Santé… Il s'agirait donc d'une découverte importante ?
— Très importante.
Mangin entra sans frapper, il était accompagné de deux agents.
— Négatif. Tout a été fouillé.
Langlet regarda Leblanc qui regarda Mangin.
— Je voulais avoir votre accord pour alléger le dispositif, monsieur le commissaire.
— Vous allez vous contenter de veiller sur les issues.
— Le reste me paraît inutile. Il est sans doute déjà loin…
Leblanc regarda Langlet.
— C'est la bonne solution. J'aimerais avoir vos coordonnées personnelles à tous deux au cas où il se passe quelque chose cette nuit.
— Mais nous passons la nuit ici, monsieur le commissaire, nous passons la nuit ici.
— Il faut bien quelqu'un sur le pont. Très bien, c'était également mon intention. Avec votre autorisation, naturellement…

— Si vous l'estimez nécessaire, cela ne pose aucun problème. Vous savez que nous souhaitons mettre tout en œuvre pour faciliter le travail de la police.

— Je sais, je sais…

— Nous pouvons mettre à votre disposition une chambre d'interne si vous voulez.

— Je ne pense pas que je puisse trouver le sommeil cette nuit. Je vous remercie. Mais je vais faire un tour dans les bâtiments. Chaque pièce est munie d'un téléphone ?

— Oui, mais je peux mettre à votre disposition un de nos agents…

— Très volontiers, très volontiers.

~

— Ça signifie quoi exactement ? Trang venait d'arriver impromptu.

— Selon votre ami Schelema, que la personne, de sexe féminin, à qui appartient ces tissus, a subi une injection importante de curare au plus tôt il y a moins de vingt-quatre heures. Les analyses sont datées de ce jour à 2 heures.

— Cela nous ramène donc à la nuit de dimanche à lundi après 2 heures… L'injection de curare serait la cause de la mort ?

— Je lui ai demandé et il m'a répondu qu'il n'était pas plus capable de répondre à cette question que de me donner les six bons numéros du prochain loto.

— À quand remonte l'intervention chirurgicale pratiquée sur cette Clerk ?

— Nous ne l'avons jamais demandé, monsieur le commissaire…

— Je sens le ton du reproche, monsieur le stagiaire… Et pourquoi ne l'avons-nous jamais demandé ? Pourquoi selon vous ?

— Parce qu'il est important de laisser dire dans sa totalité la version des choses qu'on veut nous faire gober. Et que poser des questions précises à ce stade peut déclencher un réflexe de méfiance chez nos interlocuteurs. Que ce réfl…

— Ça va, ça va… N'oublie pas non plus qu'il s'agit d'une information disponible à tout moment.

— Vous voulez dire que Clerk ne se serait sans doute pas fait opérer dans la nuit de dimanche à lundi après 2 heures du matin ?

— Je ne veux rien dire, je pose des questions.

~

Langlet et Mangin les observaient.

— Qu'est-ce qu'il peut bien lui raconter ? Quelle heure ?

Mangin regarda sa montre.

— 3 heures.

— Qu'est-ce qu'il peut bien lui raconter à 3 heures du matin ? Qu'est-ce qui a justifié sa venue et non pas un simple coup de téléphone ?

— Ça n'a peut-être rien à voir avec notre affaire...

— Vous pensez vraiment ce que vous dites ? Vraiment. Ce Leblanc nous prend pour des cons et il nous laisse nous enfoncer gentiment. Où Deweare peut-il bien être ?

— Espérons qu'il est loin, très loin...

~

— Schelema a gardé un double ?

— Moi aussi.

Leblanc n'arrivait pas à analyser l'information que venait de lui donner Trang. C'était une certitude que Clerk ne s'était pas fait opérer dans la nuit du dimanche au lundi après 2 heures du matin. Mais que signifiait cette injection de curare ? Était-ce un traitement utilisé pour une réanimation ? A-t-on essayé de la réanimer avec du curare ? Il téléphonerait à Schelema dans la matinée. Pour l'instant rien ne pressait. Les choses se précisaient simplement...

Trang reprit le chemin de la sortie.

Il était plus de 3 heures du matin et la fouille des bâtiments n'avait rien donné. Il décida de rester dans le hall et s'allongea sur un canapé. Il avait besoin de dormir une heure ou deux. Langlet et Mangin devraient bientôt faire de même...

27

LA LUMIÈRE PERÇA SES PAUPIÈRES. Le froid l'enveloppa en s'insinuant sous son pyjama. Il ouvrit les yeux avec douleur, tout était flou. Il était avec Nathalie, en érection, et ça lui faisait mal. Ses yeux allaient dans tous les sens, dans le flou. Son cerveau n'enregistrait pas encore les sons. Tout était blanc, aveuglant. On bougeait ses épaules. Il se frotta les yeux et réussit à lever légèrement le torse. Il y avait face à lui une rangée de quartiers de viande et quelqu'un aux cheveux crépus habillé comme en plein hiver.

— Docteur, Docteur !

Il s'assit, ses jambes étaient engourdies. Son premier réflexe fut de regarder l'heure. 5 heures 30... Il redressa la tête, le type avait l'air ahuri. C'était un Noir.

— C'est mon oncle, il veut que je vous donne ceci...

Il tendait un petit paquet.

— Il faut que vous regardiez. C'est pas vous qui l'avez tué, c'est pas vous... Mais il faut sortir, docteur, il faut sortir. Il va bientôt être 6 heures, ils vont tous arriver et vous pourrez plus sortir sans vous faire prendre. Mettez ces vêtements. Il lui tendit un pantalon, un pull et un blouson.

Il regardait le paquet. Il regardait le Noir. Il avait envie d'uriner et son érection lui faisait mal. Le Noir rangeait ses couvertures de survie dans le sac, qu'il mit en bandoulière. Deweare en sortit un petit paquet. Il contenait les doigts de Clerk.

— Ça, il faut que vous le laissiez ici, c'est très important pour moi.

Charles regarda le paquet. Il était petit. Il se demanda ce qu'il pouvait bien contenir ? Il soupira. Il sortit un poulet d'un carton et mit le paquet à l'intérieur du poulet en le faisant entrer pas l'arrière.

— Ne vous inquiétez pas, les poulets, c'est pour dans trois jours… Je le mets au fond. Tout au fond. C'est le dernier poulet de ce carton que je range au-dessous des autres.

Deweare regarda. Ce type avait le sens du rangement et du camouflage.

— Venez, je vous ai fait du café et j'ai des croissants. Mais il faut que vous sortiez. Mon oncle a laissé sa voiture, une camionnette, juste devant la rampe. Vous pourrez vous y cacher et regarder la cassette. Venez.

~

Il avait paradoxalement dormi plus que prévu. Il se sentait reposé. 5 heures 30. Il n'avait pas froid. Il se leva et suivit le Noir. Ils accédèrent à une rampe. Le jour n'était pas encore levé. Il reconnaissait l'un des deux à qui il avait proposé une place la veille à la cafétéria.

— Comment vous appelez-vous ?

— Charles.

— Et pourquoi ?

— Mon oncle vous expliquera tout…

Ils arrivèrent en haut de la rampe. Il lui remit son sac. Une camionnette attendait. Charles ne dépassa pas le niveau de la rampe. Il attendit qu'il soit à bord avant de faire demi-tour et de retrouver sa plonge. Il fallait que tout soit nickel pour 6 heures. Le chef n'accepterait aucune explication et il passerait une mauvaise journée. Il allait devoir travailler dur.

— Bonjour, monsieur. Il faut que j'aille pisser…

Deweare ressortit. Son érection n'était pas encore terminée. Il se concentra et réussit à uriner contre une roue arrière. Le ciel était étoilé et le jour n'allait pas tarder à pointer son nez. Il respira à pleins poumons et se rendit compte qu'il n'avait pas enlevé sa cagoule. Il remonta à l'intérieur du véhicule. Il reconnut le balayeur noir qui était entré dans la salle de vivisection. Il lui indiquait l'arrière et lui montrait un Thermos.

— Bonjour docteur. Tenez, il y a du café et des croissants. Mettez-vous à l'arrière. Nous allons sortir d'ici.

Deweare se glissa à l'arrière. Il y avait un sac avec un caméscope à l'intérieur.

Et si c'était un piège ? Que pouvait-il faire ? Rien. Il regarda la camionnette. Elle ressemblait trop à son propriétaire. « Ils » n'enlèveraient jamais quelqu'un dans une caisse appartenant au chauffeur. Le caméscope était là. Il but du café dans le Thermos. Ça lui brûla légèrement la langue. Il prit un croissant. Ils commençaient à rouler. Il alla vers le chauffeur.

— Restez à l'arrière, docteur...

— Où m'emmenez-vous ?

— Où vous voulez, mais il faut que nous sortions d'ici... Restez à l'arrière, c'est pas la peine qu'un gardien vous remarque...

Il regarda sa montre. Du café coula du Thermos et lui tomba sur la main en l'échaudant. Il avait du mal à se remettre les idées en place. 5 heures 40.

— J'ai tout vu. Mais je ne peux pas témoigner. J'ai récupéré la cassette qui a tout filmé. Elle est dans le caméscope. Il y en a un double chez un cousin à moi.

~

Cette cassette sans les résultats d'analyse ne lui servirait à rien... Il pouvait très bien avoir un complice. Il avait un mobile pour descendre Kondarowski. La police aimait les mobiles. Il fallait qu'il récupère les résultats d'analyses des doigts de Clerk.

— Pouvez-vous vous garer sur le parking de l'entrée du personnel ?

— Oui, docteur, pas de problème... Nous sommes sortis de l'enceinte. Vous voulez voir quelqu'un ?

— Oui, une jeune laborantine.

— Celle qui était dans le local à linge sale ?

Deweare dressa la tête et le regarda.

— C'est comment, votre prénom ?

— Désiré.

— Vous en savez des choses, Désiré.

— Oh ! N'allez pas imaginer je ne sais quoi, docteur. C'est moi qui l'ai emmenée dans ce local, et comme il se trouve près de la salle de vivisection, je me suis dit...

— Oui, c'est elle...

— C'est important que vous la voyiez ?

— Très important.

— Je voulais me mettre en maladie aujourd'hui. J'ai eu une journée épuisante hier. Je peux très bien prendre mon service normalement et la contacter pour vous.

— Vous feriez ça ?

— Aucun problème.

— Pourquoi ?

— Une question d'esprits, docteur, d'esprits...

Deweare ne chercha pas à en savoir plus. La camionnette s'était arrêtée.

— Vous ne regardez pas votre cassette ?

— Si, j'attendais l'arrêt.

— Je vais prendre mon service. Elle ne sera pas là avant 8 heures. Restez bien à l'arrière et reposez-vous. Je viendrai dès que je la verrai.

— Demandez-lui de venir avec vous et avec ce qu'elle sait ici.

— Comptez sur moi, docteur, comptez sur moi...

Le Cointreau l'avait fait s'assoupir une demi-heure, pas plus. Elle avait eu Delphine au téléphone vers minuit. Elle avait les résultats. Elles devaient se retrouver place Clichy à 6 heures 30 pour dresser un plan d'attaque. Cela faisait dix minutes qu'elle faisait les cent pas devant le cinéma. Elles trouveraient bien un café sur l'avenue. Elle ne la vit pas sortir du bus 80.

— Excuse mon retard, mais j'ai pas dormi...

— C'est pas grave. T'as les résultats ?

— Oui, bien sûr.

— Allons boire un café.

Elles remontèrent l'avenue de Clichy et s'arrêtèrent au premier café ouvert.

— J'ai pas dormi de la nuit. Tu crois que ça va l'aider, Deweare ?

— Je ne sais pas, mais en tout cas il aura eu tout ce qu'il voulait. Il y avait de l'amertume dans sa voix et dans son regard.

— Ne rêve pas, Delphine. Il est médecin et tu es laborantine...

— Je sais, je sais...

— Nous ne sommes pas du même monde. Et puis, pense à la différence d'âge.

— Bon, il faut que nous puissions le joindre. Le mieux, c'est que nous soyons dès 8 heures à nos postes. Tu ne fumes pas ?

— J'ai arrêté.
— Tu plaisantes ?
— Je n'en ai absolument plus envie...
— Toi, t'es amoureuse !
— C'est pas le mot.

John lui tapa sur l'épaule. Il venait de s'assoupir. Cette camionnette lui avait paru suspecte. Lorsqu'il vit un Noir au volant en train de parler tout seul, il se demanda qui pouvait bien être à l'arrière.

Ils furent rassurés lorsqu'il sortit en chantant. Cela ne dénotait pas avec son allure d'allumé. Le jour se levait. Cette camionnette avait mis leurs sens en alerte. Elle ne bougeait pas. Personne d'autre ne semblait être à l'intérieur.

— Je vais acheter de leurs foutus croissants.

— Pas pour moi, merci.

James avala une pilule. Il avait l'habitude de se nourrir de pilules. Il ne dérogeait jamais à cette règle. Une mission se commençait et se terminait avec cette nourriture. On ne savait jamais où pouvait vous mener une mission, même la plus anodine et la moins dangereuse en apparence. Empoisonner quelqu'un était si facile.

John n'avait pas particulièrement envie de manger des croissants français. Ses jambes avaient besoin d'exercice. James était en meilleure forme que lui. Les premiers employés de la clinique et de Worldpharma arrivaient. Les parkings se remplissaient. Il fit cent mètres avant de trouver une boulangerie. L'odeur déclencha en lui le désir de manger. Sa cousine le lui avait dit, les boulangeries françaises diffusent sur leurs pas de porte des odeurs qui provoquent l'acte d'achat. Ces odeurs, mises au point en laboratoire, réveillent les estomacs. Il fit la queue. Les passants n'avaient pas l'air réveillés. Ils devaient tous faire partie du personnel de la clinique ou de Worldpharma.

Trang avait reconnu Leroy. Elle avait changé de tenue. Il la suivit jusqu'à son parking et l'observa descendre de sa voiture. Elle porta sa main droite dans le dos et sembla réajuster sa ceinture. Cette nana savait ce qu'elle valait et l'effet qu'elle provoquait chez les mecs. Il serait bien allé lui poser quelques questions. Il n'était que stagiaire. Il attendit qu'elle pénètre dans le hall pour prendre sa suite.

Leblanc était en discussion avec Mangin.

— Bien, je vous laisse, monsieur le commissaire, il faut que j'aille m'occuper de mes hommes et préparer la relève. Je pense qu'il n'est plus ici depuis longtemps. Je maintiens un contrôle aux entrées.

— Vous avez raison.

Leroy passa en les ignorant.

— Qu'avons-nous au programme, patron ?

— Il faut que tu te renseignes sur l'intervention chirurgicale de Clerk. Tu fais cela comme s'il s'agissait d'une procédure de routine et sois très aimable. Ensuite tu me retrouves à la cafétéria. Nous n'aurons plus qu'à attendre.

— Et s'il ne se passe rien ?

— Alors là, cela m'étonnerait beaucoup. Beaucoup.

~

Par réflexe, ils se baissèrent. Le Noir arrivait face à eux avec deux femmes, une plutôt grosse et âgée, l'autre plus jeune et mignonne. Il frappa à la portière du côté de la camionnette et ouvrit. Deweare se tenait dans l'embrasure. James saisit son portable et appuya sur la touche 1. Le portable de Langlet n'était pas connecté. Il l'appela sur sa ligne directe.

— Allô ? Votre portable n'est pas connecté.

— Pouvez-vous me rappeler au… Il lui donna le numéro d'une cabine extérieure.

Langlet devait déjà retrancher 1, 2, 3, 4 aux quatre derniers chiffres. John était dehors, sorti discrètement, personne ne s'était retourné sur lui.

La camionnette se mit en route lorsqu'il entendit sonner l'appareil. James avait démarré et s'approchait de lui. La camionnette roulait doucement. Il fallait faire vite.

— La cible vient de quitter le parking de la clinique à bord d'une camionnette. Il n'est pas seul. Il est avec deux femmes, en blouses blanches, et un homme, un Noir, âgé.

Son cerveau mit moins d'une seconde pour penser au technicien de surface, à la jeune laborantine et à sa vieille collègue.

— Il ne faut pas qu'ils… Suivez-les et tenez-moi informé de leur destination. Je vérifie le portable.

~

John raccrocha et monta à côté de James. La camionnette était à trente mètres d'eux.

~

Langlet transpirait. Que préparaient-ils ? L'important était que Deweare soit à l'extérieur. Qu'il y reste. Il devait se raser et changer de chemise. Le bras de Clerk ! Ils devaient essayer de faire analyser le bras de Clerk ! Ne pas perdre pied. Le pire n'est jamais sûr, mais mieux valait s'y préparer…

Deweare était trop dangereux. Définitivement trop dangereux.

~

Il sortit d'une des cabines du hall d'entrée qui se remplissait de monde. Il croisa Leblanc. L'avait-il vu téléphoner d'une cabine ? De toute façon… Il fallait qu'il se change et qu'il se rase. Le conseil aurait lieu à 15 heures, entre-temps, il devait gérer les affaires courantes, voir Lucien de Breuil. Rassurer Leroy. Deweare était trop dangereux…

~

Elle avait réussi.

Il tenait la feuille de résultats dans les mains et la relisait. Tout confirmait les analyses demandées par Kondarowski. Il avait la cassette qui prouvait qu'il ne l'avait pas personnellement tué. Il avait les résultats d'analyses qui confirmaient ceux de Kondarowski. Il n'avait plus de mobile. Il n'était sans doute pas sorti des ennuis mais il ne risquait plus vingt ans…

— Alors, docteur, où allons-nous ?

— Chez moi. Montmartre, rue Saint-Vincent.

Georgette sourit à Delphine. Elle allait enfin entrer chez un docteur. Elle était digne d'être reçue chez un docteur. Elle aurait aimé prendre ce moment en photo et en envoyer un exemplaire à ce petit prétentieux de Müller. Elle aurait bien dit quelque chose, mais elle craignait que ses paroles le fassent changer d'avis.

— Vous n'avez pas peur que la police ? intervint Désiré en fronçant les sourcils.

— J'espère que la police surveille mon domicile. J'espère… Je ne crois pas qu'ils prendront le risque de m'interpeller dans la rue, vous garerez la camionnette juste en face de la porte d'entrée, nous en aurons pour dix secondes.

Georgette estima plus judicieux de poser une question plutôt que de donner son sentiment.

— Pourquoi espérez-vous que la police sera là ?

— Parce que quelqu'un veut nuire à l'Anoxydril. Les enjeux financiers sont gigantesques. Dans six mois doit avoir lieu son lancement mondial, ce sont des millions de dollars en jeu, dès le premier jour…

Georgette fit la moue de celle qui n'avait pas assez d'explications.

— Ceux qui veulent saboter ce lancement ont payé un tueur ou des tueurs pour m'impliquer dans la mort de ma dernière patiente et dans l'assassinat du chirurgien qui pratiqua le premier rapport sur cette mort. Rapport qui injustement me mettait en cause. Ils ont donc des complices à la clinique, ce n'est pas possible autrement… Et ça peut-être n'importe qui de l'encadrement.

— Je prends le boulevard Ornano ?

— Oui, et boulevard Barbès, vous prenez la rue Doudeauville à droite. Rue Custine et rue Caulincourt, à gauche vous prenez la rue Lamarck et ensuite la première à droite qui ne mène pas à un escalier et c'est tout droit…

— Des tueurs… Georgette n'avait pu se retenir. Des tueurs ! Vous croyez que…

— Oui, je crois qu'ils sont capables de tuer à nouveau. Du moins, il y a un risque…

Elle n'avait pas pensé à cet aspect des choses… Il y avait eu un meurtre, deux. Si Deweare n'était pas le meurtrier, c'est qu'il s'agissait de quelqu'un d'autre… Et ce quelqu'un d'autre n'allait pas du tout apprécier que certaines personnes sabotent son travail… Elle n'écouta pas la suite. Ce quelqu'un d'autre ne pouvait être que l'horrible… chef de service. Ce complice ne pouvait être que son chef de service. Il avait bien une tête de complice. Elle allait l'ouvrir lorsque Désiré intervint.

— Donc, chez vous, nous serons à l'abri de ce tueur et protégés par la police malgré elle…

— Je n'avais pas mesuré les risques que je vous faisais prendre. Je viens seulement de m'en rendre compte…

— Mais docteur, c'est pas un tueur qui va nous faire peur.

Désiré avait parlé fermement.

Delphine fixait Deweare. Elle le voyait de profil. Elle le trouvait beau. Sa voix descendait au plus profond d'elle-même. À chaque fois qu'il prononçait un mot, c'était comme si des ondes invisibles sortaient de sa bouche pour aller réveiller le désir en elle… Il la dévisagea dans le rétroviseur.

— Je voulais vous remercier…

Malgré son émotion, Delphine soutint avec défi son regard. Georgette n'en revenait pas. Delphine venait de le provoquer, du genre, toi mon gars, tu me plais et j'aimerais bien savoir ce que tu donnes au pieu. Elle lui donna un coup de coude pour qu'elle se calme un peu. Il était docteur, quand même. Delphine en rougit.

— Si un jour vous avez besoin de moi, pour quoi que ce soit…

Il rougit à son tour et se demanda ce qui lui prenait. L'ambiguïté de ses derniers propos le ramenait à ses seins qui pointaient et à ses rêves de la nuit dont il n'avait que de vagues souvenirs.

— Je veux dire que ce que vous venez de faire là pour moi est très important. Vous me sauvez peut-être la vie. Si un jour je peux vous rendre un service quelconque, n'hésitez pas… Vraiment.

Georgette la tapa à nouveau du coude. Delphine réalisa.

— Vous savez, docteur, sans Georgette, je n'aurais rien fait. C'est elle qui m'a convaincue de vous aider.

— Il en va de même pour vous, précisa t-il en se tournant vers Georgette.

Désiré se pencha pour lui signifier qu'il avait compris qu'il faisait partie du lot et qu'il était inutile qu'il s'épanche plus sur la question à son sujet.

Langlet se rasait. Le portable sonna. Il posa son rasoir sur le rebord de l'évier.

— Ils se dirigent vers chez lui. Il n'y a pas de doute, il va chez lui.

Langlet n'avait que quelques secondes pour réagir. Il allait chez lui avec trois personnes de la clinique. C'était inespéré. Démence, prise d'otages, meurtres, suicide…

— Attendez qu'ils soient chez lui et neutralisez.

— Vous pouvez répéter ?

— Neutralisez.

Il raccrocha, reprit son rasoir et attaqua la joue gauche.

— C'est ici, garez-vous sur le trottoir, au niveau de l'entrée. Prenez mes clés. Celle-là ouvre toutes les portes, dès que c'est ouvert, nous entrons en courant et vous refermez bien derrière nous.

À cinq mètres de là, sur le trottoir d'en face était garé un véhicule avec trois personnes à l'intérieur.

— Une camionnette immatriculée…

— Verrouillez tout le secteur et attendez ma venue !

Prenzi était content. Il avait intelligemment pallié les faiblesses du dispositif de Leblanc, qui n'avait pas pris la peine de faire surveiller le domicile du suspect. Il faisait ainsi comprendre à tout le monde qu'il fallait encore compter sur lui… Il prit son téléphone et composa le numéro du directeur de cabinet du ministre.

Ils avaient dû ralentir rue Lamarck afin de ne pas se faire repérer. C'est juste avant la rue Saint-Vincent que trois flics surgirent, ils ne savaient pas d'où, et les firent stopper. Ils leur indiquèrent qu'il fallait qu'ils fassent demi-tour.

— C'était couru d'avance…

— Que fait-on ?

— Inutile d'insister, tout le quartier doit être bouclé. Téléphone et précise qu'on ne peut rien faire. Pour l'instant… À part écouter ce qui se passe chez lui.

James brancha le scanner qui était sur la même fréquence que le dispositif d'écoute chez Deweare. Il fit demi-tour et regagna le parking de la clinique. John n'allait pas tarder à avoir Langlet sur son portable. Tout ce que ferait Deweare chez lui, tout ce qu'il dirait, au téléphone ou non, allait pouvoir être écouté par eux, et par Langlet.

28

CHASTAIN LUI AVAIT CÉDÉ SON BUREAU. Le standard venait de lui passer l'appel : « On demande le directeur de la brigade criminelle ».

— Avez-vous la situation en main ?

— Monsieur le directeur ?

— Je viens d'avoir un appel de votre supérieur hiérarchique, Prenzi, qui m'informe que le suspect vient de rentrer chez lui en compagnie de trois autres personnes. Deux femmes blanches et un Noir.

— C'est très bien, ça, monsieur le directeur. J'imagine que nous avons des hommes sur place ?

— Oui, mais comment ça, c'est très bien ?

— Le suspect n'est coupable de rien, je vous expliquerai. Savez-vous ce que nous avons trouvé à côté du cadavre de Kondarowski ?

— De la cocaïne… Comment cela, le suspect n'est pas coupable ?

— Rien ne tient dans cette histoire s'il est coupable. Nous avons fait effectuer par un labo privé des analyses de tissus du corps de sa dernière patiente…

— Oui, et alors…

— On lui a injecté du curare la nuit dernière…

— Ce qui voudrait dire qu'elle ne serait pas morte par sa faute…

— Nous pourrions le penser, monsieur le directeur. J'imagine que Prenzi a fait mettre sa ligne sur écoute ?

— C'est exact.

— Il faut le laisser téléphoner… Que nos hommes bouclent le quartier et qu'ils m'attendent.

— Avez-vous du nouveau pour notre affaire ?

— Je pense qu'elle a à voir avec tout ceci, monsieur le directeur...

— En tous les cas, ne procédez à aucune interpellation sans m'en aviser...

— Il va de soi, monsieur le directeur. Je réunis les éléments et éventuellement les preuves et j'attends vos instructions.

— C'est cela, oui, c'est cela...

— Monsieur le directeur...

— Oui ?

— Il paraît que le ministre de la Santé doit se rendre en personne à Worldpharma cet après-midi...

— Je ne sais pas. Voulez-vous que je me renseigne ? Que je fasse annuler sa venue ?

— Surtout pas, justement. J'assurerai sa protection.

— Le ministre de la Santé... Vous marchez sur des charbons ardents, Leblanc. Faites gaffe. C'est un membre influent de la majorité. On parle de lui pour succéder au...

~

Prenzi fulminait, il ne pouvait pas faire autre chose que d'exécuter les ordres. Son dispositif restait en place et passait sous commandement de Leblanc, qui s'opposait à toute intervention.

~

Le directeur de cabinet du ministre de l'Intérieur ne pouvait pas ignorer qu'un ministre devait se rendre là où il y avait eu deux meurtres quelques heures plus tôt... « Pas d'interpellation sans m'en aviser »... Il voulait tenir Langlet.

Il rejoignit Chastain qui attendait dans le bureau de sa secrétaire.

— Où se trouve le bureau de Lucien de Breuil ?

— Il n'a pas de bureau ici. En cas de besoin il utilise le mien ou celui de ma secrétaire. Il ne devrait d'ailleurs pas tarder. Voulez-vous que je l'informe que vous désirez le voir ?

— Si on lui téléphone, où arrivent ses appels ?

— Ici.

Elle n'avait pas fini que son poste se mit à sonner.

— Allô ? Oui…

Sa voix et son visage changèrent. Leblanc aurait bien aimé être près de la table d'écoute qui s'occupait de la ligne téléphonique de Deweare.

Elle était venue sans prévenir. Il ne pouvait pas lui demander de le laisser seul. Ils s'étaient enfermés dans son bureau. Un agent de la sécurité veillait devant la porte de sa secrétaire, à qui il avait donné congé pour deux heures. Son assistante était priée d'oublier son existence jusqu'à nouvel ordre. L'agent de la sécurité avait reçu des consignes strictes : personne ne devait le déranger, personne et surtout pas un flic. Motif officiel, il retravaillait l'allocution que le président de Worldpharma devait prononcer devant le ministre. Le portable grésillait un peu, mais la transmission était de bonne qualité. Le scanner retransmettait la conversation téléphonique de Deweare.

— Madame Chastain ?

— Allô ? Oui…

— Lucien de Breuil est-il là ?

— Il ne doit pas tarder.

— Vous m'avez reconnu ?

— Oui, oui.

— Vous n'êtes pas seule ?

— C'est cela, oui…

— Je dois lui parler, c'est de la plus haute importance.

— Ne vous inquiétez pas. Je vous le passe dès qu'il arrive.

À quel jeu jouait-elle ? Langlet était perplexe. Il ne savait pas comment interpréter la réaction de Chastain.

— Elle le connaît, quand même. Que veux-tu qu'elle fasse d'autre que de le faire patienter pour lui passer de Breuil ?

— Si c'est ce flic qui est en face d'elle, elle pourrait le lui passer…

— Mais pourquoi ? Qu'est-ce que cela changerait ? Tu aurais fait pareil…

La conversation reprenait.

— Monsieur, un appel pour vous.

Tout comme Deweare, ils entendirent distinctement le « Bonjour commissaire » que de Breuil lança avant de prendre l'appareil.

— Lucien de Breuil, j'écoute...

— Deweare à l'appareil, ne quittez pas...

— Ah ! Bonjour, cher ami, comment allez-vous ?

Leroy jeta un regard ironique à Langlet.

— Je ne suis pour rien dans la mort de ma dernière patiente, et encore moins dans celle de Kondarowski. J'ai réuni toute les preuves et j'ai des témoins avec moi.

— Ah, c'est magnifique, ça !

De Breuil connaissait suffisamment Deweare pour comprendre, à la simple intonation de sa voix, qu'il était sérieux, qu'il n'était pas devenu fou, qu'il ne délirait pas et, surtout, qu'il avait dû prendre toutes les précautions pour que la vérité se sache un jour ou l'autre.

— Quelqu'un veut saboter le lancement de l'Anoxydril.

— Je dois vous avouer que j'y ai pensé.

— Ce quelqu'un a un complice à Worldpharma... Un complice haut placé...

— Qui ?

— Je ne sais pas.

— Que voulez-vous que je fasse ?

— La police doit nous écouter, je voudrais qu'il n'y ait pas de bavure et que je puisse vous remettre tous les documents prouvant mes affirmations.

— Vous êtes où ?

— Chez moi.

— J'arrive.

~

Il ne restait plus que les grésillements. Langlet était atterré.

— Je t'avais dit qu'il ne renoncerait pas, lui assena Isabelle Leroy qui avait réussi à sauver sa peau.

— Il a gagné une manche. La partie n'est pas finie.

— Que vas-tu faire ?

— Le problème reste le même, tu m'entends ? Le même. S'il apprend ou s'il découvre que... C'en sera fini de toi, de moi...

— Que veux-tu faire ?

— Rien pour l'instant, à part jouer à l'imbécile. Cette cocaïne dont je n'arrive pas à m'expliquer la présence près du cadavre de Kondarowski va peut-être nous tirer d'affaire…

— Mais s'il remonte jusqu'à… toi ?

— Jusqu'à nous, tu veux dire ? Je vois, les rats commencent à quitter le navire…

— Ne recommence pas, je t'en prie. Nous ne sommes pas impliqués de la même manière.

— Même manière ou non, je peux te dire que l'issue sera la même pour nous.

— S'il remonte…

— Aucun risque. C'est absolument impossible. Je ne suis pas plus impliqué que toi dans ces morts étranges… Il n'y a pas de lien possible entre elles et moi.

Langlet pensa aux deux tueurs. C'était des pros, ils ne se feraient jamais prendre. Ils ne parleraient jamais.

— Sois rassurée, il ne pourra jamais remonter jusqu'à nous. Jamais ! Non, le seul danger, est qu'il découvre l'expérimentation de l'Anoxydril. La menace n'a pas changé.

Sa ligne directe se mit à sonner, il attendit deux sonneries et décrocha.

— Martin ?

— Lucien… Dis, je viens d'avoir un appel de Deweare qui affirme avoir réuni les preuves de son innocence. Quelqu'un voudrait saboter le lancement de l'Anoxydril. Et ce quelqu'un aurait un complice sur place.

— Je dois reconnaître que j'y ai pensé plusieurs fois à cette version…

— Oui, moi aussi. Il n'avait pas l'air délirant. Je vais le chercher avec le commissaire Leblanc. Il faudrait que tu joignes le docteur Leroy pour lui expliquer la situation. Si Deweare est innocent, juridiquement je ne vois pas comment il ne pourrait pas être nommé au poste qui lui revient…

— Bien Lucien, je m'en charge. Deweare innocent… Tu veux mon avis ?

— Vas-y.

— J'ai jamais cru à sa culpabilité. Les faits m'ont aveuglé, mais au fond de moi…

— Bon j'y vais. N'oublie pas mon allocution et surtout la réunion du conseil.

— Compte sur moi.

Après avoir fait un tour de la pièce, Georgette avait pris le plus grand fauteuil. Elle n'avait jamais vu pareil salon. Que des teintes unies. Une grande statue de bois lisse représentant la forme d'une femme posée sur un rocher faisait face à l'entrée. Au dessus de la cheminée, un nu, une femme la tête en bas. Pas de télévision. Une chaîne hi-fi, sur laquelle était écrit « Denon », était posée sur un meuble aux lignes étranges. Deux grandes enceintes, sur lesquelles était écrit « Wilson Puppies », se trouvaient sur les côtés. Sur l'autre mur, un grand tableau représentant un coin de pièce avec une tapisserie de fleurs roses. Un guéridon sur lequel repose un vase avec des roses rouges et pales ainsi que des bleuets. En bas du tableau était écrit « 1901 trente ans ou la vie en rose. Raoul Dufy 1931 ». Il y avait dans le prolongement de la pièce, un jardin d'hiver avec plein de plantes qu'elle ne connaissait pas. Elle y serait bien allée voir de plus près, mais elle n'osait pas se lever. Elle aurait bien fait le tour de la maison. Elle était comme tétanisée, elle se trouvait là, chez le docteur Deweare, alors qu'elle aurait dû être à son travail. Delphine et Désiré occupaient l'un des deux canapés en cuir. Ils n'en menaient pas plus large qu'elle.

Ils avaient entendu la conversation téléphonique avec de Breuil, il avait eu l'élégance de mettre le haut-parleur. Georgette se mettait à rêver. Elle se demandait quel âge il pouvait bien avoir. Elle était certaine de ne pas être beaucoup plus âgée que lui. Ils devaient avoir le même âge. Elle devait avoir quelques années de moins.

— Je prends dix minutes pour me passer sous la douche et me changer. Si vous avez soif, servez-vous.

Georgette ne voyait pas comment ils auraient pu se servir quoi que ce soit.

Il apprécia sa douche comme un affamé aurait apprécié un plat de salsifis. Il se rasa et se parfuma. Il allait enfiler un jeans et un polo, se ravisa et alla dans le dressing-room. Nathalie n'avait pas déballé le costume ni la paire de chaussures Gérard Sené.

~

Delphine le trouva plus beau que jamais. Georgette comprit que même si elle était plus jeune que lui, ce ne serait jamais possible. Delphine se sentit rougir. Il n'avait pas de cravate mais à son charme naturel s'ajoutaient l'éclat des belles étoffes et l'élégance des belles chaussures. Elle aurait voulu porter une robe Christian Lacroix et lui donner le bras en gravissant les marches d'un palace. Elle regarda son jeans et rougit encore un peu plus.

~

Il aurait dû être fatigué, abattu. Il s'était révélé dans l'adversité.

Il le regarda plusieurs fois avant de le reconnaître avec certitude. Deweare était métamorphosé et Langlet n'en revenait pas. Pas la moindre trace de fatigue sur son visage. Son costume lui conférait un sérieux inhabituel. Classe, il ne tranchait pas avec de Breuil. S'il n'était pas encore numéro 2 de Worldpharma, il en avait la tenue. Ce costume le changeait. Il n'avait plus ce look romantique perdu on ne sait où, mais celui de l'élégance tranquille des gens arrivés.

Deweare avait changé...

~

Leroy aussi avait remarqué. Cette tenue lui enlevait définitivement tout espoir d'être à la tête du département. Elle serait son adjoint, s'il ne découvrait rien. Elle prendrait sa place dans quelques années, lorsqu'il céderait à l'appel des sirènes d'outre-Atlantique. Ce n'était pas son genre, mais avec ce qu'il venait de subir, il avait forcément changé. Là était son seul espoir de réussir plus vite.

~

Georgette avait pris de l'assurance. Langlet ne se donna pas la peine de la saluer. Il ne salua personne, à part Deweare, et encore, du regard.

Elle s'avança vers lui avec calme et resta à côté. Il fallait qu'il comprenne qu'elle était aussi importante que lui.

— C'est grâce à madame, et à sa jeune collègue, que le docteur Deweare a réussi à établir son innocence, entama Leblanc qui s'était rapproché de Georgette.

Langlet se contenta d'un bref hochement de tête. Georgette aurait voulu être prise en photo une nouvelle fois. Elle n'avait jamais mis les pieds dans le bureau de la directrice administrative, madame Chastain, dont tout le monde disait qu'elle était terrible.

La cassette vidéo venait de s'arrêter. Langlet ne l'avait pas vue. Leroy était à côté de Deweare. Georgette avait beau faire de discrets signes à Delphine pour qu'elle les sépare, rien n'y faisait, elle restait près de Désiré qui espérait que personne ne lui poserait de questions. Et que personne ne lui demanderait pourquoi il n'avait pas directement donné cette cassette à la police. Mais ces policiers avaient l'air conciliant. Le plus jeune n'avait pas encore parlé. Le plus âgé n'avait dit que très peu de choses.

— C'est drôle docteur, n'est-ce pas ? dit Leblanc à l'adresse de Deweare qui fit l'étonné.

Il avait compris et savait déjà ce qu'il allait ajouter. Il regardait en coin Langlet. Langlet, comme il aurait aimé que ce soit lui, le traître...

— Avant-hier vous étiez futur Nobel, hier, cette nuit même, vous étiez coupable de meurtres... Vous étiez fini... Et aujourd'hui vous êtes innocent... Hier vous preniez vingt ans, aujourd'hui vous êtes un héros qui a mis à jour un complot...

— J'ai toujours cru en votre innocence, plaça de Breuil. Il le lui avait déjà dit en présence de Leblanc, dans la voiture qui les ramenait de chez lui sous escorte policière. Mais il tenait à ce que cela soit dit en public.

Deweare se demandait ce que voulait dire ce flic. Regrettait-il qu'il ne soit pas le coupable, ou regrettait-il qu'il n'ait pu en faire le coupable ?

— Dommage pour ma promotion... lança suffisamment fort Leroy qui avait quitté sa tenue de première communiante.

— Je suis désolé...

~

— Que tout cela reste entre nous... Nous devons obtenir l'autorisation pour la phase d'expérimentation humaine cette après-midi...

Par le ministre de la Santé en personne... enchaîna Langlet en appuyant son regard sur Georgette, Désiré et Delphine.

— Je sais que nous pouvons compter sur la discrétion de tous ici, tempéra de Breuil avec douceur. Je propose que tous les présents prennent leur journée... Et nous retrouvent ce soir à la réception... Sauf vous, naturellement, monsieur le directeur du département Recherches et innovations...

~

Trang qui n'avait pas encore parlé, estima qu'il pouvait enfin se risquer à une parole.

— Il faudra que nous puissions prendre la déposition de chacun d'entre vous.

La réaction fut presque unanime. Leroy, Langlet, Deweare, Désiré et Delphine implorèrent de Breuil du regard. Seule Georgette aurait bien aimé passer son après-midi dans un commissariat pour expliquer comment, grâce à sa perspicacité, une affaire criminelle complexe avait pu trouver le dénouement qu'il se devait...

— Plus tard, il vaut mieux que chacun d'entre vous se repose un peu pour les festivités de ce soir. J'imagine que tout cela pourra se faire dans le courant de la semaine. Qu'en pensez-vous, inspecteur? plaça Leblanc.

— Oui, bien sûr... Cela attendra...

~

— Nous sommes tous ici satisfaits et heureux de ce dénouement, personne n'arrivait à croire à la culpabilité du docteur Deweare, que seule la folie aurait pu expliquer... Ce qui n'est manifestement pas le cas. Mais si...

— Si ce n'est pas le docteur Deweare, qui est-ce? Leblanc avait choisi de couper Langlet avec un sourire satisfait.

— Oui, c'est cela, qui est-ce? Langlet prenait tout le monde à témoin.

Georgette avait une envie folle de donner son point de vue. L'être suffisamment répugnant et malfaisant pour commettre de telles choses, ne pouvait être que Müller. Elle savait qu'elle devait se taire, mais c'était plus fort qu'elle.

— Nous pensons savoir qui a tué Clerk… Le commissaire lui sauva la mise.

Le silence se fit… Écrasant. Il ne pouvait pas ne pas aller plus loin. Trang le regardait en se demandant comment il allait s'en sortir.

— Ce que je vais vous dire ici, doit rester sous le sceau du secret… Je ne devrais pas vous dévoiler les éléments de notre enquête. Mais comme tous ici, à des titres divers, avez agi pour que la vérité éclate… Il se tourna vers Deweare, et qu'un innocent ne soit pas injustement accusé, vous avez le droit de savoir où nous en sommes…

Trang était effaré. Qu'allait-il sortir ? Langlet n'arrivait pas à y croire, ce n'était pas possible, soit il était vraiment bête, soit il allait encore se foutre de sa gueule…

— Le docteur Kondarowski était connu de nos services. Pour trafic de stupéfiants…

De Breuil resta impassible, il accusa le coup mais se demanda jusqu'où cette histoire irait. Et pourquoi cet imbécile de commissaire à la noix faisait une telle révélation devant son personnel. Langlet pâlit. Il aurait pris un coup de poing dans l'estomac que cela ne lui aurait pas fait plus mal. Leblanc était au courant pour Kondarowski. Comment cela était-il possible ? Le sachet de cocaïne… Il avait la gorge qui se séchait. Il fallait qu'il intervienne, il ne pouvait pas prendre le risque de montrer son effroi. Cette ordure de Kondarowski avait replongé. Il n'arrivait pas à le croire. Il gagnait pourtant tout le fric qu'il voulait… Jamais il n'avait rechigné pour payer. Il avait opéré les gens les plus importants de ce pays, ils lui vouaient tous une reconnaissance sans limite. Mais qu'est-ce qui avait bien pu se passer dans la tête de Kondarowski ?

— Ce que vous dites là me coupe le souffle, commissaire. Le docteur Kondarowski était honorablement connu dans cette maison…

Il avait la gorge qui se séchait de plus en plus. Il se dirigea vers Chastain qui n'avait pas quitté son fauteuil. Elle comprit qu'il avait soif. Elle déboucha sa bouteille d'eau minérale et lui servit un verre. Il avait fait cela de la manière la plus naturelle qui soit. Sa soif ne pouvait pas passer comme un signe d'embarras…

— Oh, il ne faut pas. Nous pensons plus qu'il était consommateur que véritable trafiquant. Vous savez, ces gens-là sont des malades dont l'entourage immédiat ignore bien souvent la maladie…

Leroy regardait Deweare… Comme si elle avait besoin de s'appuyer sur quelqu'un. Elle paniquait mais ne voulait pas que cela se voie. S'ils avaient enquêté sur Kondarowski, pourquoi n'auraient-ils pas découvert sa spécialité chirurgicale, les greffes d'organes issus de trafics illégaux ? Pourquoi ? Et s'ils étaient remontés jusque-là, comment pouvaient-ils ignorer qui officiait comme anesthésiste pendant ces greffes ?

Regarder Deweare lui permettait de profiter de son innocence qui se reflétait sur elle. Cela faisait longtemps qu'elle avait appris comment profiter des qualités des autres, il suffisait bien souvent de les regarder avec complicité. Langlet, qui avait remarqué son manège, intervint.

— Mais, monsieur le commissaire...

— Je sais, vous allez me demander : Et Clerk ?

Leblanc jouait le type satisfait de lui-même qui prenait un plaisir certain à anticiper les questions de ses interlocuteurs pour montrer à quel point il maîtrisait la situation. Ce genre de comportement induisait chez l'autre la confiance. La vanité dont il faisait preuve était l'assurance qu'il ne cachait rien. Il avait compris la question de Langlet. Langlet était angoissé. Langlet avait besoin d'être rassuré. Cela passait forcément par là. Le déstabiliser et lui permettre de s'accrocher à la certitude qu'il disait tout. Donc qu'il savait peu de choses. Il fallait que Langlet se sente obligé de réagir tout en ayant la certitude qu'il n'était en rien soupçonné.

— Eh bien, Clerk, docteur, votre dernière patiente était également connue de nos services. Pour les mêmes raisons que Kondarowski. Mais nous l'avions retournée, elle devait nous donner un gros bonnet qu'elle allait rencontrer juste à sa sortie de la clinique...

De Breuil avait besoin de s'asseoir, ce qu'il fit. Il regarda sa montre, combien de temps allait encore durer ce supplice. Désiré aurait bien aimé partir. Il n'était pas bon qu'on lui dise plein de choses, comme cela... Delphine n'osait plus regarder Deweare depuis que Leroy se l'était approprié. Il était beau. Elle était encore emplie de sa sensualité, de son désir. Elle n'écoutait pas, elle ne regardait pas. Elle pensait à lui, elle était à lui. Langlet se resservit un verre. Chastain s'était penchée en arrière et gardait les yeux plissés.

— Je dois vous préciser, monsieur, qu'après enquête, discrète mais sérieuse, vos établissements, que ce soit la clinique du Parc Orange ou Worldpharma, ne peuvent être impliqués de près ou de loin dans cette affaire, pas plus qu'aucun autre membre de votre personnel.

Langlet avait besoin de rebondir. Il fallait qu'il reprenne la parole, il fallait qu'il intervienne...

— Mais alors...

Leblanc savait que ce serait Langlet qui poserait la question suivante. Il ne pouvait pas faire autrement. Il s'attendait également à ce qu'il s'arrête avant la fin de sa question pour qu'il puisse la terminer lui-même. Ce qu'il ne fit pas. Le silence devint lourd et c'est Leroy qui la termina.

— Qui a tué Kondarowski ?

— Voilà la question. Nous avons une petite idée là-dessus...

— Quelle histoire... se contenta de conclure Langlet. Que tout le monde soit présent au salon d'honneur à 18 heures. D'ici là, je vous remercie d'être plus que discrets sur tout ceci, y compris vis-à-vis de vos proches...

~

Georgette n'était pas contente, elle n'avait pas réussi à faire part de ses soupçons à l'assistance. L'ambiance était trop lourde. Mais elle était convaincue qu'elle connaissait l'identité de l'assassin de ce pauvre Kondarowski, un malade, ce n'était qu'un malade qui avait besoin de soins et qui avait trouvé la mort. Elle ne put s'empêcher de penser à sa fille. Elle l'appellerait ce soir. Elle aussi, c'était une malade. Quant au chef de service, elle n'allait pas le lâcher. Langlet l'invita, avec Delphine et Désiré, à quitter la salle en sa compagnie.

— J'ai appris que le ministre de la Santé faisait une apparition chez vous cet après-midi, dit Leblanc à de Breuil.

— C'est exact. Oui, c'est exact.

— Nos supérieurs nous ont demandé de rester jusque-là afin d'assurer sa sécurité, cela vous pose-t-il un problème ?

— Non, pas le moindre.

— Mon collaborateur va donc rester ici dès à présent, il se tiendra discrètement dans le hall d'entrée. Vous saurez où le trouver en cas de besoin. Moi je m'absente une heure ou deux.

— Bien, commissaire.

Leblanc fit signe à Trang de le suivre. Ils quittèrent la pièce ensemble, saluant de la tête Leroy, Deweare et Chastain. De Breuil s'approcha de Leroy et de Deweare...

— Je vous laisse, je serai à mon bureau toute la journée. Bien, docteur Leroy. J'espère que vous n'êtes pas trop...

— Cette place revient à Deweare, je n'ai pas à être affectée mais ravie de son retour parmi nous au poste qui lui revient.

— Cette humilité vous honore. Mais soyez certaine que vos compétences et qualités seront toujours appréciées à leur juste valeur dans notre maison.

Elle sortit, de Breuil invita Deweare à déjeuner.

— Mon déjeuner est déjà pris.

— Ah ! Vous n'avez pas oublié la réunion du conseil d'administration à 16 heures ?

— Non, j'y serai, j'y serai. Il faut que je vous laisse…

— Docteur… tenta Chastain.

— Pas le temps, je serai là cet après-midi, n'ayez aucune inquiétude.

Il sortit à pas rapides et retrouva dans le couloir Désiré, Georgette et Delphine.

— Êtes-vous pris à déjeuner ?

— En principe oui… répondit Désiré.

— Et vous ? dit-il à l'attention de Georgette et de Delphine.

— Nous, nous sommes disponibles, s'empressa de répondre Georgette.

— Bien.

— Je tiens absolument à vous inviter à déjeuner. Le homard canadien, vous aimez ?

Georgette en salivait, elle n'en avait mangé qu'une fois dans sa vie.

— Alors allons-y, je connais une brasserie dans le quartier où ils ont des arrivages tous les jours. Et vous, venez avec nous, Désiré !

~

Ils arrivèrent dans le parking réservé à la direction. Son Austin tranchait avec les autres véhicules. Georgette et Delphine se mirent à l'arrière, Désiré à la place du passager.

— Y a beaucoup de place dans ces petites voitures…

Georgette allait pouvoir enfin parler.

~

John et James croyaient rêver. John prit son portable et appuya sur le 1.

— Du homard et de l'arbois, vous verrez, ça va très bien ensemble…

L'Austin démarra sans problème. Delphine était contente. Il était là, à cinquante centimètres d'elle. Elle pouvait presque le toucher.

29

— Qu'est ce que c'est que cette histoire d'indic ?

Trang accompagnait Leblanc jusqu'à son véhicule. Il n'obtint de réponse que lorsqu'une vieille Austin, dans laquelle il reconnut Deweare qui conduisait et le vieux balayeur noir à la place du passager avant, passa le portail de l'enceinte. Il n'eut pas de peine à imaginer l'identité des passagères arrière.

— Ce type revient de loin...

— À ce sujet, patron, le fait qu'il n'ait pu inoculer le curare à sa dernière patiente et qu'il n'ait pas appuyé lui-même sur la gâchette pour descendre le chirurgien, n'en faisait obligatoirement un innocent...

— Si ce type est coupable...

— C'est très scientifique, ce que vous dites là, patron...

— OK, monsieur le stagiaire. Trouvez-moi un article dans le nouveau code de procédure pénale qui nous autorise à engager une procédure criminelle contre ce type avec les éléments que nous avons. Je vous écoute...

— En cherchant bien...

— En cherchant bien, vous pourrez en faire la victime d'une erreur judiciaire...

— C'est-à-dire ?

— C'est-à-dire qu'effectivement vous pouvez vous convaincre de sa culpabilité, ne fait-il pas un coupable idéal ? Faire fi des éléments matériels et objectifs, des règles de droit, convaincre le procureur que ce type est une ordure, que cela ne peut être que lui, que ce n'est pas sous prétexte que vous n'avez aucune preuve, aucun indice matériel probant contre lui, qu'il est innocent... Vous trouverez même un juge d'instruction qui ne voudra pas se mettre à dos le parquet et la police, qui lui signifiera sa mise en examen et le laissera croupir de longs mois, de longues années en préventive, le temps de clore une instruction qui se fera à charge, uniquement à charge. Aux assises, le bon peuple, aidé du procureur et du président, ne fera qu'entériner la chose. Il se prendra vingt ans. Pour un crime que juridiquement il n'a pas commis...

— C'est un nouveau concept ça, patron, la culpabilité juridique...

— Dans la police, oui... Mais ni toi, ni moi, ni le procureur, ni aucun juge d'instruction, aucun juré, président de cour d'assises, n'étaient présents sur les lieux du crime au moment où il fut commis. Alors ? à part la culpabilité juridique, qu'y a-t-il ? L'intime conviction de flics, de magistrats aux ordres ?

— Patron, vous virez extrême gauche...

— T'es terriblement flic...

— Qu'est-ce que vous avez derrière la tête ? Comment se fait-il que nous n'effectuions aucune audition ? C'est pourtant écrit dans le nouveau code de procédure pénale, ça. Il s'agit d'assassinats, quand même...

— Il s'agit d'assassinats pour lesquels « on » nous a offert une tête sur un plateau d'argent. Seulement voilà...

— La tête ne s'est pas laissée faire...

— Alors, pourquoi tout cela ?

— En nous offrant Deweare, veut-on protéger le vrai coupable des meurtres, ou a-t-on commis ces meurtres pour nous offrir Deweare... C'est à cela que vous pensez, patron ?

— Tu ne pourras pas rester longtemps dans la police, toi...

— Mais alors, si « on » a voulu protéger le vrai coupable, quel est-il selon vous ? Et si « on » a commis ces meurtres pour nous offrir Deweare et que cela ne marche pas, il risque sa peau...

— La vie est cruelle...

— Ne devrions-nous pas le protéger ?

— Le protéger réellement reviendrait à renoncer à découvrir l'identité du véritable meurtrier, car dans les deux cas il y a un, ou des, meurtrier. Mais surtout, renoncer à savoir ce que cachent ces meurtres. Ce qu'ils cachent et qui ils cachent...

— Vous ne renoncez jamais, patron ?

— C'est ici que les choses trouveront leur dénouement. Le ministre de la Santé doit venir cet après-midi.

— Vous ne pensez quand même pas…

— Il paraît qu'ils sont amis, lui et Deweare…

— Et alors ?

— Et alors ? Monsieur le stagiaire, s'ils avaient vraiment été amis, Deweare aurait pu trucider qui il voulait sans pour autant être impliqué… On aurait fabriqué un coupable à sa place, ou il serait déjà mort d'une crise cardiaque au Val de Grâce[95]…

— Là, vous exagérez, patron…

— À mon avis, il va aller déjeuner avec ses témoins. Tu devrais le suivre et assurer sa protection, il faut qu'il revienne ici. S'il ne revient pas…

— C'est ça, vous voulez bien qu'il se fasse descendre, mais ici, de préférence sous vos yeux…

— T'es armé ?

— Oui, patron.

— Surveille-le, montre-toi, n'hésite pas à appeler du renfort en cas de besoin… Il faut qu'il revienne ici en vie. On ne sait jamais. J'y vais…

Il venait à peine d'arriver dans son bureau que le portable sonna. Il avait laissé Leroy dans l'ascenseur. Elle paraissait rassurée et il ne la comprenait pas. Le danger était là, bien plus proche qu'avant.

— Oui ?

— Votre ami vient de quitter la clinique avec les mêmes personnes que ce matin.

— Oui, je sais.

— Vos instructions antérieures sont-elles toujours valables ?

— Non.

— Devons-nous décrocher ?

— Non, il faut attendre l'évolution de la situation.

— Nous restons en veille.

[95] Hôpital militaire de Paris qui prend en charge les soins importants des personnalités de la République française. Plusieurs personnalités, devenues encombrantes pour leurs « amis », trouvèrent le repos éternel suite à leur « passage » au Val de Grâce. On se souvient tout particulièrement de l'ami très cher d'un ancien président de la République dont la mort arriva à point. de Triangle…

Son interlocuteur avait raccroché. Non, ses instructions ne pouvaient plus être valables… La thèse du suicide ne serait pas passée.

Que devait-il faire ? Attendre, il ne pouvait qu'attendre. Lui aussi avait besoin d'instructions. Le ministre de la Santé et les siens, ceux qu'ils représentent, devaient déjà être informés des derniers développements de la situation. Il ne ferait peut-être pas un tour d'hélicoptère aujourd'hui, mais il devait attendre leurs instructions. Il regarda son ordinateur portable et se demanda s'il ne ferait pas mieux de détruire son disque dur. Leroy lui avait filé ses doutes. Rien ne s'était passé comme cela aurait dû. Rien. On ne pouvait pas remonter jusqu'à lui. C'était une certitude absolue. Il avait assez d'argent pour se tirer. Si Deweare découvrait le pot aux roses, il était fini. Il ne pourrait plus se tirer. Se tirer… Ils le retrouveraient, où qu'il soit… On ne les quitte pas comme ça, sans leur autorisation. Il devait rester. Il n'avait pas le choix.

Leblanc rentrait chez lui. Il voulait se changer et prendre une douche. Il décrocha à la deuxième sonnerie. C'était le patron de la brigade criminelle de Lille qui l'appelait.

— On a logé le type en question, le greffé de la queue…

— Et comment ?

— Grâce aux douanes.

— Qui est-ce ?

— Rémy Schuller. D'après nos premiers renseignements, il s'agit du responsable du service d'ordre du parti au pouvoir. Ça sent le brûlé.

— Responsable du service d'ordre…

— Il est particulièrement en charge de la sécurité des hauts dignitaires.

— Et où est-il ?

— Dans la banlieue de Lille. Une chouette propriété.

— Pouvez-vous le garder sous surveillance ?

— C'est ce que nous faisons. On le file. Je m'en occupe personnellement. Mais nous marchons sur des œufs… Là, il prend la direction du centre de Lille…

— Vous pouvez me joindre à tout moment. Leblanc raccrocha satisfait.

~

Le responsable du service d'ordre du parti au pouvoir était l'assassin, ou l'un des assassins, de la première assistante de Kondarowski... Le ministre de la Santé était l'un des principaux leaders de ce parti.

Il imaginait la gueule que ferait le procureur de la République de Paris, Durand...

Sa douche serait bonne.

~

Il était dans l'antichambre de la salle de réunion du conseil d'administration de Worldpharma. Il avait vu entrer les administrateurs un à un. Ils étaient sept, Chastain n'était pas encore arrivée.

Le plus âgé devait avoir quatre-vingt-cinq ans et se prénommait Gontran. Il présidait une association de lutte contre le cancer. On le voyait souvent solliciter des dons à la télévision pour l'association. Il se faisait appeler docteur, mais il n'était pas docteur en médecine, ce que tout le monde croyait. L'association, son association, récoltait des centaines de millions de francs tous les ans. Sur ces centaines de millions, très peu, moins de 20 %, étaient destinés à la lutte contre le cancer. Le reste allait dans ses poches, dans celles de ses proches et alliés. Sans oublier celles de nombreux hommes politiques et scientifiques de haut niveau. Tout le milieu médical le savait et laissait faire. Il savait être généreux, très généreux, avec les grands pontes, dont certains avaient été ministres, d'autres, membres du conseil d'administration de son association. Il était protégé par le pouvoir politique, de droite comme de gauche. Un ministre de la Santé d'un gouvernement de gauche s'était même opposé, avec la bénédiction du tribunal administratif de Paris, à ce que son association soit l'objet d'un contrôle financier.

Le plus jeune avait à peine quarante ans et se prénommait Herbert. Les autres naviguaient entre ces deux âges.

Tous lui avaient souri.

~

Il se demandait pourquoi ce jeune flic l'avait suivi. Il avait apprécié le homard. L'arbois l'avait égayé. Désiré s'était contenté de savourer en silence, Georgette lui avait fait part de ses soupçons sur le dénommé Müller et Delphine s'était drapée dans sa dignité de femme séduite mais non conquise.

Plusieurs fois il avait croisé son regard. Elle n'avait pas dit grand-chose, mais ce qu'elle disait sonnait juste. Il n'avait pu s'empêcher de regarder à plusieurs reprises ses seins. La forme de ses seins. Elle avait surpris son regard. Elle avait compris ses pensées. Il avait rougi. Ce qui n'avait pas échappé à Georgette. Il les avait laissées à une station de taxi pour qu'elles aillent se préparer pour la réception du début de soirée. Il avait juste pu lui dire qu'il aimerait la voir avant la réception. Il était revenu à la clinique avec Désiré qui ne voulait pas prendre son après-midi. Il viendrait à la réception, mais il voulait balayer avant.

~

Il ne l'entendit pas arriver.

— Heureuse de vous voir dans cette situation, docteur…

Chastain ne s'était pas arrêtée et se dirigeait vers la salle du conseil.

— Votre femme ne cesse d'essayer de vous joindre. Tout va bien, elle est à Killarney.

Il lui sourit pour la remercier de cette nouvelle. Il eut un pincement au cœur. Delphine avait réussi à lui faire oublier Nathalie. Il fallait que Chastain le ramène à la réalité. Elle était à Killarney… Pourquoi ? Elle avait pris les devants. Juan, Elaine… Elle voulait protéger ses enfants contre l'abominable criminel qu'était leur père. Juan, Elaine… Il n'y aurait plus d'obstacles financiers… Il voulait chasser Nathalie de son esprit, il n'y arrivait pas. Delphine était très agréable. Elle était jeune. Elle semblait très sensible à son charme. Nathalie. Delphine. Nathalie était le passé, Delphine l'avenir…

Il avait eu envie d'elle lorsqu'elle l'avais surpris à regarder la forme de ses seins.

~

L'huissier referma les doubles portes de la salle du conseil et rejoignit Deweare dans l'antichambre. Aucun son ne leur parvenait. Les membres du conseil d'administration pouvaient se lancer des injures au visage, cela ne s'entendrait pas.

~

Un bureau ovale occupait le centre de la pièce. Dans un coin, un petit secrétaire et un fauteuil vide. Des boiseries ornaient les murs jusqu'à mi-hauteur, des tentures rouges descendaient du plafond sur un fond beige. Éclairage indirect. L'ensemble imposait sérénité et discrétion.

Lucien de Breuil s'assit en dernier, juste après Chastain qui lui faisait face. Il sentit la tension. Tous les regards étaient tournés vers Herbert. Herbert regardait Gontran qui lui fit une moue de la tête. Style, vas-y, p'tit gars... Chastain semblait lire l'ordre du jour.

Lucien de Breuil n'aimait pas Herbert. Les seules fois où il lui arrivait de faire des écarts de langage, c'était à son sujet. « Ah, ce petit merdeux ! » ou encore, « Ce précieux ridicule ! ». Il avait été placé là par sa famille qui détenait près de 12 % du capital de Worldpharma. Les autres membres du conseil représentaient 27 % du capital. Avec 61 %, Lucien de Breuil bénéficiait d'une majorité confortable. Il n'avait jamais eu le moindre ennui avec son conseil d'administration qui n'avait été jusqu'à présent qu'une chambre d'enregistrement. Aucun actionnaire n'avait à se plaindre des confortables profits que réalisait Worldpharma et aucun membre du conseil du montant des jetons de présence et autres avantages.

P'tit merdeux n'hésitait pas à le fixer dans les yeux comme s'ils étaient égaux.

— Votre revirement de position n'est pas acceptable...

— Je déclare la séance ouverte.

Lucien de Breuil resta calme. Il savait que ces éminents représentants de la grande bourgeoisie n'aimaient pas « le mouvement qui déplace les lignes. » Tous étaient au courant du meurtre de Kondarowski entre les mains duquel les plus âgés étaient déjà passés. Ils devaient benoîtement se dire que tout cela n'était pas bon pour les affaires. Que Kondarowski se fasse assassiner, cela faisait partie des risques de la vie, mais que leurs affaires en pâtissent, cela les contrariait. Ils n'y voyaient pas de mal, mais cela les contrariait.

P'tit merdeux ne se laissa pas démonter par le rappel au règlement de Lucien de Breuil.

— Avant avant-hier, Deweare était un génie, un génie dont Worldpharma ne pouvait pas prendre le risque qu'il aille voir ailleurs ! Avant-hier, un incapable que vous ne pouviez pas virer. Seule le docteur Leroy avait grâce à vos yeux. En vous écoutant, c'était tout juste si ce n'était pas elle qui avait mis au point l'Anoxydril. Hier, c'était un criminel atteint de folie que la société se devait d'éliminer... Et aujourd'hui, vous voulez à nouveau en faire le numéro 2... Ma décision est prise, je choisis Leroy.

Lucien de Breuil se demanda s'il se l'était sautée ou non. Mais là n'était pas la question. Il attendit. Il attendit que p'tit merdeux n'ait plus rien à dire. Il savait par expérience que s'il répondait immédiatement, p'tit merdeux en profiterait pour en rajouter et lui couper la parole, style « vous pourriez avoir la délicatesse de me laisser finir »... Il regarda tous les membres du conseil, excepté p'tit merdeux, un par un, droit dans les yeux. Il s'arrêta sur Gontran, le vieux renard qui avait réussi à s'offrir 5 % de Worldpharma grâce aux cancéreux. Il lui avait été imposé dans son capital par un ancien président de la République.

— Deweare est innocenté. De tout ce dont on pouvait l'accuser.

— Et alors ?...

P'tit merdeux avait emprunté un ton défiant.

— Coupable ou innocent, qu'est-ce que cela change ? Il a démontré son incompétence absolue à occuper la place que vous lui destinez en se laissant soupçonner ainsi... Qu'il soit coupable ou innocent, je m'en contre-balance. Mieux vaut un coupable qui ne se fasse pas prendre, qu'un innocent qui se fasse prendre ! Un type qui se laisse emporter comme cela ne pourra jamais assumer les responsabilités de numéro 2... Et si cette affaire éclate...

— La femme de César ne doit pas être soupçonnée...[96] À sa place, le soupçon vaut sanction, ajouta Gontran.

---

[96] Plutarque, *Vie des... Chapitre 9, César, § 10.* En décembre 62 avant Jésus-Christ, un énorme scandale éclate à Rome alors que Jules César termine sa première année de préture. Pompéia, sa troisième épouse, est compromise par la conduite de Puplius Clodius, trente ans, qui a été surpris chez elle sous un déguisement lors de Damia, fêtes rituelles réservées aux femmes et célébrées par les matrones en l'honneur de Vénus. Clodius passa en procès.

César répudia Pompéia. Appelé au procès comme témoin, il affirma qu'il ne savait rien des faits reprochés à Clodius. L'accusateur lui demanda alors pourquoi il avait répudié sa femme. Parce que, répondit-il, j'ai estimé que la mienne ne devait pas même être soupçonnée.

Clodius était soutenu par le peuple, les patriciens (les nobles), défenseurs des institutions, voulaient une condamnation. Les juges, qui voulaient éviter la réaction de la foule et celle des patriciens, écrivirent leur verdict de façon illisible. Clodius fut acquitté.

Lucien de Breuil attendit. Il les regarda une dernière fois un à un. Il termina sur Gontran. Il resta calme.

— Dois-je vous rappeler que Deweare est l'inventeur de l'Anoxydril ? Que le conseil ici présent a approuvé la clause contractuelle qui en faisait le numéro 2 en cas de découverte majeure, de la découverte d'un nouvel anesthésiant.

— Ne peut-on pas reporter cette nomination ?

— Toute la presse scientifique internationale a parlé de sa nomination, le ministre de la Santé doit venir lui-même donner l'accord des autorités pour la phase d'expérimentation humaine... *The Lancet* a préparé un dossier sur l'Anoxydril et sur Deweare... Deweare devenu fou, tout pouvait s'expliquer et tout pouvait passer. Deweare victime d'un complot, et c'est le lancement même de l'Anoxydril qui sera compromis. Sans compter les procès qu'il nous fera.

— Quel procès ? Quel juge, quel tribunal oserait nous condamner ? Nous sommes une véritable caste. Jamais la Cour de cassation ne laissera prononcer la moindre condamnation à l'encontre de l'un d'entre nous. Jamais ! Où avez-vous vu que les gens de notre rang devaient craindre la justice ? C'est nous qui la faisons la justice. C'est nous et pour nous ! P'tit merdeux n'en pouvait plus.

— Et le risque qu'il aille chez nos concurrents avec sa découverte ?

P'tit merdeux regarda Gontran. Il voulait contrer à nouveau. Gontran ne le laissa pas faire et reprit la parole.

— Espérons que vous savez ce que vous faites...

« Vieille salope ! » pensa de Breuil.

~

— Espérons que tout le monde ici sait ce qu'il fait... C'était la première fois que Chastain intervenait en pleine séance du conseil.

— Il faut lui annoncer la nouvelle officiellement. La séance est levée. Et je compte sur l'enthousiasme de chacun d'entre vous.

Lucien de Breuil appuya sur la sonnette de son pupitre. La porte s'ouvrit, l'huissier précédait Deweare qui fit son entrée sous les applaudissements. Il s'arrêta sur le pas de la porte. Lucien de Breuil vint à sa rencontre.

— Je vous annonce officiellement votre nomination comme directeur du département Recherches et innovations de Worldpharma.

Ce poste fait de vous le numéro 2 de l'exécutif et l'heureux propriétaire de 0,1 % du capital... Il lui donne l'accolade. Je vous félicite. De tout cœur, je vous félicite...

Tous les administrateurs vinrent lui serrer la main. Herbert fut le dernier.

— Toutes mes félicitations. Nous ne pouvions espérer mieux que vous... J'espère vous compter parmi le conseil très rapidement. Vous allez faire baisser de vingt ans la moyenne d'âge. Je me sentirai moins seul parmi ces vieux croûtons. Encore toutes mes félicitations...

~

Il avait imaginé que tout cela se passerait différemment. Il se sentait soulagé. Cette nomination n'avait jamais eu cette importance pour lui. Si Nathalie avait été près de lui, il aurait renoncé, il aurait renoncé à tout pour être heureux avec elle.

~

Ses douleurs à l'estomac ne se réveillaient pas. Il venait de penser à Nathalie et ses douleurs ne se réveillaient pas. Lucien de Breuil revint vers lui.

— C'est vraiment une issue des plus heureuses... De Breuil lui donna le bras.

— Cette histoire de drogue ne me convainc pas...

— Ne nous faisons pas plus royalistes que le roi. La police pense qu'il s'agit d'un règlement de compte entre trafiquants de drogue. Laissons-les faire. Vous savez, moins les projecteurs seront braqués sur nous, et mieux nous nous porterons, croyez-en mon expérience...

— Vous ne pensez pas que tout cela a à voir avec l'Anoxydril ?

— Peut-être, sans doute... Mais qu'y faire ?

— Mais qui est derrière tout cela chez nous ? Qui ? Cela ne vous intéresse pas ?

Lucien de Breuil le prit à l'écart, il parla encore plus doucement.

— Regardez bien tout ce petit monde autour de vous... Qu'y voyez-vous ? Qu'y verrait n'importe qui ? De respectables administrateurs de la première firme européenne, et bientôt mondiale, de pharmacologie...

Deweare ne put s'empêcher de les regarder un à un.

— Soit…

— De véritables bandits, oui. Sans foi ni loi. Regardez le plus âgé, ça fait des années qu'il escroque des petits vieux, des malades atteints du cancer, leur entourage, ceux qui ont peur de l'attraper un jour, tout ce petit monde lui confie toutes ses économies et ses biens. Tout cela parce qu'ils croient que cet argent va à la recherche contre le cancer. Et que fait-il avec cet argent ? Il corrompt, pour pouvoir se payer des Ferrari, des petits minets, des propriétés à droite et à gauche, il s'est même payé 5 % du capital de Worldpharma, et je n'ai pas pu m'y opposer. Imposé par l'Élysée ! Certains mandarins du lobby du cancer touchent. Tous les hommes politiques touchent. Alors ?

— C'est encore plus pourri que je ne le croyais…

— De véritables bandits, oui. Sans foi ni loi. Croyez-moi, chacun d'entre eux serait capable de tuer père et mère, de me poignarder dans le dos pour conquérir une place qui les fait fantasmer…

Deweare ne sut que répondre.

— Vous voyez, votre traître, il est fort probable qu'il se trouve parmi eux.

Deweare attendait la suite qu'il devinait.

— Le monde des affaires est un monde cruel. Admettons que nous le découvrions. Admettons… On le dénonce à la police… Il est arrêté ? jugé ? C'est peu probable, il aura nécessairement un de ses proches fonctionnaires, et là il est intouchable.

— Comment cela ?

— Vous ne savez pas que la France est le seul pays au monde où les fonctionnaires peuvent faire ce qu'ils veulent sans rien risquer ? Regardez les agents de la SNCF : un conducteur de train provoque un accident qui cause la mort de nombreux voyageurs, il ne risque rien. Regardez les enseignants : qu'ils jouent à touche pipi avec des enfants, qu'ils les violent même, qu'est-ce qui leur arrive ? Ils sont mutés pour pouvoir recommencer ailleurs. Et si les parents arrivent à ce que la justice daigne poursuivre l'un de ces criminels, ce qu'elle fait très rarement, c'est le ministère de l'Éducation nationale qui paye son avocat, sur le dos des contribuables… [97] S'il a un parent ou un ami militaire, magistrat, flic, politicien, il ne risque rien. Mais admettons qu'un magistrat suicidaire

[97] Référence à une déclaration télévisée de Ségolène Royale, ministre déléguée de l'Éducation nationale, qui affirma que les coupables de tels actes ne seraient désormais plus protégés…

décide de l'inculper et de l'embastiller, il n'en reste pas moins pour autant propriétaire d'une partie du capital... Qui le représentera ? Avec qui devrons-nous composer ? Vous le savez, vous ? Vous savez combien peut nous faire perdre en temps et en argent un emmerdeur qui aurait décidé de nous mettre des bâtons dans les roues ?

Lucien de Breuil souriait. Deweare lui donnait le change. Les administrateurs qui les regardaient ne pouvaient que penser qu'ils se disaient des trucs terribles. C'était la règle de ce genre de réunions. Plus on sourit et plus on se dit de vacheries... C'était comme ça, nécessité par on ne savait quel code d'usages.

— Non, croyez-moi. Laissons la police s'amuser avec ses trafiquants de drogue... Et nous serons tranquilles. Vous, le numéro 2, et moi...

— Donc, le coupable peut dormir tranquille ?

— Je comprends votre amertume, vous avez risqué gros, très gros... Mais il a perdu. Et croyez-moi, dans ce genre de milieu cela ne pardonne pas. Il est définitivement grillé. En plus, si comme vous le supposez il était en service commandé pour un concurrent, ils le tiennent maintenant. Dans quelques mois, un de nos actionnaires minoritaires me vendra ses actions. On le retrouvera suicidé un peu plus tard, et voilà... Donc, nous saurons et nous verrons. Laissez faire le temps...

Deweare fit une moue, toujours avec le sourire. Lucien de Breuil lui mit la main sur l'épaule et l'entraîna vers la sortie.

— Il faut que vous oubliiez tout cela. Vous devez vous consacrer à vos nouvelles responsabilités. Vous êtes numéro 2, croyez-moi, c'est un sacré boulot qui vous attend. Consacrez-vous à la recherche et à l'innovation... Et souvenez-vous, si vous voulez vous venger de votre ennemi, il n'y a que deux manières : la première, c'est de lui tirer dessus, mais vous devrez creuser deux tombes, une pour lui et une pour vous... La deuxième, c'est de vous asseoir tranquillement sur le bord de la rivière et de regarder passer son corps...[98]

Ils étaient dans le couloir et les autres suivaient.

— Bon, il faut que je me prépare à répondre à votre ami le ministre. Je ne pense pas qu'il soit au courant de tout cela.

Ils se séparèrent. Deweare prit la direction de son bureau. Les personnes qu'il croisait lui souriaient.

Il était redevenu le futur prix Nobel...

---

98 Proverbe mandchou.

Leroy venait de raccrocher. Langlet était content. Elle s'était calmée. Toute trace d'angoisse avait disparu de sa voix. Elle le surprenait, il ne l'aurait jamais crue si fragile, qu'elle n'arrive pas à raisonner froidement en toutes circonstances. Elle l'avait assuré de son soutien.

Son assistante le prévint, Aymar Sautre serait là dans quinze minutes.

Aymar Sautre était le principal conseiller du ministre de la Santé. Son sherpa. Il n'y avait pas de rendez-vous prévu.

— Je n'aurai jamais le temps de le recevoir, il faut que je termine cette allocution.

— Il me semble que c'est très important…

— C'est-à-dire ?

— Lui d'habitude très aimable était plutôt sec et autoritaire.

— Renvoyez-le sur Deweare, il est numéro 2 maintenant…

— Je me permets d'insister, il sera là dans dix minutes…

Que pouvait bien lui vouloir ce Sautre ? Il l'avait rencontré à plusieurs reprises, c'était l'éminence grise du ministre. Grise, c'était peu dire. C'était son éminence noire. Imbu de lui-même, son cynisme était à toute épreuve. À chaque fois, il lui avait mis les nerfs en pelote.

— Salut, mec…

Il n'avait pas frappé et sa secrétaire n'avait pas eu le temps de se lever de son fauteuil. Il affichait un sourire, supérieur. Il était resté dans l'embrasure de la porte.

— Alors, mec, comment ça va ?

Langlet avait envie de lui foutre un pain.

— Bonjour. Que me vaut l'honneur ?

Sautre s'avança et s'assit sans y être invité.

— Je passais par là. J'aime bien arriver en avance. Tout est OK pour mon ministre ?

— Tout va bien, tout va bien…

Sautre regarda en direction du bureau de la secrétaire.

— Pourtant, selon certaines rumeurs… Bon, écoutez, venez, je vous offre un verre.

Il était déjà debout. Il serait bien resté assis derrière son bureau et l'aurait bien laissé aller boire son verre tout seul. Mais ce qu'il venait de lui dire annonçait un ciel gris. C'est agacé et énervé qu'il prit sa suite. Ils ne sortirent pas un mot en attendant l'ascenseur. C'est à l'intérieur que l'autre attaqua.

— Vous deviez régler un problème, me semble-t-il...

— De quoi voulez-vous parler?

— Ne jouez pas au plus fin avec moi. Une promenade en hélico ne vous rappelle rien?

Langlet avait beau s'y attendre, ça le remua. Sautre était dans la confidence. Il était là pour ça...

— Le problème aurait été définitivement réglé si votre ministre n'avait pas posé, comment dirais-je, des conditions amicales...

L'ascenseur arrivait au rez-de-chaussée.

— Le ministre maintient sa venue ici, mais il faut que le problème soit définitivement réglé avant demain matin.

— Les conditions amicales?

— De quoi voulez-vous parler?

Les portes s'ouvrirent sur trois infirmières. Sautre sortit le premier. Langlet allait le suivre mais Sautre se retourna.

— Bien, donc à tout à l'heure... Et n'oubliez pas, demain matin, définitivement réglé... Salut, mecton!

Il se dirigea vers la sortie sans un regard et sans laisser à Langlet le soin de répondre quoi que ce soit. Les trois infirmières fixèrent Langlet avec curiosité. Par qui pouvait-il se laisser traiter ainsi? Il se dirigea vers la cafétéria. Il avait besoin de réfléchir.

~

La donne avait changé. Le ministre et les siens avaient décidé de lâcher Deweare. Il devait régler définitivement le problème sans se préoccuper de la vie de Deweare. Sautre venait de lui dire qu'il pouvait le faire descendre. Qu'il devait le faire descendre. Il chercha instinctivement dans sa poche le portable que lui avaient donné les tueurs. Il l'avait laissé sur le chargeur de batterie dans son bureau. Il but son café et retourna le chercher.

Faire descendre Deweare, rien de plus simple. Il n'avait qu'un mot à dire et la chose serait réglée rapidement. Mais Leroy? Quelle serait sa réaction lorsqu'elle apprendrait la mort de Deweare ? Elle aurait la trouille d'être la suivante, c'est sûr. D'être la suivante. Cette perspective le ramena à ses propres craintes. Qu'en serait-il de sa propre personne lorsqu'il aurait fini le sale boulot ?

~

À peine dans son bureau que sa secrétaire frappa à la porte.

— Votre femme…

— Ma femme ?

— Oui.

Il prit le combiné sans même s'asseoir.

— Je t'ai déjà dit de ne jamais m'appeler ici.

— Qu'est-ce qui se passe ?

— Comment ça ?

Il regarda sa secrétaire qui ferma la porte. Il décida de s'asseoir.

— Papa vient de m'appeler. Il veut que je le retrouve chez lui avec mes affaires. Il m'a dit que tu allais mal en ce moment et qu'il préférait que je sois à l'abri. Que se passe-t-il ?

Il en avait le souffle coupé. Ils le tenaient par les couilles.

— Il t'a dit quoi exactement ?

— Ce que je viens de te dire. Il rentrait du golf et un de ses amis lui a parlé de toi…

— Un de ses amis… Quel ami ?

— Papa en a tellement. Je ne lui ai pas demandé. Qu'est-ce qui se passe ? Je t'en prie…

— Que t'a-t-il dit exactement ?

— Il m'a dit que lorsqu'on faisait des affaires, il fallait respecter sa parole et pas essayer de jouer au plus malin avec plus fort que soi. Qu'il ne pourrait plus rien pour toi si tu continuais à déconner… Je t'en prie, je veux savoir…

— Mais rien… Je ne comprends pas. Tu sais, il y a tellement de jaloux… Je vais l'appeler et m'expliquer.

— Non, surtout pas. Il comprendrait que je t'ai parlé. Arrange-toi pour que tes partenaires soient satisfaits. Je t'aime.

— Que vas-tu faire ?

— Je vais passer quelques jours chez lui, ça le calmera et ensuite je rentrerai… Je t'aime et je t'embrasse.

Elle avait raccroché. Les choses étaient simples maintenant. Son beau-père et ses amis lui avaient fait passer le message. Sa femme et Sautre. C'était clair.

Il avait envie de se tirer. Il fallait qu'il réfléchisse vite, très vite. Qu'il prenne une décision. Rapidement. Il composa le numéro de Leroy. Elle n'attendit pas la deuxième sonnerie pour répondre.

— Oui?

Sa voix était redevenue comme avant. Comme quand elle lui faisait un effet d'enfer et qu'il se mettait à bander dès qu'il entendait ses premiers mots.

— J'ai besoin de vos conseils pour l'allocution du big boss. Pourriez-vous me rejoindre à la cafétéria du rez-de-chaussée...

— Bien sûr, j'arrive.

Il fallait qu'il la persuade que le sacrifice de Deweare était la seule solution pour lui, pour eux... C'était le sacrifier ou fuir, partir sans espoir de retour, où que ce soit. Sans argent. Jamais il ne pourrait se rendre à une de ses banques. Elles seraient toutes surveillées, il avait les mêmes qu'eux. Dès qu'il ordonnerait le moindre virement, ses «amis» seraient les premiers avertis. C'était partir dans la brousse et vivre caché en ayant peur de tout. Il fallait qu'elle comprenne qu'il n'était pas le maître du jeu. Que d'autres, bien plus puissants que lui, d'autres qui connaissaient son rôle dans les greffes d'organes, d'autres qui savaient sans doute qu'ils étaient amants, tiraient les ficelles. Qu'une issue fatale n'était pas obligatoire, qu'ils pouvaient très bien se débrouiller pour rester dans le jeu. Les choses seraient comme avant. Ils seraient un peu plus mouillés, c'est tout. Ils feraient encore un peu plus partie de la famille... C'était cela ou la mort. Ils ne pourraient peut-être même pas quitter la clinique...

Ou alors il fallait qu'il la persuade que la partie était terminée pour lui, quoi qu'il se passe, il n'y serait pour rien.

Tout allait dépendre de son état d'esprit. Il ne connaissait pas encore la cause qu'il allait plaider.

Il la retrouva devant la cafétéria.

Ils reprirent le chemin des chaudières.

30

Elle était là à attendre devant le bureau de sa secrétaire et il était heureux de la voir. Elle était d'une beauté insolente. Vêtue d'un jeans et d'un polo, elle n'avait besoin de rien d'autre pour resplendir. Sa secrétaire la regardait. Elle la regardait comme elle aurait regardé le diable. Tout les différenciait. L'âge, la beauté, l'allure et l'espoir. Deux mondes se faisaient face, l'un emprunt et respectueux des valeurs sociales, ressemblant au Titanic, l'autre d'espoir, prêt à vivre la vie en faisant fi des conventions sociales pour ne penser qu'au bonheur.

— Sans vous...

Elle a pris de l'assurance, se disait la secrétaire de Deweare. Elle avait eu du mal à la reconnaître. Vendredi matin, c'était une petite dévergondée et là, on aurait pu la prendre pour un médecin.

Delphine avait le cœur qui battait. Elle avait prévu de ne rien dire, de ne rien lui dire, de le laisser parler en premier. Il était là et il venait de lui sortir une banalité. Il la regardait avec tendresse.

— Je voulais vous féliciter, était le seul truc qui lui vint à la tête.

Il allait la prendre dans ses bras, l'embrasser peut-être. Sa secrétaire le regardait et attendait qu'il veuille bien faire comme si elle existait.

— Content de vous revoir. Il lui serra la main.

Elle avait des larmes aux yeux... Elle aurait été terriblement blessée s'il ne lui avait pas serré la main en premier.

— Moi aussi, docteur... Je n'ai jamais cru une seule seconde à tout ce que l'on a pu raconter sur vous...

Elle sourit et regagna sa place, non sans être à l'affût de ce qui allait se passer entre la petite laborantine et lui. Lui qui venait de se retourner vers elle.

— Vous savez…

Elle redressa ses yeux. Ils étaient humides.

— Cela vous ferait-il plaisir que nous dînions ensemble ce soir ?

Il s'était rapproché d'elle pour lui parler doucement. Lui parler doucement pour qu'elle entende la douceur de sa voix. Doucement…

~

Ils se retournèrent sur Leroy qui arrivait des ascenseurs. Elle était en tailleur avec ce que l'on pouvait supposer être des bas en soie faisant immanquablement penser au porte-jarretelles sur son ventre et ses cuisses. Elle afficha un sourire ironique. Elle venait de quitter Langlet qui voulait tirer un trait définitif sur cette affaire. Il lui avait proposé de partir en vacances ensemble le soir même. Elle avait refusé prétextant une affaire de famille à régler. Il lui avait demandé de se rapprocher à nouveau de Deweare, au cas où…

— Alors, on drague le petit personnel maintenant ? Ta soirée est prise, avec moi, elle terminait sa phrase en toisant Delphine. Elle prit Deweare par le bras pour l'entraîner dans le bureau. Il n'eut pas le temps de réagir.

Elle portait un sac en papier Armani. Delphine resta perplexe.

La secrétaire pâlit. Elle n'aimait pas Leroy. Elle tenait cette peste pour responsable des ennuis de son patron.

— Votre femme essaye de vous joindre… Elle demande que vous la rappeliez ce soir à 20 heures. Voilà son numéro. Deweare prit le bout de papier qu'elle lui tendait et le mit négligemment dans une poche de son pantalon. Ils regardèrent tous en direction de la porte, Delphine avait frappé trois coups brefs.

— J'accepte votre invitation, je serai dans le hall à 20 heures. Ne soyez pas en retard…

— On se voit à la réception ?… Il avait répondu cela avec un ton interrogateur. Il n'eut pas le temps de sourire qu'elle était déjà partie. Sa secrétaire fit de même, mais elle ne put s'empêcher de tendre une oreille.

— Mais pour qui elle se prend, cette pétasse ? Elle remarqua son trouble. Tu vas pas me dire que…

— Mêle-toi de tes fesses ! Sans elle, je ne sais pas où je serais aujourd'hui…

La secrétaire n'était pas contente qu'il reste avec Leroy, cette peste. C'est avec agacement qu'elle saisit la pile de dossiers qui était sur son étagère, et qu'elle entra sans frapper dans son bureau et fit comme s'il n'y avait personne. Elle laissa tomber les dossiers sur le plateau de son bureau. En sortant, elle bouscula légèrement Leroy et ne s'excusa pas.

— Tu sais, c'est dans quinze minutes.

— Déjà…

— Voilà, je t'ai apporté le nécessaire. Je n'ai pas oublié qu'il faut que tu te rases deux fois par jour… Deweare se passa une main sur le menton. Sa barbe avait poussé. Tu as également une chemise, une cravate assortie et ton déodorant préféré. Tu vois, que je pense à toi, moi…

Il ne savait pas quoi dire. Pourquoi tant de sollicitude de sa part ? Elle était la grande perdante de son innocence prouvée. Elle devrait pour le moins être triste, déçue… Elle n'était pas du genre à subir comme cela… Il toucha la cravate. Il préférait celle que lui avait offerte Nathalie.

— Je sais à quoi tu penses. Tu te trompes. Je suis sincère lorsque je dis que je suis heureuse de ton retour, vraiment. Tu ne sauras jamais à quel point…

La sincérité de Leroy, il savait ce que cela signifiait.

— Il faut te préparer. Tout le monde est déjà dans le grand salon. La République va te féliciter.

Sa secrétaire toussait dans l'embrasure de la porte.

— Monsieur de Breuil vous informe que vous êtes attendu. Le ministre vient d'arriver.

— J'arrive, répondit-il simplement à son ton sec, presque autoritaire.

— Bon, j'y vais. Il faut que je me repasse un peu de rouge à lèvres. Pour ce soir, laisse tomber la petite pétasse. C'est moi qui t'invite…

~

Sa secrétaire l'attendait, elle souhaitait faire son entrée au salon d'honneur à ses côtés.

Il regarda Leroy sortir. Que pouvait bien signifier son numéro qu'elle termina en lui adressant un baiser des mains accompagné d'un clin d'œil prometteur ?

Leblanc était gare du Nord. Le chef de la brigade criminelle de Lille l'avait appelé pour lui annoncer qu'ils prenaient le TGV pour Paris.

Leblanc avait réfléchi. Il savait où le tueur se rendrait. Il en était sûr. Le chef de la brigade criminelle avait un drôle de look avec un Perfecto et un jeans noir.

C'est une voiture de flics qui attendait le tueur. Leblanc nota le numéro.

— Je vous avais dit, sur des œufs...

— Contentons-nous de les suivre...

Ils passèrent rue de Lille, au siège du parti. Le tueur attendit dans la voiture qu'un type arrive. Un jeune type à l'air intello.

De la rue de Lille, ils se rendirent directement à Worldpharma.

Leblanc était content. Il ne s'était pas trompé.

— Comment s'est passé le conseil ?

— Est-ce que Leroy n'aurait pas une histoire avec « P'tit merdeux » ?

Le salon d'honneur était rempli, il y avait là les trois-quarts des employés de Worldpharma, une bonne moitié de la clinique du Parc Orange, les invités extérieurs, journalistes spécialisés, banquiers, grands mandarins d'universités de tous les continents.

Langlet prit la question comme un coup dans le bas-ventre. Ils étaient près de la porte qui menait aux petits salons d'où le ministre devait faire son entrée. Il avait croisé Sautre et avait fait comme s'il ne le connaissait pas. Ce dernier n'avait pas pu se retenir de lui lancer un provoquant : « Ça va, mec... » Il était accompagné d'un type genre tueur, mais tueur à la petite semaine. Pas comme les pros qui travaillaient pour lui. Tueur français, il faisait tueur français. Mangin était à proximité avec quelques agents de la sécurité et trois flics de la protection rapprochée afin de protéger le ministre en cas de mouvement de foule.

— Pourquoi ?

— Parce que « P'tit merdeux » était à la tête d'une fronde pour que Leroy soit nommée.

— Pourquoi ?

— Oh ! À mon avis, simplement parce qu'ils voient d'un mauvais œil un étranger entrer dans le capital de Worldpharma… Ces gens aiment bien rester entre eux. Leroy nommée, elle n'avait droit à aucune *stock option.*

— Et Deweare ?

— Toujours dans sa théorie du complot ourdi par la concurrence avec traître sur place.

Un brouhaha envahissait le salon. Langlet en restait à la possibilité que « P'tit merdeux » soit l'amant de Leroy… Éventualité qu'il n'appréciait pas vraiment. La vue de Leblanc et de Trang n'était pas faite pour le calmer. Qu'est-ce qu'ils foutaient encore ici ? Ils étaient accompagnés d'un troisième flic à la drôle d'allure.

Un flic qui portait un Perfecto et un jeans dont les bas étaient retournés sur des santiags aux pointes argentées.

— Votre enquête ne serait pas finie, commissaire ?

— C'est Hollywood, j'adore les *happy ends*… Leblanc le fixait froidement. Vous devez comprendre que la venue d'un ministre là où il y a deux cadavres à peine refroidis par un type dont on ignore le nom, qui s'amuse à faire des cartons, met la police sur les dents… Imaginez qu'un ministre trouve la mort chez vous ?

— Je croyais que les cadavres étaient à l'institut médico-légal ! De Breuil avait parlé avec innocence et naïveté.

— Manière de parler…

— Je croyais que c'était une affaire de drogue… Enfin, que cela ne vous empêche pas de boire un verre. Langlet alla au buffet prendre deux coupes de champagne et une assiette de petits fours. Tout cela commençait par lui plaire. Il repensait à « P'tit merdeux » et à Leroy. Cela lui semblait de plus en plus crédible et expliquait son renoncement si facile. Et ce débile de commissaire qui ne cessait de le prendre pour un con. Et son beau-père qui lui avait fait dire qu'il avait intérêt à être aux ordres. Et ce connard de Sautre. Il fallait qu'il règle définitivement le problème. Il allait le faire.

Ce petit con de flic se foutait de sa gueule. Il allait voir.

Leroy se tapait « P'tit merdeux », elle serait servie.

Il tendait les coupes à Leblanc et à Trang et l'assiette de petits fours à l'homme aux santiags. Il leur sourit.

— Bonne soirée, messieurs.

~

Il quitta le salon d'honneur pour son bureau. Son index appuya sur le 1 du portable des tueurs.

— Bonsoir, je voulais avoir de vos nouvelles… et vous souhaiter un joyeux anniversaire.

Il n'avait plus qu'à attendre qu'ils rappellent, cela prendrait cinq minutes. Ensuite il rejoindrait la réception. Il avait pris sa décision.

Son esprit retrouvait le calme.

Delphine était aux toilettes. Elle avait eu le temps d'aller s'acheter quelques affaires dans l'après-midi, juste après le déjeuner. L'attitude de Leroy l'avait décidée. Elle se changerait. On devinerait la pointe de ses seins, elle n'aurait pas de soutien-gorge. Elle terminerait par des hauts talons qui lui ajouteraient cinq centimètres. Pas besoin de collants ou de bas, son corps était encore suffisamment bronzé. Elle passerait un léger filet de Rimmel sur le contour des yeux. Rouge à lèvres rouge vif. Un peu de gel dans les cheveux pour les coiffer en arrière avec volume.

Elle se regarderait une dernière fois dans la glace. Elle se trouverait belle.

Elle serait comme elle aimerait toujours être. Elle serait femme, terriblement femme.

Deweare fit son entrée avec sa secrétaire. De Breuil était aux côtés de Leroy et de Langlet. Il les rejoignit.

— Il ne manquait que vous…

Mangin saisit son talkie-walkie. Trente secondes après, le ministre fit son entrée. Le brouhaha cessa et une salve d'applaudissements retentit. Lucien de Breuil le présenta formellement à Deweare et l'accompagna à la tribune. Il revint chercher Deweare dont la place était également à la tribune. Du pupitre, le ministre commença son allocution.

— Il n'est pas de coutume que le ministre de la Santé délivre personnellement à un laboratoire pharmaceutique l'autorisation d'entamer la phase d'expérimentation humaine d'un nouveau produit pharmaceutique. Il faut dire qu'à cela, les occasions ne sont pas si fréquentes d'honorer ainsi une brillante découverte…

Il fit une brève pause et regarda avec insistance Deweare.

»... fruit de longues années de recherches. Votre découverte est une découverte majeure. En permettant de supprimer le recours aux anesthésies générales, ce qui était risqué et coûteux hier, devient, grâce à vous...

Il montra l'ensemble de la salle de ses deux mains.

»... un geste médical presque anodin. La communauté scientifique internationale, les marchés financiers, ont déjà salué votre travail. Il n'aurait pas été de bon aloi que la France, par l'intermédiaire de ma voix, ne le fît point. J'ai donc le plaisir, monsieur le président...

Il porta son regard sur Lucien de Breuil qui le salua de la tête avec un sourire appuyé.

»... de vous remettre, non seulement, et de manière solennelle, l'autorisation d'entamer la phase d'expérimentation humaine pour l'Anoxydril, mais également les remerciements et les félicitations de l'ensemble du gouvernement et du président de la République, qui, je crois le savoir, tient à vous recevoir en compagnie du docteur Deweare, à l'Élysée...

Les applaudissements s'élevèrent.

»... Je tiens tout particulièrement à saluer celui grâce auquel nous sommes tous réunis ici. Celui à qui vous devez, à qui nous devons tant, le père de l'Anoxydril, celui qui est un ami personnel, mon ami, le docteur Deweare... »

Les applaudissements redoublèrent et le ministre laissa le pupitre. Deweare descendit de l'estrade. Leroy lui sauta au cou pour l'embrasser. Tous ceux qui se trouvaient sur son chemin le congratulaient.

C'était bien elle. Delphine se tenait à trois mètres. Leroy le lâcha. Il voulait être près d'elle. Les applaudissements cessèrent, de Breuil prenait la parole.

— Monsieur le ministre, mesdames et messieurs, mes chers collègues, mes chers amis. Ce jour fera date, naturellement chez nous, mais il fera également date dans le monde entier. Dans le monde entier...

~

Delphine lui en voulait de s'être arrêté pour écouter de Breuil. Elle aurait voulu qu'il aille jusqu'à elle, qu'il lui montre qu'elle était bien plus importante que tout cela pour lui. Elle gagna la sortie.

Leroy vit Delphine s'éclipser, elle se rapprocha de Deweare.

— Ton rencard de ce soir te fait faux bond… Petite pétasse se tire.

Elle était à la sortie, il allait la rejoindre mais Leroy le retint.

— Eh ! C'est ta journée. Il y a un ministre pour toi. Tu ne peux pas partir ainsi ! Et puis, nous dînerons tous les deux. Tu m'auras moi, tu ne perdras pas au change, je te promets…

Il se dégagea. Delphine était sortie.

— Je croyais que nous devions être à Genève demain matin…

— Nous y serons John, nous y serons.

Ils étaient en train d'enfiler leurs combinaisons de mécaniciens.

— Les explosifs sont OK ?

— Tu parles, du plastic ! Remarque, les labos ne sont pas prêts d'en trouver l'origine…

— Bien, les détonateurs, les contacteurs et la commande à distance…

John vérifiait au fur et à mesure de l'énumération. Il actionna le bouton de la commande à distance et son cerveau s'arrêta. Il n'en croyait pas ses yeux. Le témoin lumineux refusait de s'allumer…

— Y a un problème avec la commande à distance…

James ne sembla pas surpris. Le matériel avait été préparé par des correspondants français.

— Le témoin lumineux…

— Contrôle l'alimentation.

John avait déjà ouvert le boîtier. Ce qu'il vit le fit bondir. Les piles étaient oxydées. Jamais ils ne pourraient faire fonctionner la commande à distance avec ces piles.

— Les piles… Il faut les changer. Il n'y en a pas d'autres, j'ai tout vérifié…

James respira lentement. Pas de piles. Il ne savait pas où en trouver et ce serait trop dangereux. Le risque était minime. La commande à distance permettait d'éviter les erreurs. Il regarda à nouveau l'Austin de Deweare. Elle était en trop mauvais état pour que quelqu'un essaye de la voler. Sa femme n'était pas là. Ce serait forcément lui qui prendrait le volant.

— Prépare la parabole du satellite.

John s'exécuta. James refusait d'endosser seul la responsabilité d'une possible bavure. Yale était encore dans son esprit. Il lui tendit le combiné et appuya sur la touche. La conversation était brouillée, personne ne pourrait l'intercepter et, de toute façon, ils parleraient en langage codé.

— Merci monsieur le ministre de reconnaître ainsi cette découverte exceptionnelle. Merci pour vos encouragements. N'oubliez pas que nous aurons besoin de vous pour faire face aux nombreux obstacles qui vont se dresser sur notre chemin. Nos concurrents ne vont pas sans réagir se laisser déposséder d'un marché qu'ils dominent et contrôlent à 95 %... À cette découverte et à notre combat, il nous faudra votre soutien, monsieur le ministre, pensez au Concorde... [99]

John était au volant. Il gara la camionnette face à l'Austin. Ils sortirent tous deux avec des caisses à outils. La décision était prise. Comme au bon vieux temps, le démarreur servirait de détonateur. John ouvrit le capot, James était déjà sous la voiture au niveau du réservoir d'essence contre lequel il colla un pain de plastic. Il enfonça un mini détonateur en son centre et fit passer les fils sous la voiture pour les faire ressortir au niveau du bloc moteur et les relier au démarreur avec ceux de la charge qu'il avait placée contre le carburateur. James ne mit pas une seconde pour ouvrir la portière du conducteur qui n'était même pas fermée à clé. Il installa un bidon d'un litre d'essence sur le plancher à l'arrière. Une légère charge reliée à deux fils y était collée. Il fit passer les fils sous les tapis de sol et les fit rejoindre le démarreur par le trou de la pédale d'accélérateur. En parfaite coordination ils regagnèrent la camionnette de dépannage. L'opération n'avait pas duré deux minutes. Personne ne les avait remarqués. Ils quittèrent le parking comme ils étaient venus. Dans la plus grande indifférence de ceux qu'ils croisèrent.

---

[99] Le Concorde fut longtemps interdit d'atterrissage à l'aéroport new-yorkais JFK.

— Nous serons à Genève ce soir…

— Je sais, James, je sais…

— Que ce jour soit un jour de fête et que nous fêtions avant tout celui qui est désormais le numéro 2 de Worldpharma, le directeur de notre département Recherches et innovations, ce qui en fait l'homme le plus important de notre secteur pour la décennie qui vient… Docteur Deweare, merci. Et que la fête commence !

Un tonnerre d'applaudissements couvrit ces derniers propos et tous se précipitèrent vers les buffets. L'orchestre entamait les premières notes. Deweare était assailli d'accolades et de congratulations. Il souriait et remerciait. Il voulait se diriger vers la sortie mais la foule le poussait vers les buffets. Sa secrétaire quittait les lieux. Il l'aurait bien suivie. Il aurait bien aimé être à côté de Delphine, il aurait bien aimé l'embrasser.

L'ambiance était retombée. De Breuil conversait avec le ministre. Il mangea deux petits fours. Un de ses voisins venait d'annoncer l'heure à sa femme qui lui rappelait qu'ils devaient aller dîner chez ses parents. Il était 19 heures 30. Il regagna enfin la sortie.

Elle était là, assise majestueusement dans un fauteuil. Personne ne pouvait imaginer qu'elle était une simple laborantine. Il se dégageait d'elle une sorte de…

— Vous voyez, je suis en avance…

Elle se leva et ne répondit pas.

— Vous acceptez de m'accompagner dans mon bureau, j'aimerais aller saluer ma secrétaire…

— Allons-y.

Elle le laissa sur le palier.

— Je voulais vous saluer… Sa secrétaire était dans son bureau à lui, elle lui sourit.

— Je vous remercie.

La déferlante se fit entendre. Un *e-mail* arrivait. Le X-412 fit un tour. Il le regarda et pensa au Dionysos. Il pourrait très bien lui proposer une croisière de deux ou trois jours. Il lui proposerait une croisière de trois ou quatre jours. Il la regarda, elle semblait ailleurs.

L'*e-mail* apparaissait: « RIEN N'EST REGLE... CHERCHEZ ENCORE. VAMP... ET TOUTES MES FELICITATIONS... »

Il relut trois fois le message. Sa secrétaire avait regagné son bureau. Il regarda Delphine. Quoi qu'ait voulu dire cette Vamp, cela pourrait attendre le lendemain. Il avait hâte d'être seul avec Delphine.

~

Elle éclata de rire en s'arrêtant devant l'Austin, ce qu'elle n'avait pas osé faire quelques heures plus tôt.

— Je sais, il va falloir que je change de voiture... Je sais.

Il regarda la fenêtre de son bureau. Sa secrétaire les observait. Il ouvrit la porte passager. Il l'aida à entrer à l'intérieur. Elle le frôla de ses seins en se baissant. Le désir monta en lui. Il fouilla dans ses poches à la recherche de ses clés, et en sortit le morceau de papier sur lequel se trouvait le numéro de téléphone de Nathalie. Il trouva les clés derrière le pare-soleil, là où il avait l'habitude de les mettre. La clé de contact retrouva le démarreur.

— Quelle heure est-il? Juan, Elaine traversèrent son esprit.

— Bientôt 20 heures...

— Attendez-moi ici, il faut que je joigne quelqu'un à 8 heures, j'avais oublié...

— Dépêchez-vous... Elle pencha sa tête en arrière, sourit et porta un doigt entre ses dents.

Il avait férocement envie de l'embrasser. Seule la porte du hall d'entrée qui donnait sur eux l'en empêchait.

— Je fais au plus vite...

Il avait le combiné à la main et regardait par la fenêtre. Elle était sortie de l'Austin et était adossée à la portière. Elle le regardait, il imaginait ses yeux humides.

Il raccrocha et décrocha pour avoir à nouveau la tonalité qui avait sauté. Il ressortit le numéro de sa poche et le composa. Il attendit, écouteur à l'oreille et la regarda à nouveau. À quoi pouvait-elle penser? La tonalité se fit. Qu'allait-il lui dire? Le plus simple était de lui demander la date de son retour et des nouvelles des enfants. C'est cela, c'était le plus simple... Il ne put s'empêcher d'avoir un petit pincement au cœur lorsqu'il entendit le déclic. On venait de décrocher. Il mit sa main gauche devant le micro du combiné. Il reconnut la voix de Nathalie.

— Allô ? Allô ?

Son cœur battit de plus en plus vite. Qu'allait-il lui dire ? Il regarda par la fenêtre. Elle était à l'intérieur de l'Austin, avait baissé la vitre et posé son visage sur son bras allongé sur le rebord de la portière... Elle attendait. Elle l'attendait.

— Allô ? Pierre, c'est toi ?

Il regarda le combiné, la fenêtre. Le mieux était de ne rien dire. Ça pouvait aussi attendre demain. Il raccrocha et quitta le bureau sous le regard médusé de sa secrétaire.

~

Elle redressa la tête et étendit ses jambes. Elle posa son coude droit sur le rebord de la portière et porta sa main à la bouche. Joua avec l'ongle de son pouce qu'elle faisait pénétrer dans les interstices de ses dents.

Comment la soirée allait-elle se passer ? Qu'allait-il lui proposer ? Elle connaissait les médecins de réputation. Ils avaient tous leur maîtresse, infirmière ou autre, qu'ils sortaient au restaurant et avec qui ils passaient de bons moments. Ils leur payaient un studio pas loin de la clinique afin qu'ils n'aient pas trop de trajet à faire pour les retrouver les soirs où ils étaient de garde. Et puis ils avaient leur femme à qui ils faisaient des enfants et avec qui ils partaient en vacances. De cette vie, elle n'en voulait pas. Georgette l'avait mise en garde. Deweare n'avait pas cette réputation. Il passait pour un mari fidèle et un père exemplaire.

Céderait-elle ou ne céderait-elle pas ? Elle rit en repensant à la chose. Si sa conscience pouvait décider qu'elle devait ne pas céder, est-ce que son corps y arriverait ? C'était moins sûr. Il lui faisait un effet... Elle n'avait jamais connu cela... Non, il fallait qu'elle résiste. Il ne fallait pas qu'elle cède. Pourquoi avait-elle accepté cette invitation... Pourquoi ? Pour défier cette garce de Leroy... Elle pouvait sortir de l'Austin et partir. Lui expliquer que sa vieille tante venait de tomber malade. Lui expliquer qu'elle n'était pas une fille facile... Elle mit la main sur la portière mais son bras ne suivit pas. Il n'avait pas reçu l'influx nerveux nécessaire... Elle tapa des pieds... C'était ridicule. Jusqu'à présent il s'était parfaitement comporté avec elle. Trop parfaitement. Il était peut-être sincère. Il ne souhaitait peut-être que la remercier. Après tout, sans elle, où serait-il à cette heure ? La remercier. Un simple dîner au restaurant comme remerciement... Ce n'était pas son genre. Il avait l'air généreux. Non, il allait peut-être lui proposer son aide pour qu'elle devienne infirmière... Infirmière... C'était médecine qu'elle aurait aimé faire... Elle soupira, remit la main sur la poignée. Elle leva la tête et le vit. Il sortait du hall et se dirigeait vers elle. Il souriait. Elle retrouva sa bonne humeur et sa joie.

Elle dînerait avec lui et n'écouterait que ses sens. Il descendait les marches. Elle céderait au premier baiser.

Elle se pencha en avant pour le regarder encore. Sa tête heurta le volant, les clés qui pendaient du démarreur tintinnabulèrent. Elle releva la tête et lui sourit.

Instinctivement, elle porta sa main droite sur le démarreur.

Les clés ne tintinnabulaient plus.

31

— Tout est bien qui…

— J'aimerais partager ton optimisme.

Il ne pouvait s'empêcher de l'imaginer dans les bras de « P'tit merdeux » Il avait envie de lui lancer sa main à la figure, de la traîner à terre en la tirant par les cheveux. De lui hurler « Sale pute ! Salope ! Ordure… Tu l'as sucé ce sale con d'Herbert, tu l'as sucé ! Salope… » Il se voyait la mettre à genoux, lui refiler des baffes… Il ne pouvait pas, il ne pouvait que garder son calme et son sang-froid.

Cette salope. Il souffrait. Il avait envie qu'elle lui dise : « Martin, c'est toi que j'aime. Martin, jamais je n'ai couché avec ce petit prétentieux… Ne crois pas cela… » Il avait envie qu'elle lui parle d'amour et elle lui parlait de tranquillité.

Qu'avait-elle obtenu de « P'tit merdeux » ?

— Tu ne vois pas qu'il est aux anges ? Il ne représente plus aucun danger… Elle ne termina pas sa phrase, elle se rendit compte de son état. Elle le connaissait. Il se contrôlait.

— Comment peux-tu en être si sûr ?

Il lui répondait sur un ton anodin, mais il était sous tension. Terriblement sous tension. Une tension qu'elle connaissait. Qu'elle connaissait parfaitement bien pour y avoir été confrontée des dizaines de fois. Ça se passait toujours de la même manière.

Au début, le vernis social opère et il se teinte peu à peu d'ironie, de moquerie, de distance et de mépris. Puis, petit à petit, le ton change.

C'est par les yeux qu'il faut regarder la colère et la souffrance s'exprimer. Un regard à la dérive doit toujours mettre sur le qui-vive.

Ensuite, la voix qui finit toujours par trahir l'état de tension. Elle exprime, par des changements de ton, les conflits internes. Ponctuations maladroites, changements d'octaves et tremblements. Une voix qui tremble doit toujours inquiéter.

Sa voix déraillait, il était sous tension. La tension de la jalousie. Il était jaloux.

Le salon d'honneur se vidait peu à peu, le ministre était en discussion avec de Breuil. Les invités semblaient contents, le buffet était bon et le champagne avait coulé à flots. Et il était là en face d'elle. Il était en face d'elle et il lui faisait une scène de jalousie. Elle ne put s'empêcher de rire, de rire aux éclats. Les invités se retournèrent sur eux. Il en rougit. Elle termina son rire sur un sourire et lui posa la main sur l'épaule. Il ne se dégagea pas. Elle en fut surprise. Lui qui ne voulait même pas qu'elle lui téléphone à son bureau, lui qui ne voulait pas qu'on les aperçoive ensemble... Il ne lui enlevait pas la main de son épaule...

— Mais qu'est-ce qui t'arrive ?

— Comment cela ?

— Ça va... Tu ne vas quand même pas croire que je...

— Moi, mais je ne crois à rien. Et puis tu es libre...

— Il n'y a rien avec Deweare, ça fait une éternité...

— Deweare, Deweare... Il haussa les épaules. En parlant de lui... Où est-il ?

— Il est sorti. Il doit dîner avec la petite laborantine.

— Tu ne devais pas t'arranger pour passer la soirée avec lui ?

— Que veux-tu que j'y fasse ? Il a envie de cette petite...

— Tu sais que c'est important, c'est la seule solution pour notre tranquillité... Il faut que tu arrives à lui parler de Clerk, de ces résultats. Il avait commencé sa phrase dans les graves et l'avait terminée dans les aigus.

— Je ne peux pas faire l'impossible... T'inquiète, ce soir il va se rendre compte qu'il s'ennuie avec cette potiche... Je vais attendre et je l'appellerai vers minuit, l'heure du...

— Tu n'as pas usé de ton charme naturel pour éliminer cette rivale ? Tu ne pouvais pas partir avec lui ? La fin de la phrase était encore dans les aigus.

— Arrête d'être bêtement jaloux de lui.

— Jaloux, moi ? De Deweare ?

— Si ce n'est de lui, c'est de qui ?

— Il n'y a aucune jalousie, mais j'aimerais comprendre ce qui se passe avec cet Herbert… Sa voix avait prononcé Herbert en tremblant. Elle ne voyait pas de qui il voulait parler.

— Herbert ? Qui pouvait être cet Herbert ? Elle ne se souvenait même pas du prénom du sous-préfet… Elle ne l'avait jamais su. Elle eut peur qu'il remarque son trouble et qu'il s'énerve encore plus. Herbert ? Mais de qui veux-tu parler ? De l'oncle de ma mère ? Comment le connais-tu ? Elle reprit son rire. Il a plus de soixante-douze ans !

Il n'était pas dupe. Il avait très bien compris l'astuce. Il avait fait mouche. Elle ne l'emporterait pas au paradis…

Leblanc regardait le chef de la brigade criminelle de Lille. C'était un jeune commissaire, il ne devait guère avoir plus de trente ans. Gare du Nord, il n'avait remarqué que son Perfecto en cuir noir et aux liserés rouges. La police avait changé. Il était au buffet et fit tomber par inadvertance le sac à main d'une femme. Il le ramassa. Leblanc suivit son mouvement. Il portait un jeans noir dont les bas étaient retournés sur des santiags aux bouts argentés.

La police avait bien changé… Il n'était pas sûr que c'était en mieux.

« Verge-recousue » était avec un certain Sautre, principal conseiller du ministre. Leblanc l'aurait bien interpellé mais les consignes du directeur du cabinet du ministre étaient précises : « Pas d'interpellation sans mon autorisation »…

Le jeu n'était pas fini. Le chef de le brigade criminelle de Lille regagnerait la gare du Nord en taxi. Le tueur présumé de la première assistante de Kondarowski était logé. Une équipe le surveillerait à Lille. Lui s'occuperait de Paris. Il avait donné ses instructions aux trois inspecteurs qui en avaient marre de jouer les supplétifs du service de sécurité de Worldpharma. Ils étaient enchantés et admiratifs. La méthode Leblanc s'était avérée payante. Il avait droit à leur plus profond respect.

— Un confrère à vous ?

Mangin s'était rapproché de lui par réflexe. Ils étaient du même monde… Le respect avait remplacé le scepticisme. Ce flic n'était pas con. Il appliquait la meilleure des stratégies, obéissance et discrétion. Il avait tout compris, il savait que la seule vérité qui vaille était celle qui préservait l'ordre. L'ordre et les valeurs occidentales et chrétiennes. L'ordre et les valeurs millénaires de la France. Ce flic était un bon flic et il était naturel qu'il se plaçât à ses côtés.

— Oui, en tenue de camouflage…

~

Trang regardait Leroy qui négociait il ne savait quoi avec Langlet. Lequel des deux menait le bal maintenant ? Langlet, qui semblait jusqu'à présent être le maître du jeu, paraissait avoir perdu l'avantage. Et si Leblanc s'était trompé ? Et si c'était Leroy…

Leblanc avait remarqué ce changement et était envahi par les mêmes doutes que lui. Un simple regard leur suffit, ils devaient se parler. Leblanc planta Mangin, qui n'osa suivre autrement que du regard, et se dirigea vers le buffet. Ils s'y retrouvèrent.

— Je m'occupe d'elle…

— J'avais compris, patron. Il est pour moi…

— Eh oui. Privilèges, privilèges…

Mangin sembla hésiter. Il suivit Leblanc. Entre un supérieur et son subordonné, il n'avait pas à hésiter… Et puis Leroy était excitante…

~

Elle souriait. Il descendait les marches, son bras gauche était posé sur le volant et sa main droite sur le démarreur.

Elle la vit sortir du hall et prendre sa suite à grands pas. Le commissaire fit son apparition et resta sur le perron en observant la scène. Il fut rejoint par le chef de la sécurité.

Elle ne souriait plus. Leroy l'avait presque rattrapé, elle allait lui parler. Il se retourna, elle avait dû le héler. Elle allait lui demander de dîner avec elle. De laisser tomber le « petit personnel »…

Elle trépigna. Sa main droite tenait toujours le trousseau de clés.

Elle vérifia qu'aucune vitesse n'était enclenchée et tourna la clé de contact, il porterait son regard vers le bruit du moteur de sa voiture…

~

Le capot se projeta en l'air. Des flammes sortaient du moteur. Le bruit qui suivit était étrange, puissant et sourd, il résonnait et semblait tourbillonner autour de lui.

L'avant de l'Austin s'éleva à deux mètres du sol. Les roues n'étaient pas retombées qu'une deuxième explosion retentit. Les vitres volèrent en éclat. Une boule de feu jaillit de l'arrière de l'habitacle qui se souleva du sol. Une fumée noire montait dans le ciel. Il ne pensait plus à rien. Il ne vit pas les gens accourir de toutes parts.

~

Elle eut juste le temps de l'agripper. Il se dégagea violemment et la projeta à terre tout en continuant à courir vers la voiture.

Leblanc l'immobilisa alors qu'elle le rattrapait.

— Arrête ! Arrête-toi ! Elle hurlait. Il ne la voyait et ne l'entendait pas. Il était hypnotisé par les flammes et la fumée noire qui enveloppait l'Austin.

— Tu ne peux rien, arrête !

Leblanc lui saisit un bras, un groupe se formait autour d'eux. Deux internes du service des urgences accouraient avec deux brancardiers.

— Elle a raison, vous ne...

Il se dégagea de l'emprise de Leblanc et enleva la veste de Leroy, qui se laissa faire, se l'enroula autour de la tête. Il ôta la sienne et se protégea les mains avec.

Avant que personne n'ait pu réagir, il était à la portière. Deux agents du service de sécurité, vêtus de combinaisons anti-incendie, arrivèrent avec des extincteurs. Deweare avait réussi à ouvrir la portière côté conducteur. Il se pencha et disparut dans l'épais nuage de fumée noire. Les agents de la sécurité se mirent derrière lui et vidèrent leurs extincteurs dans l'habitacle, l'un d'eux jeta le sien et l'aida.

Ils sortirent le corps inerte de Delphine Doridan de l'intérieur de l'Austin. Les brancardiers prirent le relais et d'autres agents de la sécurité arrivèrent avec des extincteurs. Il voulait suivre le brancard aux urgences. Deux internes s'interposèrent.

— Docteur, s'il vous plaît... Vous n'êtes pas en état de pénétrer dans le bloc. On vous appellera...

Pour ne pas être en état, il ne l'était pas. Il n'insista pas. Un des internes resta avec lui et lui demanda d'enlever sa chemise.

Le ministre et de Breuil se retrouvèrent projetés à terre par deux agents de la sécurité de Worldpharma avant même que les policiers n'aient réagi. Le bruit de l'explosion résonnait dans le salon d'honneur. Sautre et « Verge-recousue » étaient avec Langlet qui ne bougea même pas.

— Vous n'y êtes pas allé un peu fort non ? Sautre se demandait ce qui venait de se passer.

— Définitivement réglé, vous m'avez dit. Non ?

— Je plaisantais là. Vous voulez dire que…

— Qu'à cette heure le problème est définitivement réglé…

Sautre n'en croyait pas ses oreilles. Les policiers entraînèrent le ministre et de Breuil vers le bureau de Chastain.

Trang n'avait pas pu entendre ce que s'étaient dit les deux hommes. Il était admiratif, Leblanc avait tout juste. La présence du ministre n'y était pas pour rien. Lorsqu'il vit Langlet, le conseiller du ministre et son acolyte se diriger vers la sortie, il les colla. Arrivé dans le hall, noir de monde, il les laissa pour rejoindre Leblanc.

Ils s'arrêtèrent sur le perron. Sautre n'en revenait pas. Deweare apparut au milieu d'un nuage de fumée noire. Il sortait de l'Austin et tirait le corps de quelqu'un. Deux pompiers l'aidaient. Langlet tourna la tête et soupira, Sautre resta éberlué.

— Ce type à la baraka… gémit Langlet.

— En tous les cas, vous êtes efficace…

— Comment vous pouvez expliquer que…

— Permettez-moi de vous féliciter personnellement et sincèrement… Sautre lui tendit la main.

Personne ne remarquait leur présence. Tous étaient absorbés par le spectacle qu'offrait l'Austin en train de se consumer.

— J'ai vraiment pas de bol…

— C'est pas grave. Nous avions des doutes sur vous. Je crois que nous avions tort. Vous venez de prouver que vous êtes à même d'agir comme il le faut et quand il le faut...

— Pour quel résultat! Ce type a...

— Oubliez-le... Il va se calmer après ça. Vous avez des couilles, vous! Faire péter sa caisse... À l'explosif! Fallait oser... Bravo. Je vous appelle dans vingt minutes maxi. Il faut que j'aille retrouver mon ministre et votre boss. Encore bravo! Il laissa Langlet à son amertume.

Langlet, rouge de rage, avait les yeux remplis de larmes. Les brancardiers couraient vers les urgences. Il s'agissait sans doute de la laborantine. Leroy venait vers lui. Il prit les devants.

— Je n'y suis pour rien...

— Tu me prends pour quoi? Tu crois que je vais gober ça? Tu voulais que je parte avec lui... Ordure! Je vais te donner aux flics!

— Je n'y suis pour rien... crois-moi! Je suis menacé, c'est peut-être moi le suivant. Quant aux flics, rien ne me dit qu'ils ne sont pas dans le coup. Fais ce que tu veux. Il était au bord des larmes et il crevait de sincérité. Il était choqué. Il ne pouvait pas être à l'origine de cette explosion. Non, il ne serait pas comme cela, il préparerait déjà la suivante. Elle le croyait tout à coup.

— Il faut que j'aille aux urgences, ils vont peut-être avoir besoin d'une anesthésiste.

— Qui était avec lui dans la voiture?

— Mais il n'était pas dans la voiture. C'est la laborantine...

— Il n'était pas dans la voiture?

— Non.

— C'est la laborantine qu'ils ont voulu descendre?

— J'en sais rien, moi. Je vais aux urgences. Il serait bon que de Breuil y fasse un tour avec toi. Rien ne t'empêche d'aller prendre de ses nouvelles...

— Oui... De ses nouvelles...

~

Un interne examinait Deweare qui n'avait rien. Ses vêtements étaient tout simplement noirs et sentaient la fumée. Mais il n'avait rien.

— Je voulais vous apporter tout mon soutien... Langlet avait quitté son arrogance, ses yeux avaient perdu toute ironie, il avait les traits tirés. Il en était émouvant, c'est ce qui devait plaire à Nathalie.

— Je vous remercie...

Leblanc et Trang assistèrent à la scène. Langlet se tourna vers Leblanc.

— Vous n'allez pas nous annoncer que le docteur Deweare est un trafiquant d'héroïne... Son ton était ferme et marquait le dégoût. Deweare n'en revenait pas, Langlet était choqué, il était à bout. Leblanc ne répondit pas et s'en retourna vers le hall d'entrée, Trang dans ses pas.

— C'est ça, réponds pas, flic à la noix... Il y avait du mépris dans sa voix.

Trang se retourna, il serait bien allé lui dire deux mots...

Tel un protecteur face à la menace policière, l'interne mit son bras sur l'épaule de Langlet. Leblanc ne s'était même pas retourné.

— La suite, patron ?

— La suite ? C'est pour bientôt, et nous sommes aux premières loges...

La douche l'avait débarrassé des résidus de fumée noire mais ne l'avait pas calmé. Il avait revêtu une tenue de bloc que sa secrétaire venait de lui apporter. L'interne de garde l'avait appelé, Delphine était en état de choc. Son visage et son corps avait été protégés des brûlures par les sièges de l'Austin et le fait qu'elle était penchée lui avait sauvé la vie. Elle n'avait que les tympans crevés et un tibia fracturé par un éclat de ferraille. Elle s'en tirerait.

Il alluma son écran et retourna à sa messagerie. Il relut le dernier message de la mystérieuse Vamp. Delphine... L'explosion... Elle avait failli mourir à sa place... La colère lui monta à la tête, il se leva d'un bond en frappant des poings sur son bureau. Il jeta à terre les dossiers que sa secrétaire avaient apportés et leur fila quelques coups de pied.

Il n'avait qu'une hâte, c'était de parler entre quatre yeux à de Breuil. Qu'ils s'attaquent à lui, passe encore. Qu'ils aient failli tuer Delphine...

Il n'en resterait pas là, il trouverait le traître, il trouverait le coupable... Quel qu'il soit... Il le trouverait...

Il ramassa les dossiers, des feuilles s'étaient éparpillées sur le sol. Il regarda la première qu'il saisit.

Sa colère disparut, son souffle devint calme, il s'assit à même la moquette.

Elle concernait Alice Clerk. Alice Clerk, la première victime de ce jeu de massacre. Que faisait-elle là ? Il n'y avait plus un bruit.

Sa secrétaire osait à peine respirer dans son bureau, elle avait peur de réveiller sa colère. Elle le regarda tranquillement regagner son fauteuil, un dossier médical et une feuille d'analyses entre les mains. Il alluma la petite lampe de son bureau et ouvrit le dossier. Elle prit un crayon et le tailla.

— Martin... Il reconnut la voix de sa femme qui l'appelait sur sa ligne directe.

— Oui !

— Père vient de rentrer, je viens d'avoir une discussion avec lui. Il a complètement changé d'avis à ton sujet. Il voudrait s'excuser et il t'invite à dîner demain soir...

— Tu sais ce que tu peux lui dire, à ton père ?

— Martin, tu vas me blesser...

— Je vais te blesser, je vais te blesser... Elle lui coupa la parole.

— Martin, je dis à père que c'est d'accord pour demain soir et on se reparle demain matin. Tu es trop énervé. Tu devrais être content, quoi... Elle raccrocha sans autre forme de procès.

Il avait à peine posé le combiné, que la sonnerie retentit à nouveau.

— Salut, mec.

— Ah ! C'est vous...

— Le ministre n'a pas pu vous saluer, alors il me charge de vous féliciter.

— Je suis très sensible à cela...

— En ce qui concerne notre petit problème, le ministre serait intéressé par une solution soft. Un retour à la situation antérieure en quelque sorte...

— Il en sera fait selon ses volontés...

— Toutes nos félicitations. Salut, mec.

C'était sa journée. Il avait hâte que cette affaire soit finie. À la première occasion il lui foutrait un pain, à « Salut mec ». Pauvre con, va...

Leroy était restée aux urgences. Ils avaient eu une nouvelle discussion. Elle ne mettait pas en doute le fait qu'il n'y était pour rien dans l'attentat à la voiture piégée contre Deweare. Elle était pleinement rassurée sur son compte.

Il ne lui avait pas reparlé de « P'tit merdeux ». Mais ça le travaillait. Il avait beau essayer de se concentrer sur autre chose, n'importe quoi d'autre, il n'y arrivait pas. Il était accro et s'en rendait compte. Il regrettait de ne pas avoir tout largué pour elle, il était trop tard maintenant. Il y a des trahisons sur lesquelles on ne peut revenir. Qu'elle se fasse sauter par Herbert appartenait à ce genre de trahison. Elle payerait.

C'est sûr qu'elle payerait.

Le colt lui caressait le haut des reins. Elle avait vérifié qu'il ne se voyait pas. Elle n'avait jamais tiré. La seule chose qu'elle savait, c'est qu'il suffisait de viser et de tirer. Le plus près possible de l'agresseur. Elle avait acheté cette arme six ans plus tôt. À l'époque, un de ses amants, un Méditerranéen, n'avait pas apprécié qu'elle couche avec un autre mec que lui. Il avait essayé de rentrer chez elle par effraction et avait envoyé l'autre à l'hôpital pour quinze jours. Elle n'avait pas eu à s'en servir, la police avait arrêté l'amant violent et elle avait déménagé.

Langlet lui avait fait peur. Elle préférait avoir le flingue sur elle au cas où elle aurait été la suivante sur la liste. Elle ne regrettait pas. L'explosion de la voiture de Deweare lui avait fait froid dans le dos. Que ce soit Langlet ou quelqu'un d'autre, celui qui organisait le carnage était dangereux. Elle vendrait chèrement sa peau. Elle ne rentrerait pas avec sa voiture chez elle. Elle prendrait un taxi et irait dormir à l'hôtel. À moins que Deweare accepte de passer la nuit avec elle…

— Elle est hors de danger grâce à toi…

Elle vit tout de suite ce qu'il était en train de lire. Elle contrôla sa respiration. Il s'était redressé et lui tendait la feuille.

C'était la feuille à l'origine de tout.

— C'est incompréhensible…

— Quoi ?

— Il s'agirait des résultats d'analyses préopératoires de Clerk.

Manière « je comprends rien à ce que tu me chantes », elle prit la feuille et la regarda vaguement en faisant la moue.

— Il y a des traces d'Anoxydril, comme si j'avais injecté de l'Anoxydril à Clerk avant les prélèvements sanguins…

— Qu'est-ce que tu racontes ?

— Ces résultats ne concernent pas Clerk. Il y a eu une bourde quelque part… Quelqu'un s'est mélangé les pinceaux et a interverti des prélèvements. Elle lut la feuille avec tout le sérieux que nécessitait cette révélation. Ces résultats concernent une femme, mais une autre femme. Une femme qui n'a pas le même groupe sanguin que Clerk. Une femme qui a dû se faire opérer le même jour qu'elle. Une femme qu'on aurait endormie avec de l'Anoxydril…

Elle prit l'air ahuri.

— Qu'est-ce que tu dis… Qui aurait pu faire ça ? Qui ? Il était très calme. Comme si tout était désormais rentré dans l'ordre dans son esprit. Elle ne sentit aucune menace dans son regard.

— Qui ? Il peut s'agir de moi, de toi et…

— Et ?

— Et de celui qui l'a fait.

— Tu as une idée ?

— Oui. Une grosse idée. Mais je ne comprends pas tout…

— Quoi ? Ça voudrait dire que quelqu'un avait décidé de faire de l'expérimentation humaine.

— Exact, mais pourquoi ? C'est incompréhensible… Pourquoi vouloir faire de l'expérimentation humaine avant qu'on en ait l'autorisation et alors même que le produit est parfaitement au point ? Pourquoi prendre ce risque inutile ?

— Tu penses à qui ?

— Kondarowski. Ce ne peut être que lui. Il avait sans doute décidé de vendre la formule au plus offrant…

— Kondarowski ?

— Oui, et il se serait fait payer en cocaïne… Mais par qui ? Je vais prévenir de Breuil. Il va peut-être enfin me prendre au sérieux…

— Attends… Qu'est-ce que tu as pour l'instant ?

Interloqué, il la regarda. Ces résultats, officiellement, c'est toi qui les as demandés…

Il avait compris. Tout risquait de lui péter au visage. Qui avait intérêt à anticiper l'expérimentation humaine ? Qui, plus que lui ?

— Oui. Mais ce fumier a dû garder un double de ce qu'il a fait. Il faisait des dossiers sur tout le monde. Il n'avait pas fini sa phrase qu'il était déjà sorti. Elle le rattrapa.

— Où vas-tu ?

— Dans son bureau de la salle de vivisection.

— Il avait aussi un bureau au septième. Personne ne l'a dit à la police. Il serait peut-être intéressant d'y aller faire un tour…

— Je vais au septième et tu fais la salle de vivisection. Je t'y retrouve.

— D'accord.

Il prit l'ascenseur, elle prit les escaliers.

Il en était encore à imaginer ce que « P'tit merdeux » pouvait lui avoir promis lorsque sa ligne directe sonna à nouveau.

— Langlet.

— Tu ne me croiras pas.

— Quoi ? Le ton joyeux de sa voix l'intriguait. Qu'allait-elle lui annoncer ?

— J'ai retrouvé ce que j'avais perdu !

— Non ?

— Si !

— Et comment ?

— C'est compliqué… Tout va s'arranger…

— Tu es où ?

— Dans un couloir, mais je dois aller pour la forme en vivisection. Je te retrouve après dans ton bureau, ne bouge pas de là, elle raccrocha avant même qu'il ait pu répondre.

« Je te retrouve après dans ton bureau, ne bouge pas de là. » Et pourquoi ne bougerait-il pas ? Qu'est-ce que c'était que cette histoire ?

Le bureau de Kondarowski était vide. Il n'avait même pas de secrétaire. Son bureau était impersonnel. Il n'y avait rien. Il n'avait croisé personne. Il aurait pu prendre ce qu'il voulait, s'il y avait eu quelque chose à prendre.

— Pourquoi es-tu venu ?

— Parce que ton message était incompréhensible.

— Tu vas tout faire rater.

— Ah oui ! Et pourquoi ?

— Tais-toi, le voilà.

Langlet ne se retourna pas tout de suite, il portait des gants de chirurgien, ce qu'elle ne remarqua même pas.

Elle affichait un sourire ravi, Deweare avait passé la petite porte. Il ne reconnut pas tout de suite Langlet.

Lorsqu'il ne fut qu'à un mètre derrière lui, celui-ci se retourna et lui sauta dessus. Il se prit un coup de poing sur le nez, il saignait. Langlet lui balança un coup de pied dans le ventre, ça lui coupa le souffle et il s'écroula en recherchant sa respiration.

— Ah, le chevalier blanc, l'edelweiss !...

Leroy n'en revenait pas. Langlet avait agressé Deweare comme ça, sans prévenir. Il avait pété les plombs. Elle mit sa main droite dans son dos et saisit la crosse de son colt. Deweare râlait. Il était à terre et il râlait. Il râlait et il saignait du nez. Langlet s'appuya contre le bloc. Il était essoufflé et reprenait sa respiration.

— Qu'est-ce que vous mijotiez ? Qu'est-ce que vous prépariez tous les deux ? Elle n'en revenait pas. Elle garda la main sur la crosse...

— Qu'est-ce qui t'arrive ? Elle lui parla avec douceur.

— Ça va, ne me prends pas pour un con. Vous avez passé un accord avec Herbert, c'est ça. J'ai compris ton jeu. Il s'énervait. Il s'approcha de Deweare, mit son pied gauche en arrière pour prendre de l'élan. Elle sortit son colt.

— Et toi, sale connard ! C'est de ta faute toutes ces conneries ! Monsieur le chevalier sans reproche... Tiens, prends ça ! Il dégagea son pied en direction de la tête de Deweare qui réussit à s'écarter et à bloquer le pied avant le choc. Langlet fut déséquilibré et tomba à terre à son tour. Deweare, tout en se relevant, lui envoya un coup de pied à l'aveuglette. Sa chaussure heurta sa tempe droite et l'assomma. Il se releva et se trouva nez à nez avec le colt de Leroy.

~

Elle regarda sa main droite. Vit son colt et n'en revint pas de son audace. Il la regardait. Il avait compris. Il avait tout compris.

— Tu ne peux jamais t'arrêter... Jamais, hein ? dit-elle simplement.

— J'aurais dû y penser. Ça ne pouvait être que toi... Que toi...

— T'as toujours été à côté de la plaque avec moi... Des larmes lui montaient aux yeux. Elle aurait voulu être ailleurs. Elle aurait voulu être dans ses bras. Elle aurait voulu qu'il l'embrasse. Elle aurait voulu... Mais elle était là avec un flingue à la main qu'elle pointait sur lui et elle ne savait pas quoi faire d'autre. Elle n'avait jamais su quoi faire avec lui...

— Pourquoi ?

— Pourquoi quoi ?

— L'Anoxydril. Pourquoi l'expérimentation humaine ? Pourquoi ?

Toujours inconscient, Langlet gémit.

— Parce que son génial inventeur a fait une toute petite erreur. Il a oublié de tester sa compatibilité avec un solvant de rien du tout... Un solvant de merde...

— Il n'y a aucun solvant dans le protocole d'essais...

— Et alors ? C'est parce qu'il n'y a aucun solvant dans le protocole d'essais que ça t'autorise à t'en foutre ? L'association solvant-Anoxydril est mortelle...

Il avait oublié l'arme de Leroy. Il avait tout oublié. Il ne pensait qu'à ce qu'elle venait de lui annoncer. Il eut besoin de s'appuyer contre le bloc. Il n'en revenait pas. Il ne comprenait pas.

— Comment cela ?

— Comme tous les tests en labo étaient OK, j'ai profité d'une opération sur un condamné pour tester l'Anoxydril.

Il aurait aimé lui dire des tas de choses mais rien ne sortit. Son nez saignait.

— Pour simuler une anesthésie normale, j'ai utilisé un somnifère. Résultat : arrêt cardiaque définitif. C'était incompréhensible. C'est arrivé quatre fois de suite avant que je trouve la solution...

Il eut un hoquet.

— Quatre morts...

— Tu recommences. Tes leçons de morale... Tu ne peux pas t'empêcher. Ils étaient condamnés... Qu'est-ce que la mort de quatre condamnés, de végétaux, face à un anesthésique qui supprime tout danger, qui peut sauver des milliers de vie...

~

Il n'en croyait pas ses oreilles. Langlet écoutait et comprit qu'il s'était trompé. Il comprit qu'elle ne l'avait pas trahi. Il comprit qu'il avait déconné.

— Vous avez failli tout foutre en l'air... Langlet se releva en toussotant.

~

Deweare prit la direction du sas...

— Où vas-tu ? Sa voix avait changé. Elle voulait hurler. Tu crois qu'ils vont te laisser faire ? Y a eu assez de morts comme ça. Arrête-toi... Elle le visait. Il se retourna.

— Vas-y, descends-le ! Vas-y... Langlet avait retrouvé toute sa conscience.

Deweare revint vers elle.

— Qu'est-ce que tu attends, descends-le ! recommença Langlet qui était maintenant à côté d'elle.

— Oui, c'est vrai, ça. Qu'est ce que tu attends ? Descends moi... Il était à un mètre d'elle. Il la fixait dans les yeux. Il avait ce regard. Ce regard défiant.

— Je vais voir de Breuil et le ministre...

— Pauvre con ! Ton ministre... Qu'est-ce que tu crois ? Nous sommes intouchables. Nous sommes médecins, nous pouvons tout nous permettre. Mais qu'est-ce que tu imagines ? Atterris ! Il va faire quoi, ton ministre ? Nous sommes intouchables.

Langlet ne la laissa pas continuer. Il sauta sur elle, lui prit son arme et visa Deweare. Elle réussit à s'interposer, et protégea Deweare de son corps.

— Écarte-toi... Mais écarte-toi ! lui cria t-il.

— Non, arrête !

Langlet vit la lumière du sas s'allumer. Quelqu'un allait entrer. Il devait réagir, il essaya de la pousser tout en tirant.

La balle lui brûla l'épaule et la poitrine. Leroy tomba dans les bras de Deweare qui réussit à lui passer une main derrière la tête pour accompagner sa chute. Il s'agenouilla à ses côtés, elle se redressa un peu, bougea les lèvres. Elle voulait lui parler, il mit une oreille sur sa bouche. Il n'entendit pas le sas s'ouvrir. Il tâta la carotide, le cœur ne battait plus. Il entendit un son, un râle. Elle tenait dans la main la feuille de résultats. Elle lui donnait. Il la mit dans sa poche tout en écoutant ce qu'elle essayait de lui dire. Il ne comprit que : « aimé ».

Il reçut l'arme sur lui. Langlet venait de la lui jeter. Il entendit sa voix qui hurlait.

— Il vient de la tuer, il vient de la tuer…

Arme au poing, Leblanc et Trang firent leur entrée. Ils étaient suivis de Mangin et de Chastain qui alla directement vers lui alors que Leblanc et Trang passaient les menottes à Langlet sous le regard impuissant de Mangin.

Il tâta à nouveau son pouls. Il était faible. Il l'allongea et commença un massage cardiaque qu'il entrecoupa de bouche à bouche. Deux internes arrivèrent avec un brancard et l'écartèrent de Leroy.

~

Chastain était là et le regardait avec admiration.

— Je passais par hasard dans le couloir lorsque je vous ai vu vous diriger vers la salle de vivisection. J'ai assisté à la bagarre. Je vous ai vu saigner. J'ai prévenu monsieur le commissaire et j'ai appelé les urgences… Il la regarda. Elle lui souriait.

— Vamp… Vamp…

Il sortit la feuille de sa poche et allait la lui donner lorsqu'elle porta un doigt sur sa bouche tout en bloquant sa main.

— Taisez-vous, docteur. Vous avez besoin de repos… Vous venez de vivre des choses terribles… Elle lui fit un clin d'œil. Il voulait tout expliquer. Elle appuya sur le doigt. Trang poussait Langlet vers la sortie.

Leblanc lui fit face.

— Il faudra que l'on se parle, docteur…

Il le regarda. Le commissaire était tout près. Il l'écouterait lui. Il avait la feuille dans sa poche. Il voulait la sortir.

— Madame Chastain a raison, monsieur le commissaire, il faut que je me repose… Pourrez-vous me raccompagner chez moi ?

— Ce sera avec plaisir, docteur.

32

ILS SURVOLAIENT LE LÉMAN. Ils arrivaient à distinguer, sur la droite, Genève. Derrière eux se trouvait le Jura français, à gauche, Lausanne et Montreux. L'arrière-saison était toujours magnifique.

Il ne s'était passé que quarante-huit heures depuis qu'il avait quitté Worldpharma et la clinique du Parc Orange.

Ils avaient décidé de sortir en double. Leblanc, qui n'avait pas volé depuis leur dernier séjour en Grèce, était à gauche. Le chef du service économique de *La Tribune de Genève* à droite… Nul ne pouvait capter leur conversation.

— Alors que t'a-t-il dit ?

— Expérimentation humaine. Leroy et Langlet avaient décidé de commencer l'expérimentation humaine avant d'obtenir l'autorisation.

— Donc, si j'ai bien compté, cela fait quatre, plus deux, plus un, cela fait sept cadavres recensés…

— Oui, c'est cela, sept assassinats.

— Pourquoi ne l'as-tu pas arrêté ?

— Duquel tu parles ?

— De « Verge-recousue ».

— Si je l'avais arrêté, je ne serais pas là. Je voulais te voir avant…

— Tu es sûr de ne pas avoir été suivi ?

— Il n'y a aucune certitude. Jamais, avec ces types…

— Je risque donc ma peau ?

— J'en ai bien peur…

— La prochaine fois, téléphone au *Figaro*…

— Lorsque je t'ai appelé, je ne savais pas que ça prendrait cette ampleur…

— Je plaisante, c'est un scoop formidable. Je vais pouvoir enfin quitter le service économique. Ils ne pourront pas me refuser la rédaction en chef après ça... Pour « Verge-recousue »...

— Dès que tu publies l'article, je l'interpelle. Lui et le conseiller du ministre...

Le vent sifflait dans l'armature.

Ils n'entendirent pas les deux détonations. La voile se déchira d'un seul coup. Le delta partit en piqué. Il se mit en vrille. Il leur restait moins de trente secondes.

— Heureux de t'avoir connu...

— Désolé...

— Merde, c'est quand même beau...

— C'est vrai...

~

L'aubergiste arriva trois minutes après la chute. Il n'en revenait pas. Il y avait déjà quelqu'un sur place. Le quelqu'un était penché et semblait fouiller les deux types qui étaient en morceaux.

— Ils sont morts, je suis médecin. Je vais appeler les urgences...

— Je l'ai déjà fait.

— J'y vais quand même, restez là...

L'aubergiste le regarda partir. Ce type était français. Un médecin avec des bottes de cow-boy aux bouts pointus et avec de la ferraille. C'était forcément un Français.

~

Le commissaire Hallier aimait Deauville. Il n'avait pas encore appris la nouvelle de la mort accidentelle de Leblanc. Il pédalait tranquillement, les rues étaient désertes. Il s'approchait du Normandy, où il avait ses habitudes. Il ne fit pas attention au type qui courait et arrivait face à lui.

Il ne sentit pas la piqûre. Il ne se vit pas tomber à terre. Ses poumons d'abord, son cœur ensuite, précédèrent l'arrêt définitif de toute activité cérébrale. Hallier venait de mourir comme il avait vécu, sans s'en rendre compte.

Le coureur avait continué son chemin. Il ne s'était pas retourné. Il monta dans la voiture.

— Joli coup…
— Incroyable…
Le coureur mit sa main à son slip. Depuis qu'on lui avait greffé la verge, sa queue se rangeait à gauche et non plus à droite. Il n'aimait pas changer ses habitudes.

Ils avaient mal choisi le type à qui ils avaient sectionné la queue avec un cutter près de Lille avant de le tuer et de s'envoler en petit avion pour Amsterdam. Toutes les nuits il repensait à cette salope qui lui avait coupé la sienne au bois de Boulogne. Depuis, il avait renoncé à se faire sucer.

C'était il y a plus de six mois maintenant. C'était la première mission qu'il effectuait depuis son arrêt maladie.

— Mieux que le cyanure !
— Mieux que tout !

Trang arrivait au contrôle de police de JFK. Il regarda à nouveau son passeport. Il s'appelait désormais Guynemeur… Il avait bien été suivi, mais il avait été plus malin. Il avait pris le ferry pour l'Angleterre alors que tous l'attendaient à Roissy pour Bangkok…

Depuis Londres, il avait eu au téléphone son oncle maternel dont personne ne connaissait l'existence. Il pourrait travailler avec lui quelque temps. Dans le diamant. Leblanc avait insisté pour qu'il ne garde aucun double de cette affaire. Aucun. Il faut que tu refasses ta vie, lui avait-il dit. Oublie ton passé… Oublie-le.

Il lui avait remis ce passeport et trois cent mille francs en espèces. Toutes ses économies. Il l'avait écouté. Il savait qu'il devait l'écouter.

New York. Il en avait toujours rêvé…

Miguel Fernandes était journaliste dans une agence de presse mexicaine. C'était une couverture. Il était en fait le représentant du mouvement zapatiste pour l'Europe. Il en était surtout le numéro deux. C'est lui qui s'était chargé du séjour du numéro trois en France pour une opération de sa main droite dans laquelle une vieille grenade avait en partie explosé. Le numéro trois s'était fait opérer par Kondarowski. Il avait été anesthésié par Deweare. Le numéro trois avait parlé pendant l'opération. Deweare ayant dû quitter le bloc, Kondarowski l'avait fait parlé. Le numéro trois avait parlé de son combat pour la liberté et la justice et de bien d'autres choses.

Il décacheta l'enveloppe. Il y avait un simple mot. Il était adressé à Ramon. Ramon était le nom de guerre de Miguel Fernandes. Il eut une suée en lisant son pseudo. Le mot était bref.

« Ramon, j'admire votre combat. J'ai demandé au veilleur de nuit de mon hôtel de poster cette lettre s'il m'arrivait quelque chose. Il y a un plan au dos, c'est celui du cimetière Montmartre. À l'endroit indiqué vous trouverez une somme d'argent qui appartient désormais à votre mouvement. Je vous serais reconnaissant de bien vouloir prendre les deux urnes funéraires. Il s'agit des cendres de mes filles. Et d'aller les répandre sur la mer, en Bretagne… Comptant sur votre dévouement.

P.-S. Je suis le chirurgien qui opéra avec succès votre ami. Les anesthésies font parler. Méfiez-vous des opérations et des anesthésies. Méfiez-vous de tout le monde. Surtout de votre ami, il travaille pour la CIA… Courage… »

~

Port Goulphar n'était plus qu'à trois milles.

Cela faisait dix minutes qu'ils admiraient Le Grand Large, dressé sur le haut des falaises, semblant veiller sur l'océan.

Ce deuxième week-end d'octobre était chaud. Le Dionysos était sous spi. Il lui avait fait l'amour à son ombre en passant la Teignouse. Sa peau était légèrement salée, comme les embruns. Ils ne s'étaient pas parlé. Le roulis de la légère houle les avaient bercés. Ils étaient restés enlacés jusqu'à la bouée des Galères, au large de Kerdonis. Là, il était descendu dans le carré et avait appelé Le Grand Large pour réserver deux homards à l'américaine. « À l'armoricaine, avait repris Micheline Poteau, la propriétaire dont le mari, chef du restaurant, refusait l'appellation homard à l'américaine ».

Il était temps d'affaler le spi et de hisser le génois. Il la regarda, elle avait revêtu une laine. Elle faisait corps avec le ciel et l'océan. Elle fermait les yeux et semblait heureuse. Il installa le pilote automatique et ne put s'empêcher de l'embrasser. Elle le tira à lui et ils refirent l'amour. Ils jouirent en même temps. Il ouvrit les yeux. Ils avaient dépassé Le Grand Large. Il était temps qu'il se mette aux manœuvres. Elle lui proposa de l'aider, pour toute réponse il lui apporta une couverture et un verre de sancerre.

~

— Et si nous pariions ?

Il ne l'avait pas vue arriver. Elle était derrière lui, il venait de hisser le génois. Dionysos était au grand largue. Il n'avait pas voulu la déranger et changer d'allure trop brutalement. Il l'embrassa avant de répondre.

— Parier… Oui, mais quel pari ?

— Que nous mangerons du homard à l'armoricaine, ce soir…

Il éclata de rire et la serra dans ses bras.

— Comment tu sais ? Nathalie, dis-moi, comment tu sais ?

Elle lui passa la main autour du cou et l'embrassa tendrement.

Elle était heureuse. Juan et Elaine étaient restés à Killarney, son père était tiré d'affaires et Pierre lui avait tout expliqué. Elle avait pleuré toute une nuit. Non pas de jalousie, mais de rage de n'avoir pas été là pour l'aider. Pour l'aimer…

~

Leroy avait eu le poumon perforé. Deweare n'avait parlé de son rôle à personne. La mort de Leblanc l'avait conforté dans son silence. Le monde était pourri, c'était ainsi. Il n'y pouvait rien. Langlet n'était resté que dix heures en garde à vue, la thèse de l'accident devint la thèse officielle, le coup de feu parti accidentellement… Il était toujours directeur financier de Worldpharma.

Le curare qu'il utilisait comme leurre était à l'origine de l'incompatibilité solvant-Anoxydril. Il ne lui fallut que trois semaines, en partie avec l'aide de Leroy qui conservait sa place à ses côtés, pour remédier à cela. Il remplaça le curare issu de la Reinette de Choco, par un curare végétal.

L'Anoxydril était promis à un brillant avenir si la phase d'expérimentation humaine ne révélait pas d'autres incompatibilités.

Chastain avait été nommée vice-présidente de Worldpharma et De Breuil lui avait offert 3% du capital.

Elle ne voulait pas savoir pourquoi…

Il se sentait coupable de la mort des autistes et de toutes les autres. Clerk, Kondarowski, Leblanc. Il savait que la liste était sans doute plus longue.

Il se sentait coupable car s'il n'avait pas voulu, avec orgueil, protéger sa découverte en y incluant une substance inutile comme leurre, le curare, rien de tout cela ne serait arrivé. Ces morts ne seraient par morts. Il en était le premier responsable.

~

— Dis-moi, j'ai repensé à Delphine…

Il redressa la tête, il avait eu une explication avec elle et l'avait invitée avec Nathalie. Elle avait très bien réagi et était venue avec Désiré et Georgette.

— Tu vas l'aider, n'est-ce pas ? Tu vas l'aider pour sa première année de médecine…

— Je t'ai dit qu'il n'y avait aucun problème…

— Bien, alors comment je sais… Mais je t'aime, tout simplement…

Si un cinéaste avait pu filmer leur baiser, il aurait filmé le baiser le plus long de toutes les traversées en mer…

TABLE DES MATIÈRES

Favre a publié 600 titres, dont les plus récents disponibles sont:

DOSSIERS ET TÉMOIGNAGES

L'Amérique totalitaire, M. Bugnon-Mordant, préfacé par Pierre Salinger, 304 p.	139 FF	SFr. 42.50
Pour en finir avec la Corse: enquête sur une dérive politique, économique et mafieuse, J.-M. Fombonne, 184 p.	97 FF	SFr. 25.–
Harem, D. Zintgraff et E. Cevro Vukovic, 208 p.	115 FF	SFr. 28.70
Le Piercing: rites ethniques, pratique moderne, V. Zbinden, livre illustré	115 FF	SFr. 28.70
La Saga du Timor-Oriental, J. Ramos-Horta, Prix Nobel de la Paix 1996, présenté par Mgr Gaillot, 256 p.	115 FF	SFr. 28.–
L'Énigme Vassula: en communication directe avec Dieu? entretiens avec J. Neirynck, 160 p.	115 FF	SFr. 28.70
Un Petit Bateau dans la tête: Roger Montandon, L. Antonoff, 160 p.	115 FF	SFr. 28.70
Charles-Henri Favrod: la Mémoire du regard, entretiens avec Patrick Ferla, livre illustré, 272 p.	140 FF	SFr. 35.–
Combats pour l'Afrique et la démocratie, Jonas Savimbi, leader de l'UNITA, 272 p.	120 FF	SFr. 30.–
Entretiens avec Edmond Kaiser, fondateur de Terre des Hommes, Ch. Gallaz	115 FF	SFr. 28.70
Le CICR en question, entretiens entre Cornelio Sommaruga et Massimo Lorenzi	115 FF	SFr. 28.70
Pratique du théâtre pour enfants, Claude Vallon	115 FF	SFr. 28.70
Les Derniers les premiers: Baba Amte, un mythe incarné de l'Inde, Jean Buhler	115 FF	SFr. 28.70
Crois et meurs dans l'Ordre du Temple Solaire, H. Delorme, 192 p.	79 FF	SFr. 19.80
Du Tableau noir aux petits écrans: l'information et l'éducation à l'ère du multimédia, René Duboux	115 FF	SFr. 28.70
Senior Guide: votre retraite de A à Z, E. Haymann, 144 p.	97 FF	
Peut-on vivre avec l'Islam en france et en Europe Jacques Neirynck et Tariq Ramadan	*115 FF	*SFr. 28.70

LES PLANCHES: BIOGRAPHIES

Leonardo DiCaprio, Ph. Durant, livre illustré	96 FF	SFr. 19.80
Francis Cabrel: du poète engagé au chanteur troubadour, P. Spizzo-Clary, 224 p.	115 FF	SFr. 28.70
John Travolta, la star ressuscitée, Ph. Durant, livre illustré	115 FF	SFr. 28.70
Gérard Depardieu, 25 ans de cinéma, M. Mahéo, livre illustré	115 FF	SFr. 28.70
Alain Delon, splendeurs et mystère d'une superstar E Haymann, livre illustré, 300 p.	119 FF	SFr. 32.50
Matt Damon, Philippe Durant, 172 p.	115 FF	SFr. 28.70
Georges Clooney, Gil Archer, livre illustré, 208 p.	115 FF	SFr. 28.70

TOUS LES CHEMINS DE LA MÉDECINE

Tout savoir sur la voix, Dr M.-L. Dutoit-Marco, 208 p.	97 FF	SFr. 25.–
Tout savoir sur le cancer, Dr Ph. Lagarde, 272 p.	145 FF	SFr. 45.–
Tout savoir sur le pouvoir des plantes, sources de médicaments, Prof. K. Hostettmann, 240 p.	145 FF	SFr. 36.–
Tout savoir sur les progrès du laser en esthétique, chirurgie, dermatologie: rides, paupières, bouche, etc. Dr B. Hayot	97 FF	SFr. 25.–
Tout savoir sur le génie génétique: avons-nous mesuré tous les risques? Ph. Gay et J. Neirynck	115 FF	SFr. 28.70
Tout savoir sur le pied, Roselyne Landsberg, livre illustré	119 FF	SFr. 32.50
Tout savoir sur le maquillage permanent, E. Habnit, illustré	128 FF	SFr. 36.–
Tout savoir sur les traitements antivieillissement, Prof. J. Proust	128 FF	SFr. 36.–
Tout savoir sur le dopage, Dr. Michel Bourgat	115 FF	SFr. 28.70
Tout savoir sur votre écriture, René Vaucher	128 FF	SFr. 36.–

ALBUMS

Atlas de l'imaginaire, Ch. Khaznadar et F. Grund, Maison des Cultures du Monde, 208 p.	245 FF	SFr. 64.–
Le Mythe de la Joconde, préfacé par Jack Lang, 128 p.	120 FF	SFr. 30.–
Le Livre et le journal chez les peintres, V. Anker, préfacé par Jack Lang et Michel Tournier, 252 p.	195 FF	SFr. 49.–

CARACOLE

L'Art de dompter les chevaux, J.-S. Rarey, 144 p.	85 FF	SFr. 22.–
Deux chevaux pour un cavalier, L. V. Evdokimov, 144 p.	85 FF	SFr. 22.–
L'Équitation pratique, J. Pellier fils, 144 p.	85 FF	SFr. 22.–
Michel Kohlhaas ou l'honneur du cheval, H. von Kleist, 156 p.	85 FF	SFr. 22.–
Le Cheval, comte de Buffon, extrait d'*Histoire Naturelle*, 144 p.	85 FF	SFr. 22.–
L'Achat du cheval, E. Gayot, 192 p.	95 FF	SFr. 24.–
Kikkuli, le plus ancien traité d'équitation du monde, trad. E. Masson, 192 p.	95 FF	SFr. 24.–

SUISSE

Jean-Pascal Delamuraz, Daniel Margot, 172 p.		SFr. 38.–
Suisses et juifs: Portraits et témoignages, Françoise Buffat et Sylvie Cohen	115 FF	SFr. 28.70
Comment créer son entreprise, Ch. Rausis, préfacé par S. Garelli, 306 p.		SFr. 28.70
Josef Zisyadis: c'est en marchant qu'on fait le chemin, entretiens avec B. Clément		SFr. 25.–
Les Chansons de Gilles, préfacé par J.-P. Delamuraz, 276 p.	140 FF	SFr. 59.–
Masques pour un théâtre imaginaire, W. Straub, 108 p.	195 FF	SFr. 49.–
Pierre Lacotte Tradition, J.-P. Pastori, 130 p.	200 FF	SFr. 52.–
L'aumônier du barrage, chanoine Joseph Putallaz, 176 p.		SFr. 28.70
Commune de Bex, J.-B. Desfayes, 132 p.		SFr. 45.–

LITTÉRATURE

Les Blancs vus par les Africains, textes présentés par J. Chevrier	96 FF	SFr. 25.–
Serko, vrai faux roman, J.-L. Gouraud, 224 p.	95 FF	SFr. 24.–
Escapade en enfer et autres nouvelles, M. Kadhafi, 176 p.	95 FF	SFr. 24.–
Mortel anesthésique, Patrick Ledrappier, 464 p.	127 FF	SFr. 35.–

GUIDE LITTÉRAIRE, COLL. LE VAGABOND ENCHANTÉ

Venise, textes présentés par J.-L. Marret, 192 p.	96 FF	SFr. 25.–
L'Himalaya, textes présentés par A. Velter, 192 p.	96 FF	SFr. 25.–
Istanbul, textes présentés par G.-G. Lemaire, 192 p.	96 FF	SFr. 25.–
La Corse, textes présentés par J.-E. Pieraggi, 192 p.	96 FF	SFr. 25.–
Le Tibet, textes présentés par M.-J. Lamothe, 192 p.	96 FF	SFr. 25.–
Le Kurdistan, textes présentés par C. Kutschera, 192 p.	96 FF	SFr. 25.–
La Loire, textes présentés par J.-L. Delpal, 192 p.	96 FF	SFr. 25.–

BESTIAIRE DIVIN, AVEC LE MUSÉUM NATIONAL D'HISTOIRE NATURELLE

La Fourmi, textes présentés par J. Lhoste et J. Casevitz, 192 p.	96 FF	SFr. 25.–
Le Rat, textes présentés par M. Dansel, 192 p.	96 FF	SFr. 25.–
Le Chien, textes présentés par M.-P. Contart, 192 p.	96 FF	SFr. 25.–
Le Requin, textes présentés par P. Deynat, 192 p.	96 FF	SFr. 25.–
La Vache, textes présentés par P. Commère, 192 p.	96 FF	SFr. 25.–
L'Escargot, textes présentés par L. Dubost, 192 p.	96 FF	SFr. 25.–

Favre

Secrétariat et administration: rue de Bourg 29, CH–1002 Lausanne
Bureau parisien: 12 rue Duguay-Trouin, F–75006 Paris

** Prix indicatifs et sujets à d'éventuelles modifications.*

ACHEVÉ D'IMPRIMER
EN AVRIL 1999
SUR LES PRESSES DE
L'IMPRIMERIE DU LION
90700 CHATENOIS LES FORGES
DÉPÔT LÉGAL : 2E TRIMESTRE 1999
N° D'IMPRIMEUR : E9037885

IMPRIMÉ EN FRANCE